JUS
DÉTOX
JEÛNE
POUR SE PURIFIER
ET SE DÉBARRASSER DES TOXINES

AVERTISSEMENT

Macro Éditions ne dispose ni d'informations ni de données autres que celles publiées ici. L'éditeur décline toute responsabilité quant à l'utilisation qui pourrait être faite par les lecteurs des informations scientifiques, sanitaires, psychologiques, diététiques et alimentaires présentées dans ses livres. Chacun est tenu d'évaluer avec sagesse et bon sens le parcours psychologique, thérapeutique et nutritionnel qui lui convient le mieux. Chacun est tenu de prendre en compte toutes les informations nécessaires, en comparant les risques et les bienfaits des différents traitements et régimes diététiques disponibles.

Pour de plus amples informations sur cet auteur et sur cette collection visitez notre site ***www.macroeditions.com***

Titre original : Juicing, Fasting and Detoxing fro life

Grand Central Life & Style
Hachette Book Group
237 Park Avenue, New York, NY 10017
www.GrandCentralLifeandStyle.com

coordination éditoriale Chiara Naccarato

traduction Catherine Destephen
révision Marylène Di Stefano
couverture Tecnichemiste srl, Bertinoro - Italie
mise en page Danila Ganzerla
impression Tipografia Lineagrafica, Città di Castello - Italie

1re édition novembre 2015

Collection « Nouvelles Pistes Thérapeutiques »
www.macroeditions.com (France)
www.gruppomacro.com (Italie)
Via Giardino, 30
47522 Cesena - Italie

978-88-6229-735-6

La cellulose utilisée pour la fabrication de ce papier provient de forêts gérées de façon durable.

La cellulose utilisée pour la fabrication de ce papier est blanchie sans l'utilisation de chlore (ECF). Ce papier est recyclable.

THE JUICE LADY
CHERIE CALBOM
AVEC LA COLLABORATION DE JOHN CALBOM

JUS DÉTOX JEÛNE

POUR SE PURIFIER ET SE DÉBARRASSER DES TOXINES

MACRO EDITIONS

www.macroeditions.com

Témoignages

En tant que prêtre et aumônier de police et des sapeurs pompiers, j'ai accumulé beaucoup de stress au fil des années, et j'ai pris, sans m'en rendre vraiment compte, plus de 20 kg. Après une arthroplastie de la hanche, j'ai été très fatigué, je me suis senti vieux. J'ai alors essayé toutes sortes de régimes en espérant que cela m'aiderait. J'ai perdu du poids, mais j'en ai vite repris. C'est alors que j'ai découvert les cures de jus et de détox de Cherie. Aujourd'hui, j'ai perdu plus de 18 kg ! Parfois, je remplace deux repas par des jus, et c'est suffisant. Je n'ai plus du tout ces envies de malbouffe, d'aliments riches en glucides ou de desserts. Et ça n'est pas plus mal ! J'ai un véritable regain d'énergie et autour de moi, on n'en revient pas de voir à quel point j'ai perdu du poids et à quel point j'ai bonne mine. Je ne suis plus un homme qui fait vingt ans de plus que son âge, mais un homme qui fait bel et bien vingt ans de moins !

PÈRE TRYPHON, 61 ans

À l'époque où mon hyperthyroïdie et mes 20 kg de trop me déprimaient complètement, mon médecin naturopathe m'a conseillé de faire une cure de détox. Pour lui, c'était le seul moyen de retrouver un poids convenable et d'arrêter le traitement pour la thyroïde. J'ai donc fait sérieusement une cure de détox. Je me nourrissais en grande partie d'aliments crus et de jus, et de quelques compléments alimentaires. Cela faisait des années que j'essayais de maigrir et là, en seulement un mois et sans le moindre effort, j'ai perdu 5 kg. Je suis devenue une adepte ! Je ne savais pas que les toxines étaient stockées dans la graisse et que le corps les conservait là pour nous protéger. Débarrassez-vous des toxines. Débarrassez-vous de la graisse. Je ne pense pas que j'aurais pu perdre autant de poids sans nettoyer mon corps avec ce régime à base d'aliments crus et de jus. Je ne savais pas que la détoxication était aussi efficace pour éliminer la graisse tenace.

TRUDY, 49 ans

À l'âge de 39 ans, j'étais tellement mal en point que je pensais vraiment que j'allais mourir avant mes 50 ans. J'étais tout le temps malade, je me sentais fatiguée et j'avais mal à l'abdomen et dans le bas du dos. Quand j'ai eu 41 ans, on m'a diagnostiqué un cancer du côlon qui s'est étendu au foie, aux poumons et dans plusieurs parties du corps. Pour les médecins, j'avais peu de chance de guérir. C'est là que j'ai découvert les cures de jus et de détox de Cherie. J'ai tout d'abord suivi un régime alcalin pendant trois semaines. Pendant quatre jours j'ai nettoyé mon colon et mon corps s'est débarrassé d'une masse de la taille de mon poing. J'ai continué à aller à la clinique pour les contrôles, et étonnamment, mes marqueurs tumoraux n'ont fait que baisser. En même temps, j'ai commencé à me sentir de mieux en mieux. J'ai retrouvé de l'énergie. Ma douleur a disparu et j'ai commencé à avoir l'air d'être en meilleure forme. J'ai 47 ans aujourd'hui et les médecins m'ont annoncé que je n'avais plus de cancer ! De ma vie, je ne me suis jamais sentie aussi bien ! Récemment, j'ai même gravi une série de marches telle une adolescente. Quand je me regarde dans le miroir, je suis étonnée de voir à quel point je fais beaucoup plus jeune, et je m'en réjouis. L'autre jour, une dame m'a dit que j'avais l'air d'avoir 37 ans. Je sais que je dois ma forme, mon apparence plus jeune et ma vie aux cures de jus, au régime alcalin et à la détox.

BARBARA, 47 ans

J'ai perdu près de 11 kg depuis que j'ai commencé les cures de jus et la détox et que je consomme des aliments crus. Un an auparavant, je m'étais fixé de perdre 5 kg, mais je n'y suis pas arrivée. J'ai donc entamé un régime fait de jus et d'aliments crus, car on m'avait diagnostiqué un cancer du sein et je voulais mettre toutes les chances de mon côté. Étonnamment, j'ai perdu du poids. Je mange beaucoup de nourriture saine en grande partie crue. Je ne suis jamais affamée. J'ai de l'énergie à revendre. Mais la meilleure des nouvelles, c'est que mes marqueurs tumoraux sont descendus de moitié depuis que j'ai commencé. J'ai rajeuni, mes cheveux sont plus épais et ma peau est plus lumineuse.

NANCY, 60 ans

Sommaire

Introduction

Vous aimeriez être en bonne santé, heureux et énergique ? Vous aimeriez paraître plus jeune et plus dynamique ? Que diriez-vous de perdre du poids ? Avez-vous besoin d'aide pour soigner votre corps ? Si vous avez répondu oui à l'une de ces questions, soyez rassuré. Les programmes proposés dans ce livre ont aidé des milliers des personnes à perdre du poids, à se débarrasser de leur cellulite, à être en meilleure forme, à gommer les rides et les ridules, à faire le plein d'énergie, à retrouver la santé, à prévenir les maladies et à se sentir bien plus jeune.

Si vous avez un problème de santé, c'est l'occasion rêvée de découvrir, non seulement ce qui a provoqué cette maladie, mais aussi ce qui va vous permettre de retrouver une santé bien meilleure qu'autrefois, une raison d'être. Si vous n'êtes pas touché par la maladie, rien ne vous empêche de goûter, vous aussi, à une plus grande vitalité, de prévenir les maux avec le *juicing* (les cures de jus), le *fasting* (le jeûne par intermittence) et des cures de détox en ciblant les divers organes du corps.

C'est en 1992 que j'ai commencé à écrire sur les jus et que j'ai sorti mon best-seller *Juicing for Life*. Près de deux millions de personnes ont lu ce livre et la suite : *The Juice Lady's Guide for Health* (Avery Trade, 1992 et 2008, ouvrages non traduits en français, n.d.t.). J'ai reçu des témoignages enthousiastes venant de tous les États-Unis et d'un peu partout dans le monde de personnes me disant à quel point leur vie avait changé en mieux depuis qu'elles avaient entamé des cures de jus, qu'elles avaient nettoyé leur corps et modifié leur alimentation. Les « aliments vivants » que je recommande, tels que les jus de légumes frais, les smoothies verts et les aliments crus redonnent vie à notre corps. Ces recettes gourmandes fournissent de délicieux menus variés. Je suis convaincue que les cures de jus et la détox que j'ai mis sur pied m'ont sauvé la vie et m'ont aidé à me remettre de maladies invalidantes et de mes douleurs. Je suis persuadée qu'il en sera de même pour vous.

Les programmes que vous allez trouver dans ce livre vont bien au-delà des salades ou du cocktail de jus de légumes et de fruits mieux connu sous le nom de V8. En fait, les jus de fruits en conserve ou en bouteille sont pasteurisés, ce qui signifie que beaucoup de leurs nutriments propices à la santé, tels que les enzymes et les vitamines, sont éliminés par ce processus. Et même si ces jus « transformés » sont bien meilleurs que les sodas, ils ne supportent aucune comparaison avec des jus fraîchement préparés. Il existe aussi une autre raison importante de boire des jus faits avec des produits frais. Ils sont bien plus faciles à absorber et conservent, contrairement aux légumes que l'on mange, toutes les vitamines, les minéraux, les phytonutriments et les enzymes. De plus, il est improbable que l'on puisse manger en une journée tous les légumes que l'on peut consommer dans un seul jus. Les aliments vivants, comme les jus de fruits frais, les smoothies verts, les salades vertes et autres aliments crus, ainsi que les aliments entiers (non transformés, non raffinés) regorgent d'éléments nutritifs. Cela est dû, en partie, aux biophotons, ces rayons d'énergie lumineux provenant du Soleil et que les plantes absorbent. Les photons alimentent les mitochondries, ces structures spécialisées contenues dans nos cellules et qui produisent l'ATP (adénosine triphosphate), notre carburant. C'est grâce à ce genre d'aliments que notre corps se sent vivant !

Les programmes que vous allez trouver ici comportent des périodes de jeûne assez courtes à base de jus et des conseils spécifiques pour nettoyer son corps, un peu comme le proposent les spas, mais ici, on s'occupe de l'intérieur. On peut dire que tout est mis en œuvre pour faire le ménage dans vos organes et liquides organiques et même dans les cellules de votre corps. Le *juicing*, le *fasting* et la détoxication vont vous aider à vous sentir mieux si vous êtes malade, et si tel n'est pas votre cas, vous retrouverez la forme et vous sentirez plus dynamique, plus énergique que vous ne l'avez jamais été. Je veux dire par là que perdre du poids à l'aide de ce programme ne vous épuisera pas, vous n'aurez pas les traits tirés, au contraire, vous paraîtrez plus sain que jamais. J'ai constaté des résultats étonnants sur les personnes qui ont suivi mes conseils et consommé des jus et des aliments crus. J'ai vu des gens maladifs au teint grisâtre et aux yeux cernés qui, en seulement une semaine, ont radicalement changé d'allure. Ils ont repris des couleurs, leurs cernes ont disparu et ils resplendissaient. Toutes ces personnes ont pratiquement perdu entre 2 et 6 kilos. Incroyable !

Il existe beaucoup de régimes détox et la plupart se concentrent sur les articles qu'il faut acheter. Très peu d'entre eux détaillent un éventail de menus aux recettes délicieuses et faciles à réaliser et à suivre. Bien que certains de mes programmes pour nettoyer le corps nécessitent certaines herbes ou autres « agents nettoyants » pour être vraiment efficaces, la plupart des programmes que je conseille peuvent être suivis simplement grâce aux recettes que vous allez concocter.

Dans les chapitres qui vont suivre, vous trouverez tous les ingrédients qui ont fait que ma vie est passée du stade de la maladie, de l'affaiblissement et de l'invalidité à une santé rayonnante et au désir d'aider les autres à se sentir mieux. Je veux partager avec vous mon propre parcours-santé et ma plénitude. Je suis là pour vous encourager. Si j'ai pu aller mieux et rester en bonne santé, vous pouvez, vous aussi, y arriver.

Les problèmes de santé

Enfant et adolescente, je n'ai jamais eu une santé de fer, mais c'est vers la trentaine que les vrais problèmes ont commencé. J'ai développé un syndrome de fatigue chronique qui m'a obligée à quitter mon travail à Hollywood et à déménager dans le Colorado avec mon père et ma belle-mère. Trop malade et trop fatiguée, je ne faisais rien d'autre que de rester allongée la plupart du temps. Je pouvais dormir pendant douze heures d'affilée et me sentir encore fatiguée à mon réveil. Cette fatigue chronique est devenue un mode de vie. Certains matins, je me sentais si faible que je pouvais à peine marcher dans le couloir. C'était comme si j'avais contracté une grippe qui n'en finissait pas ; mes ganglions étaient enflés en permanence et j'avais toujours un peu de fièvre. Mon corps me faisait mal, comme si j'avais été ballotée dans le tambour d'une machine à laver. Je souffrais d'une candidose sévère, avais développé des parasites (détectés grâce à une analyse de selles) et pâtissais d'une intoxication à un métal lourd (révélée par un examen capillaire). Je n'avais plus d'espoir.

Je n'ai pas trouvé de médecin capable de me donner quoi que ce soit pour améliorer mon sort et me sentir enfin mieux. Je me suis donc rendue dans un magasin de produits naturels et ai parcouru les rayons. J'ai discuté avec les employés et ai acheté quelques livres concernant la santé. Là, j'ai découvert qu'il y avait une chose que je pouvais faire.

J'ai complètement changé mon alimentation et ai commencé les cures de jus. J'ai éliminé tous les produits animaliers, y compris les produits laitiers. Fini la malbouffe, le sucre et les produits à base de blé. J'ai commencé par une diète à base de jus de cinq jours. Le cinquième jour, je me suis déjà sentie mieux. Dans les semaines qui ont suivi, j'ai continué à suivre plusieurs autres diètes de deux ou trois jours ainsi que plusieurs cures pour purifier mon corps. Mais au lieu de me sentir mieux, cela a commencé à empirer. À l'époque, je n'avais pas compris le processus; j'étais en train de me purifier. La détoxication est un processus d'élimination des toxines, des substances nocives ou toxiques au sein de notre organisme. Leurs effets sont irritants et préjudiciables pour l'organisme. Les toxines portent atteinte à notre santé et sont une contrainte pour nos fonctions biochimiques et organiques. Il n'est pas facile de s'en débarrasser totalement sans intervenir sur la nutrition, sans une cure de détox et sans changement de régime alimentaire.

Les membres de ma famille restaient sceptiques à propos de la ligne de conduite alimentaire que je m'étais fixée, mais j'ai quand même continué à consommer des aliments entiers, à boire mes jus et à nettoyer mon corps. J'ai également consulté un réflexologue (une personne qui pratique des massages sur les pieds et qui applique un toucher spécifique sur certains endroits du pied pour soigner). Il m'a suggéré de nettoyer ma vésicule biliaire quand il a vu à quel point je souffrais alors qu'il exerçait une pression sur une partie spécifique de mon pied. La détox de ma vésicule biliaire a produit des résultats assez étonnants et j'ai commencé à me sentir mieux. Malgré cela, j'étais encore souvent malade et fatiguée. Puis un jour, alors que je ne m'y attendais pas, je me suis réveillée pleine de vitalité, avec de l'énergie à revendre. J'ai eu envie d'aller courir. Ce fut un début. Un tournant significatif qui faisait ressortir mon nouvel état de santé mis en place petit à petit. Cela faisait trois mois que je suivais mon programme et là, je me suis dit « Whouah ! C'est le meilleur régime au monde ! » Je me suis rendu compte que les jus de légumes frais, les smoothies verts, beaucoup d'aliments crus, les cures de détox périodiques et un régime alimentaire à base d'aliments entiers faisaient partie d'un style de vie que je devais avoir si je voulais rester en bonne santé. J'ai également réalisé que je devais éliminer de mon alimentation les sucreries, les produits à base de farine comme le pain et les pâtes et les produits laitiers, si je voulais rester en forme.

Armée d'une centrifugeuse, d'un nouveau style de vie et de nouveaux objectifs, je suis retournée vers mes amis, dans le sud de la Californie. Pendant près d'un an, je n'ai fait que progresser et j'ai engrangé une énergie et une endurance que je n'avais jamais eues.

Puis, subitement, j'ai régressé.

De nouveaux problèmes

Je me trouvais chez des amis, dans un joli coin au sud de la Californie et je travaillais sur mon premier livre. Une nuit, un cambrioleur s'est introduit dans leur maison. J'ai été réveillée en sursaut vers trois heures du matin et j'ai vu un jeune homme étrange accroupi dans un coin de la chambre à coucher. Au lieu de s'enfuir, il m'a attaquée et s'est mis à me taper dessus avec un tuyau en criant : « Maintenant, tu es morte ! » et m'a laissée là, inconsciente. J'ai senti mon esprit s'élever et quitter mon corps. Puis tout est devenu silencieux. Il m'a semblé que je voyageais dans l'obscurité de l'espace à la vitesse de la lumière et que je percevais au loin des lumières qui scintillaient. Puis soudain, j'ai rejoint mon corps qui se trouvait à l'extérieur de la maison et je me suis mise à appeler au secours. Impossible de savoir comment je m'étais retrouvée là.

J'ai été gravement blessée à la tête, au cou, au dos et à la main droite. Ma tête a particulièrement été touchée par de nombreux coups et une partie de mon cuir chevelu a été arraché. Beaucoup de mes dents ont été fissurées et on a dû intervenir sur mes canaux radiculaires et mes couronnes pour réparer tout ça. Mais c'est à la main que les blessures ont été les plus graves : deux doigts écrasés, des fragments d'os que l'on a dû maintenir avec une broche en métal. Six mois après l'agression, je ne pouvais toujours pas me servir de ma main. Le plâtre que je portais donnait l'impression que je sortais d'un film de science-fiction : des bagues soutenaient mon annulaire qui avait été pratiquement arraché de ma main (un bout de peau seulement le retenait). Je me sentais mal, en dessous de tout. Le haut de mon crâne était rasé, mes yeux rouges et gonflés, j'avais une balafre sur le visage, une main droite inutile. J'étais terrorisée et avais à peine assez d'énergie pour m'habiller quand je me suis réveillée.

J'ai décidé d'être une survivante et non une victime. J'ai travaillé à nouveau pour me sentir mieux. Cette fois, il m'a fallu chaque once de volonté, de travail spirituel intense, d'aide de médecines alternatives, de compléments alimentaires, de vitamines et de minéraux, de cures de jus, de libération émotionnelle, de pardon envers mon agresseur et de nombreux programmes de détox pour guérir physiquement, mentalement et émotionnellement.

J'ai rencontré un médecin qui s'intéressait à la nutrition. Il avait réussi à réparer plus vite ses propres fractures grâce à beaucoup de vitamines et de minéraux. Il m'a donc prescrit un cocktail de vitamines. Les jus, les cures de purification, les compléments alimentaires, un régime adapté et des prières ainsi qu'une physiothérapie ont réparé mes os et mes blessures. Cependant, le rétablissement de ma main tient du miracle.

Ce que mon chirurgien croyait impossible est pourtant devenu réalité : une main complètement réparée et entièrement fonctionnelle. Il m'avait dit que je ne pourrais plus me servir de la main droite et qu'il était aussi impossible de poser des articulations en plastique en raison du très mauvais état de ma main. Pourtant, les articulations de mes doigts se sont réparées et j'ai pu retrouver l'usage de ma main. Et puis, un jour, j'ai été complètement guérie, et si mon médecin a admis qu'il ne croyait pas aux miracles, il a quand même dit : « Mais vous êtes l'exemple qui s'en rapproche le plus. » Lors du processus réparateur, la guérison psychologique a été tout aussi importante même si personne ne pouvait déterminer l'importance du préjudice causé. J'ai guéri des souvenirs douloureux et des traumatismes de l'agression grâce à la prière, à l'imposition des mains et à un important travail émotionnel. J'ai versé toutes les larmes de mon corps comme si j'avais refoulé toutes mes vieilles blessures comme la mort de ma mère quand j'avais 6 ans, celle de mon grand-père quand j'en avais 9, une tragédie concernant mon père alors que j'avais 13 ans, puis cette agression. Je devais évacuer cette douleur pour me libérer. C'est par étapes que j'ai pardonné et que je me suis laissé aller, et il me fallait en passer par là pour guérir totalement. Je devais être honnête vis-à-vis de mes sentiments et être prête à faire face à la douleur et aux émotions négatives que je retenais et tout faire sortir. En fin de compte, je me suis libérée. Puis est venu le temps où j'ai pu, sans peur, fêter le 4 juillet (également la date de l'agression).

Finalement, j'ai retrouvé une paix et une santé que je croyais perdues. J'ai vraiment apprécié d'être en un seul morceau, de ne plus être cassée, blessée, déficiente, mais vraiment guérie et heureuse d'avoir retrouvé cet état de plénitude du corps, de l'âme et de l'esprit. Je savais au fond de moi que j'étais restée en vie pour une raison précise : aider les autres à trouver le chemin de la plénitude.

Pour que vous puissiez vivre en pleine santé

C'est parce que je me suis battue pour recouvrer la santé et que j'ai parcouru, en tâtonnant, le long chemin vers la plénitude que j'ai écrit ce livre pour vous, où que vous en soyez dans votre quête de vitalité et de santé. Il se peut que vous soyez en bonne santé et que votre but soit de gagner un peu plus d'énergie, de perdre quelques kilos et de renforcer votre système immunitaire pour ne plus attraper ni rhume ni grippe ou il se peut aussi que vous ayez quelques problèmes de santé que vous souhaitiez améliorer. Vous êtes peut-être de ceux dont la vie est menacée par une maladie mortelle ou de graves blessures et vous voulez tout tenter pour y remédier. Quel que soit le but à atteindre, je sais que les programmes que je recommande ici apportent des améliorations significatives.

Je vais partager avec vous ce que j'ai appris au cours de ma lutte et ce que j'ai étudié en matière de recherche scientifique lors de ma maîtrise en nutrition. Je vais vous livrer ce que j'ai découvert sur la nutrition et la santé au long de toutes ces années de conseil auprès des autres. J'ai vu des centaines de personnes recouvrer une santé presque parfaite et se débarrasser d'une foule de maux, de douleurs et même de maladies mortelles grâce aux jus et aux cures de détox de ce livre. Il n'y a pas de remède miracle : il s'agit de donner à votre corps ce dont il a besoin pour guérir et rester en bonne santé, afin qu'il se débarrasse de ce qui fait obstacle à sa guérison : les toxines, la congestion et l'accumulation d'acidité. Quand l'intoxication, ce qui nuit à la guérison, disparaît et que le corps reçoit en abondance des éléments nutritifs vivifiants comme ceux que l'on trouve dans les jus frais, il peut faire ce pour quoi il a été conçu : guérir et rester sain et équilibré.

Dans le chapitre concernant la purification mentale et émotionnelle, mon mari, John, nous fait partager ses connaissances. Grâce à ses études supérieures en psychologie et à plus de trente ans de travail avec des groupes ou des particuliers en matière de soin et de guérison de l'âme, il a pu récolter des indications précieuses sur la façon dont on lâche prise à cause de cette pollution mentale ou émotionnelle qui fait barrage à la santé et à la guérison. Ainsi, il nous enseigne tout un travail de reconstruction de l'âme.

N'oubliez pas que pour cette quête de la santé, vous devrez vous armer de confiance, de patience, d'endurance et de volonté pour obtenir des résultats. La reconstruction et la préservation de votre santé ne viendront qu'avec le temps et beaucoup de persévérance. Si vous vous en tenez au programme que je vous propose, votre corps et votre âme ne s'en porteront que mieux. Le corps est prévu pour bien fonctionner. Même si vous faites face à des problèmes physiques, n'oubliez pas que le corps est conçu pour guérir. Il est important de lui procurer le meilleur confort interne possible afin qu'il puisse accomplir son travail de guérison. N'oubliez pas, non plus, qu'il a fallu du temps pour que votre corps en arrive là où il en est aujourd'hui, alors il en faudra encore pour corriger vos problèmes de santé. Rassurez-vous ! N'abandonnez pas et vous arriverez à vos fins. Il faut que vous sachiez que les problèmes que vous allez rencontrer sur le chemin de la guérison font partie de la trame de votre nouvelle vie, source de plénitude et de dynamisme ; une vie qui prendra enfin tout son sens.

Commencez ce voyage dès aujourd'hui. Faites le premier pas, quel qu'il soit. Vous pouvez acheter une centrifugeuse ou tout simplement trouver des produits frais et bios, ou alors décider que vous allez, à partir de maintenant, donner à votre corps ce qui lui est bénéfique. Quoi que vous ayez à faire, faites-le tout de suite.

Le « juicing » et les cures de détox qui donnent des résultats

Faites en sorte que les jus de légumes frais deviennent une habitude, vous savez que ça peut changer votre vie ! Et à l'occasion, faites une diète à base de jus. Certaines personnes aiment en faire une un jour par semaine. D'autres plutôt deux jours par mois ou une fois par trimestre. Purifiez vos organes une à deux fois par an, ou pour un résultat optimal, une fois par trimestre : nettoyez le côlon, le foie, la vésicule biliaire et les reins. S'il paraît logique de changer régulièrement l'huile et les filtres de votre voiture, pourquoi n'en est-il pas de même pour les filtres de votre corps ? Respectez ces cures de purification, même si vous vous sentez un peu moins bien au départ. Quand on se débarrasse de ses toxines, les débuts sont difficiles, mais tout s'arrange par la suite. Une fois le programme terminé, on devient une tout autre personne.

Il en va de même pour l'âme. Quand on se débarrasse de tout ce qui est toxique pour l'esprit, on doit parfois faire face à des souvenirs désagréables et à de vieilles blessures. Des douleurs émotionnelles et des souvenirs enfouis peuvent remonter à la surface. Mais cela en vaut la peine. Rien ne peut rivaliser avec la paix intérieure que l'on ressent, à la joie que procurent un corps sain et une âme équilibrée.

Les chapitres de ce livre donnent des informations et sont faciles à suivre. Le chapitre 1 vous fera découvrir les secrets d'une santé éclatante. Le chapitre 2 présente le monde du « juicing » et donne les lignes directrices concernant l'utilisation des jus frais pour une détox apportant vitalité, énergie et guérison. Vous trouverez également des conseils pour l'achat d'une centrifugeuse facile à utiliser. Un mixeur ne convient pas pour préparer des jus, mais il peut servir à concocter des smoothies verts et des soupes froides. Le chapitre 3 vous fera découvrir tous les bienfaits du jeûne et vous indiquera comment commencer une diète à base de jus de légumes pendant un à trois jours afin d'accélérer votre régime amaigrissant ou rester en forme. Le chapitre 4 vous donne un aperçu sur la détoxication et explique en quoi elle est si importante pour la santé. Les chapitres 5 à 7 dévoilent différents protocoles de détoxication par les jus, les smoothies verts, les soupes froides, les aliments crus et les suppléments alimentaires, qui facilitent le nettoyage du côlon, du foie, de la vésicule biliaire et des reins. On y trouve aussi des cures de nettoyage dont les cibles sont *Candida albicans*, les parasites et les métaux lourds. Le chapitre 8 est un guide en matière de détoxication de l'esprit et des émotions. Le chapitre 9 répertorie, par ordre alphabétique, les aliments qui comportent un taux élevé de nutriments, de vitamine A et de zinc. Quant au dernier chapitre, il vous offre des dizaines de délicieux jus et de smoothies verts.

John et moi avons appris, de par notre expérience personnelle, qu'un nettoyage approprié des organes servant à l'élimination se fait uniquement par le biais d'actions spécifiques visant à « faire le ménage » dans chacun des organes. Nous avons suivi de nombreuses cures de détoxication et avons constaté, à chaque fois, des résultats encourageants. Si vous êtes malade ou si vous êtes très motivé, vous pouvez passer directement d'une cure à une autre. Vous pouvez, par ailleurs, vous ménager et ne suivre qu'une seule cure à la fois en faisant une pause avant la cure suivante.

Si vous travaillez loin de chez vous, rien ne vous empêche de suivre ces cures. De nombreuses personnes ont suivi des cures spécifiques de détox ou des diètes de courte durée à base de jus sans pour autant arrêter de travailler ou de jouir d'une vie sociale. Bien sûr, cela vous demandera de l'organisation et une préparation journalière pour pouvoir emporter ce dont vous avez besoin sur votre lieu de travail. Si vous êtes invité, vous pouvez toujours manger chez vous avant d'aller à votre soirée et, une fois sur place, ne boire que de l'eau pétillante avec du citron ou de la tisane. Au restaurant, choisissez ce qui convient à votre régime et commandez une salade ou un plat de légumes ou alors un plat végétarien. L'objectif est d'introduire les cures de détox dans votre style de vie, et que cela fonctionne. Si votre emploi du temps est très rempli ou si votre travail est stressant, essayez une seule cure de détox dès que vous en avez l'opportunité, les jours de repos par exemple, ou faites une diète rapide à base de jus de légumes le week-end, c'est déjà bien pour commencer. Tout changement positif renforcera votre santé et permettra à votre dispositif d'élimination surmené de prendre le repos indispensable pour se purifier et rajeunir.

Une vie plus saine et plus dynamique vous attend

Lorsque vous aurez terminé les cures de jus, les diètes et les détox, le ménage sera fait dans votre corps. Vous vous sentirez plus léger, plus sain et plus heureux. Et comme l'a dit récemment un de mes amis : « Vous sourirez tout le temps ! » Vous aurez plus d'énergie pour profiter de chaque jour. Et surtout, vous aurez de meilleures chances de prévenir les maladies, qu'elles soient graves ou bénignes. Si vous êtes malade, vous allez mettre toutes les chances de votre côté pour guérir. Mieux que ça, vous allez découvrir un mode de vie dans lequel vous vous sentirez vivant et éclatant de santé. Comme mon ami, le très populaire animateur de talk-show, le Dr Alvin Jones, le dit si bien, vous vous sentirez « renaître ». Une vie plus saine et plus équilibrée vous attend vraiment.

Chapitre 1

LES SECRETS D'UNE SANTÉ DE FER

Sain, mince et plein de vie ! Voilà ce que vous pouvez devenir en découvrant le monde du « juicing », du « fasting » et de la détox ainsi qu'en incorporant davantage d'aliments crus, entiers et biologiques dans votre alimentation. Il est facile d'insérer dans votre vie quotidienne toutes les étapes qui vous mèneront vers la guérison et la vitalité. Vous êtes sur le point de découvrir un programme qui fonctionne vraiment. Il a marché pour nous et pour des milliers d'autres personnes. Il marchera également pour vous.

Si, malgré tous les efforts que vous faites pour mener une vie saine, vous êtes toujours malade et fatigué, ne vous découragez pas. Je vais vous aider à y remédier. Peut-être que vous essayez de perdre du poids et que ça ne marche pas : vous perdez quelques kilos, mais vous les reprenez vite ou vous en reprenez davantage encore. Peut-être aussi, vous sentez-vous faible, fatigué ; la fatigue est le signe que quelque chose ne va pas. Peut-être encore, êtes-vous sujet à de fréquentes migraines, à des douleurs lombaires ou autres. Si votre sommeil est agité et que vous vous réveillez vers trois heures du matin, cela indique que votre foie doit être purgé. Vous pouvez également vous sentir fatigué même après une bonne nuit de sommeil. Si votre digestion est déséquilibrée, si vous avez des gaz, des ballonnements ou si vous êtes constipé, ce sont des signes indiquant que votre foie et votre vésicule biliaire doivent être nettoyés. Votre système immunitaire ne fait pus son travail et par conséquent, vous faites face à de fréquents problèmes de santé comme des rhumes, la grippe ou des sinusites (les problèmes liés aux sinus peuvent venir d'un foie encombré). Tous ces symptômes indiquent que votre corps a besoin de la bonne alimentation que l'on retrouve dans les jus frais et les régimes de détox de ce livre.

Quels que soient vos problèmes ou les objectifs que vous vous êtes fixés, vous pouvez bénéficier de ces nutriments vitaux que sont les jus fraîchement préparés et les aliments crus ; ils vous donneront énergie et vitalité. Votre corps est en surrégime quand il essaie d'éliminer toutes les toxines qui se sont accumulées dans les cellules, les tissus et les organes ; aidez-le en suivant les programmes de ce livre.

La détox pour une santé éblouissante

Des recherches ont montré qu'un individu moyen est aujourd'hui exposé quotidiennement à des milliers de toxines et à des polluants environnementaux, bien plus qu'auparavant, et le corps humain est la première victime de ces déchets toxiques. Sans une détox périodique, il est presque impossible d'éliminer tout cela et de conserver son corps en bonne santé. Mais gardez espoir. Je vais vous indiquer comment utiliser les jus que vous allez préparer, comment jeûner et comment faire un régime détox pour nettoyer systématiquement vos organes de filtrage, vos cellules et vos tissus afin de repartir sur de nouvelles bases. La détoxication est de plus en plus courante, car les gens se sont rendu compte qu'elle améliorait la santé. Certaines personnes ressentent bien que leur corps est engorgé et elles ont besoin d'aide. Il existe des livres et des magazines qui font l'apologie du dernier des régimes détox. Des stations thermales offrent des traitements comme le « body wrap », les massages, l'absorption d'eau de source naturelle (qui favorise la détoxication). Il existe de nombreux ateliers et programmes proposant des diètes rapides à base de jus, d'aliments crus et des régimes permettant de nettoyer le corps afin de gagner en vitalité. Les magasins de produits naturels ont des rayons entiers de produits de détox. De plus, il semble que chaque personne à qui l'on parle de détox a un avis à donner sur ce que ça lui a apporté et sur la meilleure façon de profiter des bénéfices d'un tel régime.

Malheureusement, beaucoup de produits et de régimes ne fonctionnent pas, ou sont difficiles à utiliser. Pour certains, il n'y a aucun effort à faire, simplement des pilules à prendre ou des produits à base de plantes : un traitement miracle et hop ! Rien d'autre à faire, les symptômes vont disparaître ! Surtout, gardez à l'esprit qu'il n'y a pas de solution miracle. Il va falloir du temps pour que vous soyez à nouveau resplendissant de santé. Oui, il faudra du temps et de la patience, mais ce ne seront pas des régimes difficiles à suivre. De plus, les résultats sont impressionnants.

Beaucoup de personnes me disent qu'elles mangent plutôt sainement, qu'elles font de l'exercice régulièrement et qu'elles ont supprimé tout ce qui était malbouffe ou desserts, même si elles font des écarts de temps en temps. On m'a aussi demandé s'il n'était pas suffisant de manger beaucoup de fruits et de légumes, de boire des jus de légumes, d'acheter des produits bios et d'essayer de ne pas trop ingurgiter de mauvaise nourriture. C'est un bon programme d'entretien, mais cela ne va pas nettoyer en profondeur les toxines stockées dans le corps.

Un jour, j'ai reçu l'appel d'une dame qui cherchait de l'aide pour son mari à qui on venait de diagnostiquer un cancer. Cela faisait pourtant plus de huit ans qu'ils consommaient des jus, des smoothies verts, qu'ils mangeaient bio et qu'ils partaient marcher presque tous les jours. Là-dessus, le diagnostic tombe. C'est un cancer. « Que s'est-il passé ? », m'a-t-elle demandé. J'ai tout de suite voulu savoir s'il avait été exposé à des produits chimiques ou toxiques. Il travaillait dans un endroit où se trouvaient des produits chimiques très puissants. Nous avions notre réponse ! Les cures de jus et une alimentation saine ne peuvent pas nettoyer le corps de tous les produits chimiques et toxiques stockés dans les organes et les tissus.

Pour se débarrasser des toxines et garder un corps en bonne santé, la détoxication doit être périodique. Votre corps doit se concentrer sur la digestion tout au long de la journée. Par conséquent, il n'a pas le temps de se nettoyer et de se réparer et encore moins le temps de se débarrasser des toxines retenues dans les cellules adipeuses, les organes et les tissus. Pour une bonne détoxication, vous devez faire une diète de temps en temps, et nettoyer le côlon, le foie et la vésicule biliaire périodiquement. C'est le meilleur moyen pour rester mince et en bonne santé ou pour retrouver la forme. Et il est tout à fait possible d'y arriver sans que cela devienne une obsession. Cela peut même être amusant quand vous en aurez pris le pli.

Une détoxication périodique va vous aider à vous débarrasser des toxines irritantes qui font du mal au corps et à la graisse abdominale qui a tendance à s'accumuler. Le mot-clé ici est « périodicité ». Loin de moi l'idée de vous inciter à ne vous nourrir que de jus, d'aliments crus et d'herbes pour le restant de votre vie. Je dis seulement qu'il faut nettoyer régulièrement votre corps en vous aidant des programmes de ce livre, en pratiquant le « juicing » presque tous les jours de la semaine et en mangeant le plus possible des aliments crus. Une fois que vous avez suivi un programme de détox, vous pouvez entretenir votre corps en consommant des aliments entiers, des jus de légumes frais, des aliments crus, de l'eau purifiée, en faisant de l'exercice régulièrement et en entamant aussi un nettoyage émotionnel et spirituel. Je vais vous donner des indications pour y arriver même si vous êtes très occupé ou si votre vie est mouvementée. Et si vous avez des problèmes d'argent, j'ai aussi de nombreux programmes que vous pouvez suivre à peu de frais.

Comme il est pratiquement impossible d'atteindre vos objectifs en matière de santé et de bien-être sans faire en sorte de lutter contre la pollution physique, émotionnelle, mentale ou spirituelle, vous devez vous y atteler avec détermination. Néanmoins, il est naturel de ne pas avoir envie de suivre des règles strictes en matière d'alimentation et de régime. Je ne suis pas pour que les habitudes alimentaires soient source de stress ou d'angoisse, cela ne peut qu'ajouter au mal être et vous avez sans doute déjà essayé d'adapter certains régimes à votre vie bien remplie. Certaines personnes ont tendance à exagérer en matière de santé et d'alimentation. Elles se transforment alors en petits despotes pour elles-mêmes, mais aussi pour les autres, et dans leur quête de la perfection, elles ne rencontrent que stress et épuisement et ruinent toutes leurs chances d'être en bonne santé. Le but de ce livre est de vous guider vers une vie plus équilibrée, de faire en sorte que les jus fassent partie de vos habitudes alimentaires, de vous aider à trouver des cures de détox qui fonctionnent sur votre organisme, de vous donner des conseils utiles, de vous faire découvrir de délicieuses recettes et de vous soutenir tout au long de vos efforts.

Pourquoi faire une cure de détox ?

Même si vous envisagez de déménager sur une île déserte en plein milieu du Pacifique Sud et de ne manger que des noix de coco et des légumes bios cultivés par vos soins, vous ne serez jamais certain d'échapper à la pollution. L'air peut être empli de rayonnements nocifs venant de l'autre bout du globe; les poissons pêchés peuvent être contaminés par le mercure venant de rivages lointains et l'eau peut être imbuvable en raison des pluies acides.

Le fait est que nous vivons sur une planète polluée. L'air que nous respirons est chargé de particules fines, nos denrées alimentaires sont souvent toxiques en raison des pesticides et des conservateurs, et il est difficile de consommer l'eau avec laquelle on nous approvisionne, car elle est traitée avec des produits chimiques. Des milliers de produits chimiques et de toxines envahissent nos maisons, nos cours, nos lieux de travail, nos écoles, nos routes, nos magasins, ils sont là pendant que nous dormons, ils sont dans ce que nous mangeons. Peu importe l'âge que nous avons, notre profession, l'endroit où nous habitons. La pollution environnementale est partout. Ces toxines sont des produits chimiques, des insecticides, des pesticides, des métaux lourds, des émissions de combustibles organiques, de la pollution électromagnétique, des rayonnements, des hormones et des antibiotiques utilisés en agriculture sur les animaux, des colorants alimentaires, des conservateurs et des additifs qu'on trouve dans la nourriture. On nous bombarde de molécules réactives qui endommagent nos cellules et qui portent le nom de radicaux libres. L'utilisation de produits pharmaceutiques et de médicaments en vente libre provoque des effets secondaires. En outre, leur interaction avec d'autres médicaments ou substances peut, à la longue, être nocive pour l'organisme. Les gens, comme vous et moi, sont inondés de milliers de produits chimiques invisibles dont ils ne savent même pas prononcer le nom et qui sont néfastes pour l'organisme. Année après année, ces produits attaquent notre organisme, affaiblissent nos organes, nos défenses naturelles et notre système immunitaire.

Les produits chimiques touchent, en quelque sorte, toutes les parties de notre corps : les cellules, les tissus et les organes sont surchargés de déchets. Heureusement, nous possédons des organes de nettoyage permettant l'élimination de ces polluants. Mais lorsque ces organes sont saturés, qu'ils travaillent trop, les toxines s'accumulent et nous sommes de plus en plus fatigués, notre esprit se brouille et nous tombons plus facilement malades. Mon livre va vous indiquer ce qu'il faut faire pour aider votre corps à gérer cette déferlante de produits toxiques et vous aider à choisir les bonnes habitudes qui vous protègeront et vous rendront plus résistant. Un corps sain et solide résiste aux maladies et aux produits nocifs, je vous encourage donc à suivre mes conseils.

Les effets surprenants de la toxicité

Beaucoup de rapports et d'études font un lien entre la pollution de l'environnement et l'état de notre santé. Les produits chimiques conçus pour améliorer notre qualité de vie ont été introduits dans notre environnement il y a plus de cinquante ans, mais depuis un demi-siècle, on a pu prouver que des centaines d'entre eux étaient hautement toxiques et cancérigènes, ou du moins gênants et irritants pour notre système biologique complexe. On se demande alors ce qui a bien pu se passer : ce qui était censé améliorer notre vie nous rend, au contraire, malades.

On ne peut garantir l'innocuité que d'un peu moins de 10 % de tous les produits chimiques de notre environnement. Difficile dans ces conditions de savoir exactement combien d'entre eux sont nocifs ou cancérigènes et nuisent à notre santé, à celle de nos enfants et à la santé de notre planète. Les toxines environnementales perturbent notre métabolisme et, au fil du temps, engendrent une mauvaise qualité de vie. Elles sont liées à des problèmes de fatigue chronique, de fibromyalgie, de maladies auto-immunes, de maladies inflammatoires et de stérilité, à des anomalies du développement sexuel et au cancer.

Faire les bons choix pour rester en bonne santé

Maintenant que nous sommes conscients que le monde dans lequel nous vivons est pollué, que pouvons-nous faire pour nous protéger contre ces attaques ? Évidemment, la première ligne de défense consiste à éviter les toxines autant que possible et à renforcer notre système immunitaire. Comme nous ne pouvons pas éviter l'exposition à un environnement chimique, en particulier lorsque nous respirons, des choix multiples et variés s'offrent à nous en ce qui concerne ce que nous mangeons et ce que nous mettons sur notre corps, ce que nous pulvérisons dans nos maisons et sur notre pelouse, les produits d'entretien et les cosmétiques que nous utilisons.

Quant à l'eau, nous pouvons boire de l'eau purifiée et cuisiner avec afin d'éviter les produits polluants. Servez-vous-en pour la soupe, le café, le thé et les glaçons. Nous pouvons aussi quotidiennement faire des choix alimentaires sains : des aliments entiers non transformés, biologiques et cultivés sans pesticides ni engrais chimiques. Lors de l'achat de produits animaliers, nous pouvons choisir des œufs pondus par des poules élevées en liberté, de la viande bovine provenant d'élevages biologiques exempts d'hormones et d'antibiotiques.

« Que suis-je censé faire ? », m'a un jour demandé un ami. « Si le monde est aussi empoisonné et qu'il n'y a pas d'échappatoire, il n'y a plus rien à faire. Peut-être que je devrais simplement manger tout ce que je veux : des hamburgers, des frites, et des cookies aux pépites de chocolat ! » Ça n'est pas la solution. Nous pouvons faire les bons choix et éviter les plus grands poisons alimentaires comme la malbouffe, les aliments frits, les sucres raffinés, les aliments riches en matières grasses et à forte teneur en sucres et les articles emballés contenant des conservateurs. Nous pouvons éviter les pesticides et les insecticides contenus dans les aliments non biologiques et ceux vendus pour la maison et le jardin. Nous pouvons aussi refuser la vaccination, certaines injections contiennent encore du thimérosal, un composé organique comprenant du mercure, largement utilisé comme conservateur dans un certain nombre de produits pharmaceutiques dont les vaccins. Ce conservateur est particulièrement dangereux pour les bébés et les enfants et aurait des liens avec les problèmes d'autisme, mais ça n'a jamais été prouvé. Avant de vous faire vacciner ou de faire vacciner vos enfants, assurez-vous qu'il n'y ait pas de thimérosal ou d'autres conservateurs nocifs. Pourquoi jouer au cobaye avec un produit à base de mercure ? Nous pouvons éviter la dangerosité du mercure en demandant à notre dentiste de retirer tous les amalgames dentaires (les plombages argentés en contiennent) et de les remplacer par des amalgames plus sûrs.

Les médicaments provoquent souvent des effets secondaires pires que les maux des maladies qu'ils sont censés soigner. Nous sommes donc obligés de prendre d'autres médicaments en supplément pour compenser les effets nocifs des premiers et le corps en pâtit. Il n'est pas interdit d'aller consulter un médecin spécialisé en médecine naturelle et de voir avec lui ce qu'il préconise, quand cela est possible, bien sûr. Faites aussi attention aux médicaments en vente libre, tournez-vous plutôt, au départ, vers des remèdes naturels. Bien que les médicaments en vente libre soient largement utilisés, ils présentent aussi des effets toxiques.

La toxicité et vous

Voici un petit test qui peut vous aider à évaluer la toxicité de votre environnement et à quel point votre organisme est intoxiqué.

	Questions	*Réponses*	*Points*
1.	Est-ce que vous fumez ?	oui/non	5
2.	Fumez-vous depuis plus de trois ans ?	oui/non	3
3.	Avez-vous des plombages au mercure ?	oui/non	4
4.	Utilisez-vous régulièrement des produits ménagers chimiques pour désinfecter, détacher, désodoriser, nettoyer les tapis, le four ?	oui/non	2
5.	Avez-vous subi un traitement radiculaire ?	oui/non	3
6.	Buvez-vous de l'eau non filtrée ?	oui/non	2
7.	Vivez-vous dans un environnement urbain ?	oui/non	3
8.	Consommez-vous de l'alcool ?	oui/non	3
9.	Utilisez-vous des déodorants, des cosmétiques non biologiques, des produits de soin de la peau ou des teintures pour les cheveux ?	oui/non	2 (chacun)
	Avez-vous déjà vécu :		
10.	Dans un rayon de 16 km autour d'une centrale nucléaire ?	oui/non	4
11.	À moins de 8 km d'une décharge de déchets toxiques ?	oui/non	5
12.	Près d'une ferme où l'on pratique l'épandage aérien ?	oui/non	5
13.	Dans une ferme où l'on pulvérise des pesticides ?	oui/non	5

14.	Y a-t-il de l'amiante chez vous, sur votre lieu de travail ou dans votre école ?	oui/non	3
15.	Allez-vous manger dans les fast-foods ?	oui/non	2
16.	Dans votre travail, avez-vous été en contact avec des pesticides ?	oui/non	5
17.	Utilisez-vous des pesticides pour votre pelouse ou votre jardin ?	oui/non	3
18.	Faites-vous nettoyer à sec vos vêtements ?	oui/non	1
19.	Avez-vous fait traiter votre maison contre les termites ces 10 dernières années ?	oui/non	1
20.	Consommez-vous des fruits et des légumes traités ?	oui/non	2
21.	Habitez-vous dans une région où le sol contient du radon ?	oui/non	3
22.	Allez-vous plus de deux fois par semaine au restaurant ?	oui/non	2
23.	Avez-vous de la moquette (sauf si non toxique)	oui/non	2
24.	Vous servez-vous d'un four à micro-ondes ? De casseroles antiadhésives ?	oui/non	2 (chacun)
25.	Passez-vous moins de 15 min dehors par jour ?	oui/non	2
26.	Possédez-vous une maison écoénergétique dans laquelle l'air frais entre rarement ?	oui/non	2
27.	Prenez-vous l'avion au moins une fois par mois ?	oui/non	2
	Présentez-vous les symptômes suivants :		
28.	Fatigue sans raison apparente	oui/non	2
29.	Sans tonus, déprimé	oui/non	2
30.	Des étourdissements de temps en temps	oui/non	1
31.	Des difficultés à rassembler vos idées	oui/non	1
32.	Douleurs sans raison apparente	oui/non	3
33.	Irritabilité sans raison apparente	oui/non	2
34.	Anxiété sans raison apparente	oui/non	2
35.	Essoufflement sans raison apparente	oui/non	2

Avez-vous déjà pris les drogues suivantes ? (1 point pour un usage occasionnel, 3 points pour un usage régulier) :			
36.	Médicaments sur ordonnance	oui/non	1-3
37.	Analgésiques / tranquillisants	oui/non	1-3
38.	Médicaments utilisés en psychiatrie	oui/non	1-3
39.	Ritaline	oui/non	1-3
40.	Médicaments en vente libre (aspirine, etc.)	oui/non	1-3
41.	LSD	oui/non	1-3
42.	Héroïne	oui/non	1-3
43.	Cocaïne	oui/non	1-3
44.	Cannabis	oui/non	1-3
45.	PCP	oui/non	1-3
46.	Méthadone	oui/non	1-3
47.	Stéroïdes	oui/non	1-3

Résultat : *Additionnez les points de toutes les réponses où vous avez répondu « oui ».*	
1 à 15 points :	votre organisme est faiblement intoxiqué.
16 à 25 points :	le niveau d'intoxication de votre organisme peut vous rendre sujet aux maladies et à la confusion mentale.
26 à 40 points :	il se peut que le niveau d'intoxication de votre organisme provoque une fatigue, une léthargie, une confusion mentale et favorise les refroidissements et la contraction de la grippe.
41 à 50 points :	le niveau élevé d'intoxication de votre organisme peut faire en sorte que vous tombiez souvent malade, que vous soyez sujet à de la confusion mentale, que vous vous sentiez fatigué, en état de léthargie, que vous ressentiez des douleurs et que vous soyez réceptif aux maladies.

Plus de 50 points :	le niveau d'intoxication de votre corps est extrêmement élevé. Vous pouvez donc ressentir tous les symptômes énumérés ci-dessus, être sujet à des maladies graves comme le cancer et ainsi voir s'amenuiser votre durée de vie.

Même si votre score n'est pas très élevé, il indique quand même que votre organisme a besoin d'être nettoyé.

LES SYMPTÔMES D'UNE SURCHARGE TOXIQUE

- Anxiété, peur ou nervosité
- Arthrite, articulations douloureuses
- Asthme ou bronchite
- Ballonnements ou gaz
- Boutons ou rougeurs
- Brûlures d'estomac, indigestion
- Cellulite
- Confusion, manque de concentration
- Congestion
- Constipation
- Dépression
- Essoufflement
- Grippe et rhumes fréquents
- Insomnie
- Léthargie, fatigue
- Migraines
- Nausées
- Nez qui coule, éternuements constants
- Poches sous les yeux, cernes
- Rétention d'eau
- Sautes d'humeur
- Sinus bouchés
- Urine foncée, trouble, à forte odeur
- Urticaire, éruptions cutanées, eczéma, peau desséchée

Que se passe-t-il quand la toxicité augmente ?

Chez nous, nous nettoyons le sol, lavons nos vêtements et faisons régulièrement la vidange de notre voiture. Nous savons qu'il est important de nettoyer et de prendre soin de ce que nous possédons, pourtant, nous négligeons souvent notre corps. Le corps est capable de gérer un certain taux de toxicité grâce au système immunitaire et aux organes vitaux d'élimination destinés à nettoyer grand nombre de substances toxiques, et c'est ce qu'ils font avant d'être submergés par le nombre important de toxines environnementales que contiennent l'air, l'eau et la nourriture.

Le résultat est que ces substances qui ne sont ni éliminées ni excrétées sont stockées, en général, dans l'intestin, la vésicule biliaire, les reins, le foie, la lymphe, les cellules graisseuses et la peau. Le côlon, qui est censé éliminer les déchets solides, va commencer à devenir paresseux et son contenu va se putréfier. Le foie peut se congestionner et être incapable de filtrer le sang correctement. Les reins peuvent vite être dépassés en tentant de filtrer les toxines : l'urée qu'ils doivent éliminer. Par conséquent, notre système ne peut pas fonctionner correctement ; les éléments nutritifs ne sont pas bien absorbés et les poisons sont réinjectés dans le sang. Les toxines sont ensuite stockées dans les cellules adipeuses, elles s'accumulent dans les tissus et les espaces situés entre les cellules et bouchent ainsi le système lymphatique. Si la lymphe n'évacue pas les débris du corps, on peut commencer à se sentir mal. Il se peut que cette accumulation toxique ait des incidences sur l'énergie, l'humeur, le sommeil, les facultés mentales et le système immunitaire. On est maladif, fatigué, déprimé. À ce régime, on contracte toutes sortes de maladies.

Ce que la détox peut faire pour vous

La « détoxication » est synonyme de « nettoyage » : on élimine les toxines. Tout au long du livre, je vais utiliser l'un ou l'autre de ces mots. Quand on s'engage dans un programme de détoxication, cela représente beaucoup de travail, dans un premier temps, mais les bénéfices récoltés sont tellement incroyables que cela en vaut la peine. On se sent plus fort et plus énergique ; on commence à paraître plus jeune et plus dynamique. Le miroir reflète un visage moins ridé, une peau moins tirée et les cernes et les poches sous les yeux disparaissent. La peau s'illumine. Les cheveux sont plus brillants, plus sains et les ongles sont fortifiés.

Ceux qui ont suivi mon programme de détox ont également noté de meilleures facultés mentales. « J'ai de nouveau les idées claires ! » m'a déclaré un de mes clients. Pour beaucoup, le bien-être est revenu alors qu'il leur avait fait défaut depuis si longtemps. Une de mes amies m'a raconté qu'elle avait dit à son médecin qu'elle ne se rappelait pas avoir jamais connu un sentiment de bien-être. Sa seule réponse a été de lui prescrire un antidépresseur, ce qu'elle a refusé. Je lui ai donc enseigné ce que je savais sur les jus, la détox et les régimes à base d'aliments entiers et, quelques semaines plus tard, elle est revenue en me disant qu'elle savait enfin l'effet que cela faisait de se sentir bien.

Quand nous offrons à notre corps la possibilité de se reposer des excès que nous faisons, il est capable de se régénérer, de se réparer et de renforcer les organes ainsi que le système qui nous protègent des maladies. Nous sommes à l'abri des rhumes et de la grippe et le corps se défait petit à petit de tous les maux qui nous ont tourmentés depuis longtemps. Au cours des années, j'ai reçu d'innombrables témoignages de personnes ayant soigné leur corps grâce au « juicing », au « fasting » et à la détoxication. Une dame a ainsi évacué ses problèmes de foie en une semaine. Certaines personnes sont venues me dire qu'elles s'étaient débarrassées de maladie comme la fibromyalgie, la maladie de Lyme et même du cancer grâce aux recommandations de ce livre.

La détox aide également à perdre du poids. Beaucoup de substances toxiques de notre environnement, y compris celles qui sont cancérigènes, sont stockées dans les cellules adipeuses. Le corps se sert des graisses pour retenir les toxines et protège ainsi nos organes vitaux, et c'est pour cela que nous avons souvent du mal à perdre du poids. Étrangement, la graisse est une alliée quand il s'agit de toxines. Elle nous protège contre les déchets toxiques et acides qui menacent nos organes. Mais lorsqu'on retire tous ces résidus par le biais d'une détox, le corps n'a plus besoin de cette protection et il commence à se débarrasser de la graisse superflue. Soudain, les vêtements nous vont mieux, nous nous sentons plus légers, plus heureux tandis que la graisse donne l'impression de fondre.

Le juicing et le fasting : la solution pour entamer une détox

Quand on commence une diète à base de jus et une détox, la première étape consiste à incorporer des jus de légumes frais afin d'entamer la transition vers une alimentation plus saine. Ces jus vont faire office de réserves nutritionnelles et vont renforcer le système immunitaire. Ils vont nettoyer doucement le corps, car ils sont riches en antioxydants qui s'accrochent aux toxines et les drainent. Ils préparent le corps pour un nettoyage plus intensif sous forme de courtes diètes à base de jus et de régimes détox. Préparer des jus est facile et amusant, et les résultats sur la santé sont stupéfiants. Dans le chapitre 2, je vous montrerai comment adapter la préparation des jus à un style de vie trépidant et comment prendre goût à toutes sortes de jus, smoothies ou soupes froides. Je vous aiderai également pour le choix d'une bonne centrifugeuse. Vous apprendrez à préparer rapidement et facilement des jus très nutritifs.

Les recettes de ce livre contiennent peu de jus de fruits. Je me concentre plus sur les soupes de crudités mixées et sur les smoothies verts. Je vous indiquerai comment réaliser de délicieux jus, smoothies et soupes en y incorporant du citron ou du citron vert, du gingembre frais ou des fruits à faible teneur en sucre comme la pomme verte afin que le goût de sucre ne soit pas trop présent : vous devez entraîner vos papilles gustatives à de nouveaux goûts. Comme les jus de légumes sont alcalins, ils aident le corps à éliminer les acides accumulés et lui permettent de retrouver un pH équilibré. Il peut ainsi se purifier, se soigner et se débarrasser de la cellulite et de l'excès de poids. Les toxines sont pratiquement toutes acides, le contraire de ce qui est alcalin, il faut donc boire beaucoup de jus de légumes, et surtout des jus verts, pour lutter contre l'acidité.

La plupart des livres sur les cures de jus, y compris le premier de mes livres, *Juicing for Life*, proposent beaucoup de jus de fruits, mais ces derniers contiennent trop de sucre. Les fruits contiennent naturellement beaucoup de sucre, ce qui est une bonne chose pour la plupart des gens quand on l'associe à des fibres solubles et insolubles, car elles ralentissent son absorption. Mais quand on fait un jus de fruits, les fibres insolubles sont supprimées et le sucre contenu dans les fruits est facilement absorbé. C'est pour cette raison que je recommande, en règle générale, de manger les fruits, à l'exception de ceux à faible teneur en sucres comme les citrons, le pamplemousse, les baies et la pomme verte, et de boire des jus de légumes.

Pour vous donner un coup de pouce supplémentaire, je préconise l'ajout d'une diète à base de jus de un ou deux jours, car c'est une excellente façon de retrouver la forme et de perdre du poids. Le système digestif pourra ainsi se reposer et commencer à éliminer les aliments et les déchets qui se sont accumulés au fil du temps. Les jus sont faciles à digérer et offrent des éléments nutritifs concentrés en énergie ainsi que beaucoup de vitamines, de minéraux d'enzymes, de phytonutriments et d'antioxydants. Peu importe ce que vous faites d'autre, en intégrant occasionnellement de courtes diètes de jus de légumes à votre régime alimentaire, vous vous sentirez tout de suite mieux et plus énergique.

Les premiers pas vers un style de vie plus sain

La première étape vers un style de vie plus sain consiste à choisir la meilleure nourriture et les meilleurs breuvages. Une fois que votre cure de détox est terminée, vous pouvez rester sur de bonnes bases en entamant un régime santé à base de jus de légumes frais, d'aliments crus (50 à 75 % du régime) et des aliments entiers et biologiques.

La plupart de ceux qui ont essayé mes recettes de jus et fait quelques cures de détox avouent que leur goût en matière d'alimentation a réellement changé. Les aliments néfastes qu'ils aimaient manger autrefois ne leur plaisent plus. Ils ont envie de légumes frais, de jus et d'une bonne salade verte plutôt que de sucreries et de chips salés. Bien sûr, occasionnellement, ils ne refusent pas les plats qu'ils mangeaient autrefois et qui font grossir, mais pour la plupart d'entre eux, ils préfèrent déguster des aliments frais, entiers et naturels. Une fois que les habitudes alimentaires ont changé, il est rare d'avoir envie de produits qui nuisent à la santé et qui enlèvent dynamisme et bien-être.

Vous trouverez, ci-après, les fondements pour un mode de vie sain.

Les bases d'un régime alcalin : pourquoi est-ce si important ?

Les tissus et les organes du corps ont de meilleurs résultats s'ils sont dans un environnement dont le pH est alcalin plutôt qu'acide. Le terme « pH » désigne le niveau d'alcalinité dans n'importe quel environnement. L'acide contenu dans une pile est un exemple d'acide fort. La soude caustique ou l'hydroxyde de sodium sont des exemples de substances fortement alcalines. L'eau, notamment l'eau distillée, est neutre. Le pH s'exprime sur une échelle allant de 1 à 14, le 1 indiquant le taux d'acidité le plus important, le 7 représentant un taux neutre et le 14 désignant une solution alcaline ou basique. Les systèmes biologiques comme celui du corps humain doivent être équilibrés et se maintenir au milieu de l'échelle de pH, entre 4 et 9,5. La plupart des systèmes, à l'exception des parties de l'appareil digestif, fonctionnent mieux s'ils sont légèrement alcalins ; par exemple, la salive doit être comprise entre 6,5 et 7,5 et l'urine doit se maintenir à 7. Vous pouvez vous procurer des bandelettes de test de pH chez votre pharmacien et tester votre salive et votre urine.

Le régime type des Américains se compose d'une abondance d'aliments provoquant un taux élevé d'acidité dans le corps une fois qu'ils sont métabolisés ou décomposés au cours de la digestion. Les aliments qui sont décomposés par les résidus acides sont les viandes, la volaille, le fromage et autres produits laitiers, les aliments frits, les sucres de toute sorte, les produits à base de farine raffinée, comme les pâtes et le pain, les boissons gazeuses, le café, le thé, la bière, le vin, les boissons alcoolisées, certains fruits et tout ce qui à trait à la malbouffe. Les aliments alcalins sont les légumes, les jus de légumes, les bonnes huiles comme l'huile d'olive et l'huile de noix de coco, certaines arachides et la plupart des légumineuses.

Si la plupart des aliments que nous ingérons sont métabolisés en cendre alcaline, ils nourrissent et renforcent le corps et nous procurent de l'énergie. En revanche, si la majorité de nos aliments sont métabolisés en résidu acide, cela devient toxique et une source de stress pour les organes, comme pour les tissus. D'autres facteurs contribuent également à l'acidité, tels les polluants chimiques et environnementaux, les radicaux libres et les champs électromagnétiques, mais aussi les pensées négatives et les émotions comme la peur, l'inquiétude, la colère et l'anxiété.

ALIMENTS ACIDES CONTRE ALIMENTS ALCALINS

ACIDES

- Café, thé, sodas et alcool
- Crèmes à café
- Fast-food, malbouffe
- Fruits, pour la plupart
- Produits céréaliers (pain, pâtes)
- Produits laitiers
- Sucre
- Viande et produits animaliers

ALCALINS

- Bonnes huiles (huile de noix de coco et huile d'olive)
- Eau alcaline
- Légumes et jus de légumes
- Légumineuses, pour la plupart
- Noix et graines
- Quelques fruits

Si nos cellules, nos tissus et nos organes sont approvisionnés en liquides acides (à cause de mauvaises habitudes alimentaires), ils peuvent subir une inflammation menant à l'obésité, à des maladies cardiovasculaires et au cancer. Le sang est particulièrement sensible aux changements de pH. Il doit garder un niveau légèrement alcalin, entre 7,35 et 7,45. C'est un peu comme pour la température corporelle : nous pouvons mourir si elle est trop basse ou trop élevée, ou tomber vraiment malades. De la même façon, si le sang est trop acide ou trop basique, nous tombons également malades. Un mauvais taux de pH peut s'avérer dangereux.

Pour corriger les déséquilibres et réduire le niveau d'acidité, ce qui est le cas pour la plupart d'entre nous, le corps tente de neutraliser l'acidité en relâchant des solutions tampons alcalines dans la circulation sanguine. Les principaux tampons qui font office d'agents neutralisants sont le phosphate de calcium et le carbonate de calcium. Si l'alimentation n'en fournit pas, le corps prendra ce dont il a besoin sur les os. C'est pourquoi tant de femmes, et même des hommes âgés, sont touchés par l'ostéopénie ou l'ostéoporose. Si nous surconsommons des aliments acides, nos os vont s'affaiblir et devenir poreux. Ainsi, cet environnement acide va facilement déclencher de l'arthrite, des douleurs articulaires, et même une détérioration articulaire (arthrose) et une altération dégénérative de la hanche. Les organes et les tissus souffrent d'une inflammation causée par l'acidité et le manque de minéraux aidant à la neutraliser. Un corps trop acide est un corps trop toxique. Les micro-organismes comme les bactéries, les virus, les champignons et les levures se développent dans un milieu acide, comme le font les cellules cancéreuses. En revanche, ils ne peuvent pas prospérer dans un environnement alcalin équilibré. Un trop-plein d'acidité conduit à la prise de poids et empêche d'en perdre. Le corps a tendance à stocker les acides au sein des cellules adipeuses et à dépendre de la graisse pour éviter que l'acidité ne fasse encore plus de dégâts dans d'autres régions du corps. Souvent, quand on arrive à trouver un bon équilibre de pH corporel, les kilos se perdent facilement.

Vous pouvez conserver un pH adéquat en équilibrant votre alimentation avec 50 à 75 % d'aliments alcalins et des jus, de l'eau pure (alcaline de préférence), des exercices ainsi que des pensées et des émotions positives. Vous pouvez aussi profiter de vos aliments acidifiants favoris s'ils ne représentent pas plus de 52 à 30 % de votre alimentation.

Huiles et graisses bénéfiques

Tout programme alimentaire sain requiert que l'on inclue beaucoup d'huiles et de corps gras. Beaucoup de personnes pensent encore qu'une alimentation pauvre en graisses est la seule façon de rester mince et en bonne santé, en particulier sur le plan cardiovasculaire, mais des recherches récentes ont montré qu'un régime pauvre en graisses est malsain. Elles ont aussi souligné l'importance des acides gras essentiels et des bonnes graisses.

Depuis plusieurs décennies, nous sommes inondés de publicités vantant les huiles végétales comme l'huile de carthame, tournesol, soja, maïs et canola. Toutefois, ces huiles sont toutes constituées d'acides gras à longue chaîne qui contribuent à la prise de poids, car le corps a tendance à les stocker plutôt que de les brûler. On a remarqué que ces huiles contribuaient aux problèmes cardiaques puisqu'elles s'oxydent facilement dès qu'on les laisse à l'air libre. Le cholestérol oxydé est nocif alors que le cholestérol normal ne l'est pas. Les huiles végétales s'oxydent quand elles sont chauffées et les radicaux libres peuvent causer des dommages : à feu vif, elles forment des gras trans qui génèrent encore plus de radicaux libres et provoquent de multiples problèmes de santé, dont les maladies cardiovasculaires. Une fois qu'une réaction aux radicaux libres a débuté, il peut se créer une réaction en chaîne qui va produire encore plus de radicaux libres capables d'endommager des milliers de cellules.

Un des signes de vieillesse type est l'apparition de taches brunes – un peu comme des taches de rousseur – que l'on nomme lentigo sénile ou taches de vieillesse. Ce sont des signes de détérioration radicalaire dans les lipides (les graisses) de la peau, d'où le terme « lipofuscine ». L'oxydation des acides gras polyinsaturés et des protéines, de par l'activité des radicaux libres dans la peau, est reconnue comme l'une des principales causes de lentigo, de congestion hépatique et de toxicité. Les lentigos ne provoquent pas de problèmes physiques, ils affectent seulement l'apparence et cela peut créer une gêne psychologique. Ils résultent de réactions internes portant atteinte à notre santé. Comme les cellules n'arrivent pas à éliminer la lipofuscine, elle s'étend progressivement sur de nombreuses cellules de l'organisme lors du vieillissement. Une fois que les lipofuscines se développent, elles ont tendance à rester à vie, mais on peut éviter l'oxydation et réduire le nombre de taches en insérant le bon type d'huile dans son régime alimentaire et sur sa peau.

Je recommande l'huile de noix de coco vierge et l'huile d'olive vierge extra pour la cuisine et pour une utilisation cosmétique. L'huile de noix de coco est principalement composée de triglycérides à chaîne moyenne (TCM). Le foie aime particulièrement brûler les TCM dans l'huile de noix de coco, ce qui signifie que cette huile aide à perdre du poids. Si on fait la comparaison avec un feu de bois, les TCM agiraient plutôt comme du petit bois et non comme des grosses bûches. D'autres huiles, composées de triglycérides à chaîne longue (TCL), contribuent au gain de poids, car le corps a tendance à les stocker et non à les brûler. Dans le corps, elles représentent les grosses bûches du feu de bois. Comme je l'ai déjà dit, elles s'oxydent facilement. Parcourez notre livre *The Coconut Diet* (Grand Central Life & Style, 2006, édition révisée, ouvrage non traduit en français. n.d.t.) pour découvrir le régime à base de noix de coco qui a aidé des milliers de personnes à perdre du poids et à être en bonne santé. Il offre une analyse complète des avantages que présente l'huile de noix de coco, des comparaisons avec les autres huiles ainsi que des informations sur la façon de l'utiliser grâce à plus de soixante-dix recettes délicieuses

L'huile d'olive est bonne pour le cœur et fait partie du régime alimentaire des habitants des pays méditerranéens. L'huile de première pression est la plus savoureuse et la moins acide; on l'appelle l'huile vierge extra. L'huile de première pression à froid comporte également une grande quantité d'acides gras et de polyphénols (antioxydants). Les huiles d'olive de Méditerranée, celles d'Espagne en particulier, ont le taux le plus élevé d'antioxydants. La meilleure restant bien sûr l'huile vierge extra bio, première pression à froid, fabriquée dans la région méditerranéenne.

L'eau et la nécessité de s'hydrater

Le corps humain contient 70 % d'eau, et nous devons donc boire en permanence de l'eau purifiée pour rester bien hydratés. L'eau est vitale pour la santé. Elle permet d'éliminer les déchets du corps. Quand on se déshydrate, on peut être fatigué, constipé et souffrir d'acidité. Nous avons besoin d'eau pour vivre, et pourtant, beaucoup de personnes ne boivent pas assez d'eau, ou ne boivent pas le bon type d'eau. Heureusement, c'est aujourd'hui à la mode d'emporter une bouteille d'eau partout où l'on va et nous sommes bien informés sur l'importance de boire de l'eau. Cependant, si l'on demande à un individu combien d'eau il boit par jour, il répondra probablement qu'il en boit entre 0,5 et 1 litre. Certaines personnes disent qu'elles n'aiment pas l'eau et refusent d'en boire. Il est pourtant recommandé de boire 8 à 10 verres d'eau de 250 ml par jour pour être en forme. Si vous faites une détox et que vous êtes assez corpulent, il est recommandé de boire près de deux litres par jour.

L'eau permet d'être endurant et énergique, elle favorise la digestion, régule la température du corps et contribue à l'activité nerveuse et musculaire. Nos corps sont conçus pour fournir, par le biais d'un milieu aqueux, les éléments nutritifs essentiels, l'oxygène, les hormones et les anticorps dans les cellules. Quand l'organisme est convenablement hydraté, il est capable de fournir des éléments nutritifs et de supprimer les déchets toxiques qui s'accumulent.

L'eau du robinet n'est en général pas bonne à boire. Les canalisations courent sur plusieurs kilomètres sous terre (celles des agglomérations sont vétustes et se détériorent) et ramassent des milliers d'impuretés microscopiques comme les pesticides, les produits chimiques industriels, les métaux lourds, les parasites, etc. De plus, on ajoute à l'eau du robinet des produits chimiques nocifs pour l'organisme tels que le chlore et le fluor. Par conséquent, il est vital de boire l'eau la plus pure possible.

FILTRER L'EAU

Aux États-Unis, l'eau du robinet contient, en grande majorité, du fluorure de sodium, un produit chimique industriel toxique considéré comme étant un bienfait pour la santé publique. En réalité, le fluorure de sodium est un poison néfaste à la santé. Le saviez-vous ?

- Le fluorure de sodium est un agent toxique industriel pouvant être contaminé par du plomb, de l'arsenic, des radionucléides et autres contaminants industriels. Le fluorure de sodium ajouté aux réserves d'eau potable n'a aucune qualité pharmaceutique.
- Vingt-trois études provenant de quatre pays différents démontrent qu'une exposition au fluorure de sodium, même modérée, provoque une diminution du QI.
- La dose quotidienne de fluor recommandée par l'*American Dental Association* apporte un taux de fluorure de sodium dans le sang pouvant provoquer une baisse du QI de 8 points.
- On penserait à appeler le centre antipoison si on avalait un quart de milligramme de fluorure de sodium contenu dans le dentifrice ; cependant, il faut savoir qu'un verre d'eau en contient la même quantité.
- Pour rester dans des limites « sécurisées », il faudrait utiliser une quantité si infime de dentifrice au fluor que le tube durerait plusieurs années.

En ce qui concerne l'eau purifiée, plusieurs options s'offrent à vous : les distillateurs, les filtres à sédiment, les filtres à charbon actif, les filtres KDF (*Kinetic Degradation Fluxion*) et le système d'osmose inverse. Il existe des systèmes de filtration qui ionisent l'eau, permettant de régler les commandes afin de produire de l'eau alcaline, un gros plus pour garder une bonne alcalinité. Assurez-vous toujours que le système de filtration que vous achetez supprime également le fluorure de sodium. C'est un composé chimique assez difficile à éliminer et certaines installations requièrent un accessoire spécial. Évitez les bouteilles en plastique avec le code 7. Le code indiqué sur le culot détermine le type de plastique utilisé, et le code 7 se retrouve sur presque toutes les bouteilles en plastique, y compris les bonbonnes de 19 litres pour les fontaines d'eau de la maison ou des bureaux. Ce plastique, utilisé également pour les produits alimentaires, comprend des phtalates, des composés que l'on retrouve dans les encres, les adhésifs, les sols en vinyle et les peintures. Les phtalates assouplissent le plastique, mais le problème est qu'ils s'infiltrent dans l'eau ou la nourriture que contient le plastique. Ils peuvent causer des anomalies génitales chez les nouveau-nés, une puberté précoce chez les filles et des fausses couches chez les femmes. Les femmes enceintes ou celles qui prévoient de l'être doivent à tout prix éviter les plastiques alimentaires dont le code est 7. Vérifiez bien le code imprimé sur l'emballage plastique.

Pour éviter les gros problèmes, vous pouvez opter pour des bouteilles ou des boîtes en plastique contenant du polypropylène (code 5), du polyéthylène haute densité (code 2 PEHD) et du polyéthylène basse densité (code 4 PEBD). Tous les plastiques présentent des toxines qui s'infiltrent dans l'eau et la nourriture (on estime que le sauna est la seule façon de se débarrasser des toxines).

Pour transporter de l'eau, vous pouvez vous procurer des bouteilles d'eau non toxiques sans phtalates ou aluminium et qui évitent que les bactéries ne prolifèrent. On trouve de nombreuses bouteilles d'eau en acier inoxydable. Vous pourrez vous en procurer dans votre magasin bio ou en ligne sur de nombreux sites.

LES PRODUITS CHIMIQUES DANGEREUX TROUVÉS DANS LE PLASTIQUE

Selon l'avis d'une douzaine de scientifiques et de rapports d'organismes fédéraux de santé (aux États-Unis), un composé similaire à l'œstrogène, largement utilisé dans les produits plastiques, serait la cause de risques sérieux en matière de reproduction. Ce composé est le bisphénol A (BPA). C'est un des produits chimiques les plus répandus dans le monde. Presque tout le monde en possède des traces dans le corps. Une nouvelle étude menée par le *National Institute of Health* fait le constat que les nouveau-nés chez les animaux exposés au BPA souffraient de lésions utérines. Cela entraînerait également des troubles de la reproduction chez la femme allant des fibromes à l'endométriose et au cancer.

Après avoir passé en revue près de sept-cents rapports, les scientifiques en ont conclu que nous sommes exposés à des taux de BPA dépassant ceux qui ont été préjudiciables aux animaux de laboratoire. Les nourrissons et les fœtus en plein développement sont les plus vulnérables. Le BPA sert à fabriquer des plastiques durs utilisés pour de nombreux produits dont :

- les biberons en polycarbonate ;
- les bonbonnes d'eau et bouteilles en plastique rigides pour sportifs ;
- les plats pour four à micro-ondes ;
- les vernis des canettes et des boîtes de conserve ;
- les résines dentaires pour les enfants.

Problèmes rencontrés même avec une petite quantité de BPA :

- dommages structurels au cerveau ;
- hyperactivité ;
- comportement sexuel anormal ;
- formation accrue de graisses et risque d'obésité ;
- puberté précoce et cycles de reproduction perturbés.

DIX CONSEILS POUR RÉDUIRE L'EXPOSITION AU BPA

1. N'utilisez que des biberons et des plats en verre pour votre bébé.
2. Pour votre bébé, privilégiez les jouets en matières naturelles plutôt que ceux en plastique.
3. Conservez vos aliments et vos boissons dans des récipients en verre et non en plastique.
4. Évitez d'utiliser un four à micro-ondes, mais si vous en avez un, ne vous servez pas de récipients en plastique pour réchauffer.
5. Évitez totalement les canettes et les boîtes de conserve.
6. Évitez le film alimentaire (ne jamais mettre au micro-ondes un produit enveloppé dedans).
7. Débarrassez-vous de votre vaisselle en plastique et remplacez-la par du verre.
8. Si vous optez pour des ustensiles de cuisine en plastique, débarrassez-vous des plus anciens, de ceux qui sont rayés. Évitez de les mettre au lave-vaisselle et ne lavez pas avec des détergents agressifs, ces produits pouvant s'infiltrer dans votre nourriture. Dans le cas où vous choisissez d'utiliser des récipients en plastique pour vos aliments, évitez ceux dont le code est 7, ils peuvent contenir du BPA.
9. Évitez de boire de l'eau en bouteille, filtrez l'eau.
10. Avant d'accepter un plombage pour vous ou vos enfants, demandez au dentiste de vérifier s'il ne contient pas de BPA. Attention au fluorure de sodium dans les dentifrices.

L'importance des aliments entiers

Les aliments entiers ne sont ni transformés ni raffinés ou alors, aussi peu que possible. Dans l'industrie agroalimentaire, on laisse de côté les nutriments et les fibres et on transforme les aliments en produits chimiques et nocifs. Le corps peut difficilement transformer ces substances alimentaires étrangères.

Souvent confondus avec les aliments biologiques, les aliments entiers ne sont pas nécessairement bios tout comme les produits bios ne sont pas nécessairement entiers, mais il est préférable de choisir des produits biologiques et des aliments entiers. En raison de l'absence de conservateurs, beaucoup d'aliments entiers ont une limite de consommation assez courte, mais ils contiennent des nutriments vitaux et peu de toxines par rapport aux aliments transformés. C'est fortement recommandé en matière de santé. Les céréales sont brutes, les fruits et les légumes ne sont pas transformés et le lait n'est pas pasteurisé. Plus les aliments sont transformés, moins ils sont entiers. Par exemple, préférez les vraies pommes de terre plutôt que des pommes de terre déshydratées, de vrais morceaux de viande plutôt que de la viande reconstituée, le beurre plutôt que la margarine, les graines et les légumes à partir desquels on fabrique l'huile végétale plutôt que l'huile elle-même.

Pourquoi consommer des aliments entiers ?

Il est préférable de consommer 50 à 75 % d'aliments entiers crus pour arriver à une valeur nutritive maximale et obtenir des effets bénéfiques pour la santé. Il est scientifiquement prouvé que les aliments crus procurent, à long terme, des avantages significatifs. Pour citer un exemple, un article publié en avril 1992 dans le *Journal of Nutrition* montre qu'un régime végétalien cru diminue de façon significative le cholestérol LDL et les triglycérides. D'autres recherches démontrent que le fait de passer d'un régime alimentaire classique à la consommation d'aliments non cuisinés entraîne une diminution des enzymes bactériens et de certaines substances toxiques dans le corps.

Quel effet a la chaleur sur nos aliments ? Dès que les différents éléments nutritifs sont soumis à une chaleur excessive, leurs propriétés chimiques changent. Une trop forte chaleur détruit les vitamines, les enzymes et les acides aminés, elle détruit les biophotons et crée des interactions de protéines, en particulier dans la viande. Quand on chauffe de la nourriture à plus de 47 °C pendant au moins trois minutes, des changements délétères se produisent et altèrent l'équilibre nutritionnel, et il en va de même pour une température plus élevée sur un laps de temps plus long. Par exemple, les protéines coagulent, car les températures élevées dénaturent leur structure moléculaire provoquant une carence en certains acides aminés essentiels (cependant, la viande, la volaille et le poisson doivent cuire entre 162 °C et près de 180 °C). Les glucides caramélisent, les matières grasses s'oxydent et vont générer de nombreux agents cancérigènes comme l'acroléine, les nitrosamines, les hydrocarbures et le benzopyrène (une des substances les plus cancérigènes). Beaucoup de vitamines et de biophotons sont détruits et la plupart des enzymes endommagées. En outre, le corps doit produire beaucoup plus d'enzymes pour digérer les aliments cuits et il puise dans l'énergie nécessaire pour entretenir et réparer les tissus et les organes. Les pesticides peuvent aussi se restructurer en composés plus toxiques encore et, par là, permettre la production de radicaux libres.

LE FOUR À MICRO-ONDES EST-IL NOCIF ?

Ce qui suit est le résumé d'une étude menée par les Soviétiques en 1976 au sujet des fours à micro-ondes :

- certaines études ont démontré que passer ses aliments au four à micro-ondes peut potentiellement exposer à des toxines cancérigènes provenant des emballages plastiques ou papier, détruire les précieux éléments nutritifs du produit et créer des fuites radioactives ;
- le Dr Hans Hertel, spécialisé dans les produits alimentaires, a découvert que les aliments passés au four à micro-ondes augmentaient le taux de cholestérol et faisaient baisser les globules blancs et les globules rouges ainsi que l'hémoglobine, et que cela produisait des composés radiolytiques.

Vous pouvez faire beaucoup de chose pour conserver vos aliments, en les déshydratant par exemple, comme on le fait pour les biscuits secs, les oignons, les tomates et même le chou rouge et les bettes à carde, à 47 °C ou moins (si on part d'aliments crus). C'est sain et délicieux (vous pouvez vous procurer des guides sur la déshydratation alimentaire). Il est possible de chauffer doucement des légumes (pas de produits d'origine animale) en respectant une température de 47 °C ou moins. On conserve ainsi la teneur en éléments nutritifs.

Les chercheurs s'interrogent toujours sur les vertus stimulantes des aliments crus, pourtant manifestes quand on en consomme. Manger des aliments biologiques crus est la meilleure façon d'améliorer votre état de santé : cela renforce le système immunitaire et prévient les maladies. Lorsque l'on sait comment insérer des aliments crus dans son alimentation, en consommant des jus, par exemple, on possède la clé d'une santé éclatante.

DES CHOIX ALIMENTAIRES JUDICIEUX

Consommer en majorité :

- des aliments entiers, non transformés ;
- de la nourriture biologique ;
- des légumes frais ;
- des fruits à coques et des graines ;
- des céréales entières (évitez le blé, trop hybride aujourd'hui et contenant beaucoup de gluten) ;
- des légumineuses (haricots, lentilles, pois cassés) ;
- des fruits à faible teneur en sucre : pommes vertes, baies ;
- des volailles élevées en liberté (en petites quantités) ;
- du bœuf de pâturage (en petites quantités) ;
- de la viande d'animaux élevés en liberté (en petites quantités) ;
- des œufs biologiques ;
- beaucoup d'aliments alcalins : 70 à 75 % de votre alimentation ;
- les bonnes graisses et les bonnes huiles (huile de noix de coco et huile d'olive vierge extra) ;
- huit à dix verres d'eau purifiée par jour conditionnée dans des bouteilles non toxiques ;
- peu ou pas de stimulants tels que le café, l'alcool et le thé noir (les thés verts et blancs ainsi que les tisanes conviennent).

L'exercice

Il est essentiel pour rester en forme et garder la ligne, et nous permet d'emmagasiner l'énergie nécessaire à nos journées de travail et à nos loisirs. D'après les physiologistes de l'exercice, les avantages sont énormes quand on pratique sur une longue période de temps. Non seulement notre aspect physique s'en ressentira, mais nous aurons l'impression d'être nourris et renforcés de l'intérieur.

L'exercice quotidien ou un peu de gymnastique sont nécessaires à un fonctionnement interne efficace. Il est particulièrement important lors d'une cure de détox, car les mouvements permettent d'évacuer les déchets produits par notre organisme et renforcent le système immunitaire. Un exercice régulier contribue à une bonne santé du cœur et du système vasculaire et permet au corps d'absorber correctement les nutriments et de fabriquer de nouvelles hormones et de nouvelles protéines. Il aide à mieux dormir, un point très positif lors des cures santé de détox.

La santé émotionnelle et spirituelle

La vie de tous les jours est parfois stressante. Comme nous sommes sous pression permanente, le temps et l'énergie nous manquent. Nous sommes négatifs, colériques, critiques, incapables de pardonner aux autres et à nous-mêmes et cela nous rend nerveux, attaque les systèmes cardiovasculaire et endocrinien, puis chaque organe et tissu de l'organisme, ce qui se traduit par de multiples problèmes de santé.

Même si votre alimentation est saine et que vous faites des exercices physiques régulièrement, les pensées et les émotions négatives déclenchent une réponse du système endocrinien qui va libérer des hormones comme l'adrénaline et le cortisol engendrant la réponse combat-fuite. Une hyperstimulation constante et le fait d'être soumis à ces hormones de stress affaiblissent le système immunitaire et provoquent des maladies et des troubles biologiques. Le stress est nocif pour le foie, l'organe principal de détoxication de l'organisme et ce dernier est également sensible à la colère. Stress et émotions négatives affaiblissent les reins, très réceptifs à la peur, et les poumons, très sensibles à la douleur. Les cures ont pour objet de nettoyer l'organisme, mais l'âme doit également être nettoyée, nourrie. Reportez-vous au chapitre 8 pour une analyse approfondie concernant les pensées et les émotions en matière de santé.

Ne vous découragez pas !

Certains jours, nous sommes tout simplement trop occupés ou trop stressés pour nous en tenir à une cure stricte, alors n'essayez pas d'être parfait en permanence, faites seulement du mieux que vous pouvez. N'oubliez pas qu'il est primordial d'agir au mieux pour vous-même et non de sombrer dans des habitudes alimentaires malsaines. Posez-vous la question suivante : « Est-ce que ça va me faire du bien, faire en sorte que je me sente mieux et que je retrouve la forme ou est-ce que je vais m'épuiser et anéantir tous mes efforts ? » Si vous êtes en colère contre vous-même en raison d'un petit écart que vous avez fait ou parce que vous avez abandonné la cure, vous pouvez vite retomber dans vos vieux travers et décider de tout arrêter. Au lieu de cela, il faut vous pardonner, vous apprécier pour ce que vous êtes. Personne n'est parfait ! Refaites un peu d'exercice, détendez-vous, buvez de l'eau ou un verre de jus, respirez profondément, lisez un bon livre, priez, méditez, passez du temps avec la famille et les amis et retrouvez à nouveau le rythme d'une vie plus saine. Non, vous n'êtes pas parfait, mais vous souhaitez être bien dans votre corps et vous occuper au mieux de cette merveilleuse machine. Alors, retrouvez votre énergie, profitez de la famille et des amis, pas de soucis, vous atteindrez votre but. Dites-vous que vous pouvez le faire. Vous êtes assez fort pour tenter l'expérience et devenir resplendissant de santé.

EN RÉSUMÉ :

- réduire les toxines environnementales ;
- bien choisir son alimentation ;
- faire plus d'exercice ;
- trouver un équilibre émotionnel et spirituel.

Chapitre 2

L'IMPORTANCE DU JUICING

On m'a demandé récemment si en buvant du jus de légumes V8 et en mangeant des salades on pouvait obtenir les mêmes effets qu'en consommant des jus de légumes frais. Sachez, tout d'abord, que la plupart des gens ne consomment pas assez de légumes frais quotidiennement pour atteindre ne serait-ce que la portion minimum conseillée pour rester en bonne santé. Et les jus transformés, qu'ils soient en canette, en bouteille ou congelés, contiennent beaucoup moins de nutriments et d'enzymes, les biophotons sont détruits lors du traitement et ne sont plus aptes à revitaliser l'organisme puisqu'ils ne sont plus des aliments vivants. La qualité première des jus faits maison, c'est que les jus frais nous offrent la possibilité d'absorber des vitamines et des minéraux, bien plus qu'en consommant des légumes entiers, en libérant les nutriments sous une forme très facilement assimilable. Pour un bon voyage santé, mangez des aliments entiers, dont 50 à 75 % d'aliments crus. Buvez beaucoup d'eau. Buvez des jus de légumes presque tous les jours de la semaine.

Si vous vous demandez comment vous pouvez adapter cette pratique à un emploi du temps si chargé que vous n'arrivez même pas à faire tout ce qui est prévu dans une journée, je vais vous indiquer comment vous y prendre. Certaines personnes disent être paniquées à l'idée de se lancer dans le « juicing », elles l'imaginent comme un processus insurmontable, compliqué et fastidieux. D'autres le jugent si difficile à mettre en place qu'ils laissent ça aux professionnels et ne tentent jamais l'expérience. Une dame m'a avoué qu'elle s'était baladée deux mois avec une centrifugeuse dans son coffre de voiture avant de trouver le courage de le mettre dans la maison. Si vous faites partie de ceux pour qui cela reste complexe, je suis là pour vous aider. Dans les pages qui suivent, vous allez trouver des dizaines de conseils pour bien choisir une centrifugeuse dont vous pourrez vous servir en un rien de temps. Si les choses restent confuses au début, n'hésitez pas à aller sur mon site web «http://www.juiceladycherie.com» pour plus d'informations. Si cela ne suffit pas, vous pouvez me contacter. Je vous aiderai à entamer le processus (voir les pages pratiques).

La bonne nouvelle, c'est qu'il existe différents moyens d'extraire du jus rapidement, facilement et de faire en sorte que cela devienne une habitude. Une fois ce chapitre terminé, vous vous rendrez compte que même un débutant peut préparer un jus rapidement. Les centrifugeuses les plus récentes sont conçues pour faciliter le travail de l'utilisateur ; les fabricants ont compris que la plupart des gens ne s'en servent que si elles sont faciles d'accès et faciles à nettoyer. Certaines des machines les plus récentes sont très rapides. J'ai chronométré, le matin, et je mets, nettoyage inclus, une dizaine de minutes pour préparer des jus pour mon mari et moi. Sans compter le temps de préparation, faire le jus en lui-même ne prend qu'une minute avec la centrifugeuse dont je me sers. Et je mets une minute pour la nettoyer. Il existe des centrifugeuses dont le capot a un tube d'alimentation extra large et avec lequel il n'est pas nécessaire de couper les légumes en morceaux. Les meilleures d'entre elles expulsent la pulpe dans un récipient que l'on peut garnir d'un sac papier. Ainsi, il suffit de retirer le sac et de le jeter à la poubelle ou de le mettre au compost une fois plein, et plus besoin de laver le bac. De plus, la plupart des centrifugeuses modernes sont plus faciles à laver qu'avant, car seules quelques parties sont à laver et peuvent facilement passer au lave-vaisselle.

Vous pouvez aussi prendre de l'avance pour gagner du temps. Par exemple, vous pouvez laver et préparer vos produits la veille, peut-être même le week-end. Mettez-les de côté dans des récipients hermétiques en verre ou dans des sacs isothermes écologiques : les produits resteront frais plus longtemps. De cette façon, vous prenez une poignée de légumes et, si cela vous chante, quelques fruits avec une faible teneur en sucre et vous les incorporez dans la centrifugeuse :

le jus est prêt en quelques minutes. Vous pouvez également préparer votre jus la veille et le mettre au réfrigérateur dans un récipient hermétique. Il reste à rincer les compartiments de la centrifugeuse ou de les mettre dans la partie supérieure du lave-vaisselle. C'est vraiment simple. Vous pouvez consommer votre jus tout de suite ou le verser dans un thermos que vous prenez avec vous pour votre journée de travail ! Vous pouvez aussi préparer un supplément pour consommer plus tard. Le jus fraîchement préparé est appréciable au travail lors de la pause du matin ou lors du déjeuner. Certaines personnes préparent une grande quantité de jus le week-end et la congèlent dans des récipients individuels.

Il est possible – et très facile – de préparer, pour un verre, une quantité de produits que beaucoup de gens ne peuvent absorber qu'en une journée, peut-être même plus que ce que l'on pourrait mettre dans une grosse salade servie comme plat principal. Par exemple, je fais tous les jours un jus avec un grand concombre, deux à quatre carottes, une poignée de persil, deux branches de cèleri, deux petits morceaux de gingembre frais, quelques feuilles de bette à carde ou de chou frisé et un demi-citron. Je transvase ce jus dans le mixeur et ajoute un avocat pour en faire un smoothie vert, et nous commençons la journée avec ça.

Une fois que vous vous serez rendu compte à quel point il est sain et énergétique de boire des jus frais tous les jours, vous serez motivé pour en préparer régulièrement. Que vous soyez un cadre très occupé, une femme ou un homme au foyer ou tout simplement quelqu'un en constant déplacement, le « juicing » vous apportera énergie et vitalité pour accomplir vos tâches quotidiennes. Et n'attendez pas d'être malade, comme je l'ai fait, pour commencer votre programme santé. Les jus sont le meilleur des fast-foods au monde. Ils fournissent rapidement l'énergie nécessaire pour toute la journée et vous propulsent sur la voie de la santé. Vous verrez que vous n'aurez pas si faim et qu'il est facile de garder son poids standard. En buvant un verre de cette nourriture pleine de vie, la santé va germer en vous et y restera à l'avenir.

LES JUS FRAIS OU LES SUCRERIES LIQUIDES

Les jus frais préparés à la maison sont une saine alternative aux autres boissons qu'on trouve dans le commerce comme les boissons gazeuses qui contiennent 10 cuillères à café de sucre par canette de 375 ml. Mais qu'elles soient avec du sucre ou du sucre de substitution, les boissons gazeuses contribuent à l'obésité et à beaucoup d'autres problèmes. L'énorme quantité de sucre qu'elles contiennent provoque un éclatement de l'insuline qui va transformer le sucre en graisse. Une étude récente a montré que ceux qui boivent régulièrement deux à trois sodas par jour voient augmenter de 35 % leurs chances d'être en surpoids. Les sodas allégés font encore plus grossir que les autres. Étonnamment, 55 % des gens qui en consomment deux ou trois par jour sont en surpoids. Ces boissons allégées, comme les autres produits de régime, contiennent des édulcorants qui surexcitent le système nerveux et développent une dépendance aux aliments sucrés. Des études ont montré que ce sont ceux qui consomment des boissons sucrées artificiellement qui prennent le plus de poids. Les édulcorants artificiels comme l'aspartame sont liés à des tumeurs au cerveau ; le sucralose (Canderel, Splenda) est lui lié au rétrécissement du thymus.

COMPOSITION D'UNE CANETTE DE SODA

- **L'acide phosphorique** peut empêcher le corps d'utiliser du calcium, ce qui engendre une ostéoporose ou un ramollissement des dents et des os. Il neutralise également l'acide chlorhydrique dans l'estomac, gênant ainsi la digestion et empêchant l'utilisation des nutriments.
- **Le sucre** augmente le taux d'insuline et cause de l'hypertension artérielle, de l'hypercholestérolémie, des maladies cardiovasculaires, du diabète, une prise de poids, un vieillissement prématuré et beaucoup d'effets secondaires négatifs.
- **L'aspartame** est utilisé comme substitut du sucre dans les boissons gazeuses. De nombreux effets secondaires sont liés à sa consommation : tumeurs cérébrales, malformations congénitales, diabète, troubles émotionnels, épilepsie et convulsions.

- **La caféine** dans les boissons provoque nervosité, insomnies, hypertension artérielle, perturbations du rythme cardiaque, taux de cholestérol élevé dans le sang, appauvrissement en vitamines et minéraux, nodules au sein et malformations congénitales.
- **L'eau du robinet** est un des ingrédients principaux des sodas en bouteille. Elle transporte de nombreux produits chimiques, comme le chlore, les trihalométhanes, le plomb, le cadmium et divers autres polluants organiques.

Les sodas sont aussi toxiques. Ils contiennent des colorants artificiels, surtout le colorant azoïque jaune E102 dont on sait que les effets secondaires peuvent causer des troubles de déficit de l'attention avec hyperactivité (TDAH) chez certains enfants. Ce colorant provoque également de l'urticaire, de l'asthme et d'autres réactions allergiques sur un petit nombre d'individus. Les produits chimiques contenus dans les sodas se décomposent en sous-produits toxiques qui, une fois ingérés, attaquent le foie et provoquent des symptômes comme les maux de tête, la dépression, la léthargie, certaines maladies auto-immunes et une insuffisance de la fonction thyroïdienne. Ils provoquent également de l'hypoglycémie, du diabète et des envies toujours grandissantes de sucre. La consommation de boissons de sodas augmente aussi le risque d'ostéoporose, car le phosphore présent dans ces boissons appauvrit les os en calcium.

Donc, si vous êtes en déplacement, emportez avec vous un thermos de jus frais, ce sera un excellent remontant. Il existe aussi des eaux non sucrées cranberry-orange, poire, grenade-mandarine et framboise-citron vert. Ce sera bien plus sain que les sucreries liquides que l'on nous propose.

D'après les psychologues, il faut environ vingt-et-un jours pour prendre une nouvelle habitude, et ces vingt-et-un jours de « juicing » vont vous propulser à un niveau de santé jamais atteint. Afin de vous motiver, le paragraphe suivant va vous donner un aperçu des nombreux bienfaits des cures de jus sur chaque cellule de votre corps. Vous trouverez également des informations nutritionnelles sur les jus de légumes et saurez ainsi ce qui est adapté à votre cas. Une fois que vous en aurez tiré les bénéfices, il vous sera difficile de vous passer des jus.

Pourquoi boire des jus ?

Les jus frais contiennent énormément de nutriments aidant à tonifier le corps, à renforcer la santé et à lutter contre la maladie. Les jus fournissent l'eau, les acides aminés et les glucides facilement assimilables, une corne d'abondance virtuelle de vitamines, de minéraux, d'enzymes, d'antioxydants, de phytonutriments, de biophotons et de fibres solubles. Les scientifiques démontrent aujourd'hui que les phytonutriments des plantes sont encore plus importants pour la santé que les vitamines et les minéraux. Sans ces substances vitales que l'on trouve principalement dans les fruits et les légumes, le système immunitaire s'affaiblit et nous sommes soumis à diverses perturbations engendrant, la plupart du temps, fatigue et maladies.

Oubliez les « 5 fruits et légumes par jour » ! Les dernières directives en matière de nutrition indiquent qu'il en faut entre 9 et 13 pour rester en bonne santé, selon l'âge et le niveau d'activité. Elles mettent l'accent sur les légumes à feuilles vert foncé et sur les fruits et les légumes rouges et jaunes. Il était déjà dur de consommer 5 de ces légumes et fruits tous les jours... Il n'y a donc que les jus pour nous permettre d'arriver à ce résultat. Ce qui suit correspond à une portion : 70 g de légumes crus ou cuits, 180 ml de jus de légumes et 140 g de légumes à feuilles crus. Donc, pour un minimum de neuf portions par jour, il faudrait quelque chose comme 140 à 280 g de légumes à feuilles vertes (à peu près une salade) et 560 g de fruits et de légumes. Pas facile à préparer tous les jours ! Seuls les jus peuvent vous aider. Quand vous mangez un à deux morceaux de fruits, que vous vous préparez un jus avec beaucoup de légumes, une grosse salade et un légume cuit à la vapeur, vous atteignez l'objectif recommandé.

Voici un autre grand avantage : les jus frais sont bourrés d'antioxydants qui se mélangent aux toxines et drainent ces dernières hors de l'organisme afin qu'elles n'endommagent pas les cellules. C'est donc une manière douce pour commencer une détoxication. Le système digestif n'a pas à dépenser beaucoup d'énergie pour décomposer les jus. Il peut donc, par conséquent, utiliser l'énergie pour détoxiquer l'organisme, le réparer et vous refaire une santé. Les scientifiques continuent à découvrir comment les différents nutriments que l'on trouve dans les jus frais remettent en marche le système immunitaire, aident à prévenir les maladies et à guérir des maux bien spécifiques. Jetez un œil à l'encadré ci-dessous pour ce qui concerne les dernières recherches sur les bienfaits des légumes, en gardant à l'esprit que les jus issus de ces aliments apportent les nutriments essentiels pour lutter contre les maladies et renforcer l'immunité.

LA RECHERCHE SCIENTIFIQUE ET LES BIENFAITS DES FRUITS ET DES LÉGUMES

Il a scientifiquement été démontré qu'une alimentation riche en fruits et légumes réduit le risque et les symptômes des maladies suivantes :

LES MALADIES CARDIOVASCULAIRES

Une alimentation riche en fruits et légumes diminue le risque de maladie cardiovasculaire et d'AVC. L'étude la plus complète à ce jour a été faite par la *Harvard School of Public Health*. Les chercheurs ont suivi, sur une période de quatorze ans, les habitudes alimentaires de 110 000 hommes et femmes et ont constaté que plus la dose journalière de fruits et de légumes était élevée, moins on avait de chance de contracter une maladie cardiovasculaire. Ceux qui consommaient en moyenne huit portions ou plus par jour avaient 30 % de risque en moins d'avoir une crise cardiaque ou un accident vasculaire cérébral que ceux qui en mangeaient moins. Les légumes verts comme la laitue, les épinards, la bette à carde, les feuilles de moutarde, mais aussi les légumes crucifères comme le brocoli, le chou-fleur, le chou, le chou de Bruxelles, le pak-choï, le chou frisé et les agrumes tels que les oranges, les citrons, les citrons verts et les pamplemousses, semblent présenter les plus grands bénéfices.

LE CANCER

Les scientifiques ont depuis longtemps décelé qu'il existe un lien étroit entre le fait de manger beaucoup de fruits et de légumes et la résistance à certains cancers. L'Agence internationale pour la recherche sur le cancer, qui fait partie de l'Organisation mondiale de la santé, a réalisé une étude gigantesque au sujet des fruits, des légumes et du cancer. L'étude conclut que la consommation de fruits et légumes contribue à prévenir les cancers de la bouche, du pharynx, de l'œsophage, de l'estomac, du côlon et du rectum, du larynx, des poumons, des ovaires, de la vessie et des reins. Ils ont noté que le fait de manger plus de légumes permettait de diminuer le risque de cancer de l'œsophage, du côlon et du rectum et réduisait le risque de cancers de la bouche, du pharynx, de l'estomac, du larynx, des poumons, des ovaires et des reins.

L'HYPERTENSION ARTÉRIELLE

Le régime DASH (*Dietary Approaches to Stop Hypertension*) a révélé qu'une alimentation riche en fruits, légumes et produits laitiers allégés était en mesure de réduire de façon significative la pression artérielle des patients comme s'ils avaient pris des médicaments pour baisser la tension. Ce résultat est très important quand on sait que l'hypertension artérielle est un facteur à risque menant aux maladies cardiovasculaires et à l'AVC.

UN CHOLESTÉROL ÉLEVÉ

L'étude appelée *Family Heart Study* menée par le *National Heart, Lung and Blood Institute* a révélé que la consommation de fruits et de légumes contribuait à réduire le taux de cholestérol. Cette vaste étude a suivi plus de 4 000 hommes et femmes qui consommaient au moins trois portions de fruits et de légumes par jour. Pour ceux dont la consommation était la plus élevée (plus de quatre portions par jour), le LDL (le mauvais cholestérol) avait baissé de façon plus significative que pour ceux qui en consommaient moins. Les chercheurs ont émis l'hypothèse que l'apport élevé en fruits et légumes avait pour effet de limiter la consommation de viande et de produits laitiers. L'autre possibilité est que les fibres des fruits et des légumes arrêtent l'absorption du cholestérol venant des aliments.

LES PROBLÈMES DE VISION

Une vaste étude portant le nom d'AREDS (*Age-Related Eye Disease*) a démontré qu'un supplément quotidien de 500 milligrammes de vitamine C, 40 UI (unité internationale) de vitamine E, 15 milligrammes de bêtacarotène (comme la vitamine A, jusqu'à 25 000 UI), 80 milligrammes de zinc (comme l'oxyde de zinc) et 2 milligrammes de cuivre (comme l'oxyde cuivrique), réduisaient le risque de perte de vision (de progressif à modéré ou grave) jusqu'à 25 %. Consommer des fruits et des légumes, entiers ou sous forme de jus, offre une multitude de ces nutriments et réduit les risques de cataracte ou de dégénérescence maculaire. La provitamine A des carottes (carotène), légumes phares des cures de jus, favorise une bonne vision. Les légumes à feuilles vert foncé sont particulièrement utiles ; ils contiennent deux pigments, la lutéine et la zéaxanthine, qui attaquent les radicaux libres avant qu'ils ne puissent endommager les yeux. Il existe de nombreux autres fruits et légumes pouvant prévenir ces deux maladies oculaires très fréquemment observées chez les Américains de plus de 65 ans.

Les jus frais contiennent non seulement la plupart des nutriments qui se trouvent dans les légumes et les fruits entiers, mais ils sont plus faciles à digérer et l'organisme en profite mieux. En outre, les jus de légumes frais sont alcalins, donc extrêmement utiles pour aider l'organisme à se nettoyer, à résister à la maladie, à perdre du poids et à se régénérer.

J'ai donné des conférences et des cours sur le « juicing ». J'ai entendu des centaines de témoignages de personnes ayant guéri de nombreuses affections comme les maladies cardiovasculaires, l'arthrite, le syndrome de fatigue chronique, la fibromyalgie et le cancer. Je sais qu'incorporer le « juicing » dans un régime alimentaire permet de perdre du poids, de guérir et de rajeunir. Les éléments nutritifs des jus frais aident à réparer les cellules endommagées et à les conserver saines et fortes. Une fois que vous aurez évacué toutes les toxines en changeant de régime alimentaire, en buvant des jus de légumes frais et en suivant les programmes de détox des pages qui vont suivre, votre organisme sera à même d'évacuer les substances irritantes et de rétablir un sain équilibre.

L'HISTOIRE DE MARGO

« J'ai commencé les cures de jus pour être en meilleure forme et aussi parce que j'avais beaucoup de problèmes digestifs. Je ne pensais pas que j'allais aussi me débarrasser de la douleur que je ressentais dans mon pied gauche, avant cela je ne pouvais presque pas marcher. J'ai aussi remarqué que mon regard avait plus d'éclat. »

Qu'en est-il des fibres ?

Les fibres sont les parties des plantes qui drainent les aliments dans le système digestif. On trouve des fibres solubles et des fibres insolubles. Les deux types de fibres aident à ramollir et à libérer les selles, mais permettent aussi de raccourcir le temps de transit des aliments qui se déplacent à travers le tractus intestinal. Qu'elles soient solubles ou insolubles, les fibres sont présentes dans les végétaux comme les légumes, les fruits, les légumineuses et les céréales. Dans les jus, il ne reste que les fibres solubles.

Les fibres solubles sous forme de pectines, de gommes et de mucilages se dissolvent partiellement dans l'eau en formant une espèce de gel, elles ne sont pas digérées. **Les fibres solubles absorbent la bile digestive formée à partir du cholestérol. Une fois éliminées, un taux de cholestérol plus important est converti en bile digestive**, ce qui réduit le cholestérol LDL. Les fibres digestives facilitent une absorption plus lente du sucre, cela régule le taux de glycémie et contrôle le diabète. Les brocolis, les carottes, les choux de Bruxelles, les pommes de terre, les navets, les betteraves, les courges et les citrouilles, tous les légumes à partir desquels ont peut faire des jus sont de merveilleuses sources de fibres. On trouve également des fibres solubles dans les fruits à coque, les légumineuses, l'orge, les graines de lin, l'enveloppe de psyllium, l'avoine et le son d'avoine.

Les fibres insolubles sont indigestes, elles ne se dissolvent pas dans l'eau. Elles fixent l'eau et provoquent un gonflement lors de la digestion. Mais elles favorisent des selles régulières et préviennent la constipation. Elles aident également à maintenir un pH équilibré dans l'intestin. Les fibres insolubles sont d'une importance capitale dans l'élimination des substances toxiques qui ont tendance à s'accumuler dans le côlon. On les trouve en abondance dans les légumes à feuilles vert foncé, les haricots verts, la peau des légumes racines ainsi que la peau des fruits et des céréales complètes comme l'avoine, le son de maïs, les graines et les fruits à coque.

On pensait autrefois qu'une quantité importante de nutriments restait dans les fibres des fruits et des légumes après les cures de jus, mais cette théorie a été démentie. Le ministère de l'Agriculture a fait analyser 12 fruits en 1996 et il a été trouvé que 90 % de l'activité antioxydante résidait dans le jus lui-même et non dans les fibres.

On pensait également que le jus ne contenait aucune fibre. Les cures de jus n'avaient pas bonne réputation au début des années 1990, et cela tend à perdurer aujourd'hui. Les médias insistaient sur le manque de fibres des jus. Ce qui est tout à fait faux. Les fibres insolubles sont effectivement supprimées dans les cures de jus, mais il reste certaines fibres solubles tout à fait bénéfiques au tractus intestinal. Une nouvelle étude est revenue sur l'idée que la suppression des fibres insolubles donnait une qualité inférieure aux jus frais. En 2006, onze études menées par des chercheurs britanniques ont contesté le discours visant à dire que les jus frais n'étaient pas aussi bénéfiques que les fruits et les légumes entiers, car ils contenaient moins de fibres. L'étude publiée dans l'*International Journal of Food Sciences and Nutrition* a montré que « les bénéfices concernant les cancers et les maladies cardiovasculaires étaient plutôt attribuables aux antioxydants qu'aux fibres ». Les chercheurs ont conclu que « la théorie visant à dire que les jus purs de fruits et de légumes avaient une action nutritionnelle inférieure aux fruits et aux légumes entiers, pour ce qui concerne la réduction des risques de maladies chroniques, n'était pas justifiée ».

Les recommandations journalières pour l'apport en fibres sont de 20 à 35 grammes, mais la dose journalière pour l'Américain moyen n'est seulement que de 14 à 15 grammes. Une augmentation de la consommation de légumes grâce aux jus permet d'ajouter un apport quotidien en fibres solubles. En plus des jus frais, mangez plus de légumes et de fruits entiers, une salade verte tous les jours et beaucoup de fruits à coque, de graines, de légumineuses pour retrouver une alimentation équilibrée, riche en fibres. Ajoutez à vos jus des fibres de lin, des cosses de psyllium et d'autres agents de charge pour augmenter l'apport en fibres.

◎ Le jus et ses composants

En plus des fibres, le jus frais contient une grande variété de nutriments dont nous avons besoin pour rester en bonne santé. La liste qui suit vous donne un aperçu des bénéfices que l'on tire en insérant les jus frais dans son alimentation.

L'eau : les jus à bases de produits frais fournissent de l'eau en abondance, l'élément nutritif le plus important pour l'organisme. Elle constitue 70 à 75 % du poids total du corps et est essentielle à toutes ses fonctions. L'eau aide à maintenir la température du corps, métabolise les graisses corporelles, transporte les éléments nutritifs et permet d'évacuer les toxines. Elle lubrifie les articulations et fait office de tampon pour les organes et les tissus les plus fragiles. Privé de suffisamment d'eau, le corps est incapable de fonctionner correctement. Les jus frais dans l'alimentation procurent cet élément indispensable qu'est l'eau.

Les protéines : on trouve aussi dans les jus frais une variété d'acides aminés qui sont les éléments constitutifs des protéines. Après l'eau, les protéines sont les composants les plus importants de notre corps. Chacune de nos cellules en contient. Les protéines sont indispensables pour les cheveux, la peau, les yeux, les ongles, les muscles, les tissus conjonctifs et les organes. Elles sont également nécessaires à une multitude de processus biochimiques. Le corps utilise les acides aminés pour fabriquer les enzymes qui régulent les hormones et les réactions chimiques.

Bien que les fruits et les légumes contiennent des protéines incomplètes, les acides aminés sont facilement absorbés. L'ajout à votre régime alimentaire de différentes sources de protéines comme les haricots, les lentilles, les pois secs, les graines entières et les protéines animales bios va venir en complément des protéines végétales des jus. Les produits d'origine animale comme la viande, le poisson, les œufs et les produits laitiers contiennent la forme la plus complète de protéines. Pour certains, les protéines animales sont difficiles à digérer, ainsi une source supplémentaire de légumineuses (haricots, lentilles, pois cassés), de fruits à coque, de graines et de céréales complètes est nécessaire. N'oubliez pas, non plus, que de trop grandes quantités de protéines animales peuvent produire des sous-produits acides.

Les glucides : les jus contiennent énormément de glucides, substances productrices d'énergie qui alimentent notre organisme. Ils sont constitués de molécules de sucres simples composées de carbone, d'hydrogène et d'oxygène. Les sucres complexes, les amidons, sont essentiellement des chaînes de molécules de sucre contenant souvent des centaines de ces molécules. Les glucides se forment dans les plantes quand celles-ci reçoivent l'énergie du Soleil qu'elles vont stocker dans leurs liaisons chimiques. L'énergie contenue dans ces molécules de glucide est libérée quand le corps transforme la nourriture de la plante en combustible. Les trois catégories de glucide sont les sucres simples, les sucres complexes et les fibres. Parce que les jus de fruits contiennent une forte concentration en sucres simples, en grande majorité du fructose, il est recommandé d'en boire avec parcimonie ; ne pas dépasser 120 ml par jour. En revanche, vous pouvez boire beaucoup de jus de légumes. Les fruits et les légumes contiennent des fibres solubles et insolubles ; le jus ne renferme que des fibres solubles.

Les acides gras essentiels (AGE) : les jus renferment une petite quantité d'acides gras. Nous avons besoin d'acides gras essentiels pour produire de l'énergie et assurer la formation des cellules nerveuses, des membranes cellulaires et des hormones spéciales comme les prostaglandines. Un bon moyen pour y remédier est de préparer un jus frais en mettant l'accent sur le « vert ». Versez le liquide dans le mixeur et ajoutez un avocat, des graines de lin moulues (source d'acides gras oméga-3) et mélangez. Vous obtiendrez un smoothie vert très nourrissant. Vous aurez besoin de compléter votre régime avec de l'huile de poisson, de l'huile de krill ou de l'huile de lin pour un supplément d'acides gras omégas-3. Vous pouvez inclure dans votre régime alimentaire certains poissons d'eaux froides riches en omégas-3 comme le saumon sauvage (évitez le saumon d'élevage). Vos cheveux, votre peau, vos articulations et votre cœur ne s'en porteront que mieux!

Les vitamines : on dit souvent que les jus frais sont des « vitamines liquides » parce qu'ils fournissent beaucoup d'éléments nutritifs vitaux. Les vitamines sont les nutriments organiques nécessaires, en petites quantités, à la croissance et au métabolisme. La plupart des vitamines servent de coenzymes et favorisent de nombreuses réactions du corps. La plupart des vitamines ne peuvent pas être synthétisées; elles doivent être ingérées. Les jus de légumes frais sont une excellente source de vitamines solubles dans l'eau, principalement celles du complexe B (sauf la vitamine B12 que l'on trouve dans les produits animaliers), la vitamine C et les composés phytochimiques. Les jus frais contiennent aussi certaines vitamines liposolubles, notamment les carotènes (provitamines A), la vitamine E et la vitamine K.

Les minéraux : on trouve énormément de minéraux dans les jus frais. Les principaux minéraux de notre organisme sont le calcium, le chlorure de magnésium, le phosphore, le potassium, le sodium et le soufre. Les oligoéléments qui sont requis en faible quantité sont notamment le bore, le chrome, le cobalt, le cuivre, le fluor, le manganèse, le molybdène, le nickel, le sélénium, le vanadium et le zinc. Le corps humain a besoin de minéraux pour la formation osseuse et la formation sanguine et pour maintenir un bon fonctionnement des cellules. Les minéraux, comme les vitamines, sont nécessaires au fonctionnement des enzymes, en particulier pour la production d'énergie. Les minéraux sont des éléments inorganiques que les plantes absorbent à partir du sol et qu'elles incorporent dans leurs tissus en les combinant avec les molécules organiques. Les molécules organiques des plantes peuvent être ensuite ingérées sous forme de jus qui vont fournir les minéraux dont nous avons besoin pour rester en forme.

Les enzymes : sans enzymes, pas de processus biochimiques! Elles sont indispensables au métabolisme, à la production d'énergie, à la fabrication et à la réparation des cellules. On les appelle la « main-d'œuvre » du corps, car sans elles, nos cellules ne survivraient pas.

Les jus frais sont bourrés d'enzymes, car ils sont préparés avec des produits crus et vivants. La cuisson, le blanchiment, la pasteurisation ou la mise en conserve les détruisent. Quand nous buvons des jus de fruits ou de légumes frais, nous fournissons à notre organisme des enzymes en abondance nécessaire à la digestion et évitons que nos organes ne fonctionnent trop longtemps pour en fabriquer. L'énergie du corps peut ainsi se concentrer sur d'autres fonctions comme la réparation et la détoxication et l'on constate, en général, une augmentation du niveau d'énergie.

Les biophotons : les photons sont des rayons d'énergie lumineuse que l'on retrouve dans les cellules vivantes des aliments crus comme les fruits et les légumes. Ils appartiennent à la recherche exploratoire et sont avérés émettre l'énergie lumineuse par le biais du procédé dit photographie Kirlian, ou effet Kirlian. Quand elle est consommée, cette énergie lumineuse est censée avoir de nombreux bienfaits. On pense que les biophotons facilitent la communication cellulaire et nourrissent les mitochondries qui fabriquent l'ATP (notre carburant énergétique) ainsi que l'ADN. Ils sont censés contribuer à notre énergie, notre vitalité et à la sensation de bien-être. Ils sont détruits très facilement par la chaleur et la production industrielle.

Les composés phytochimiques : on les connaît comme « substances végétales » et ils portent aussi le nom de phytonutriments. Les composés phytochimiques sont produits par les plantes qui se protègent ainsi des maladies et de la pollution. Ce sont eux qui donnent la couleur, l'odeur et la saveur aux plantes. Il en existe des dizaines de milliers dans les légumes et les fruits que nous mangeons. Par exemple, une tomate moyenne contient jusqu'à dix-mille types différents d'éléments nutritifs. Les composés phytochimiques sont plus résistants à la chaleur que les vitamines et les enzymes et peuvent donc supporter la cuisson. Néanmoins, on les retrouve bien plus concentrés dans un jus frais qui contient, en général, bien plus de légumes que nous ne pourrions en manger en une seule fois. Même si leur nom sonne un peu comme celui d'un composant de shampoing, les composés phytochimiques tels que le disulfure d'allyle, la curcumine, l'acide ellagique, le gingérol, l'indole, les isothiocyanates, le sulforaphane, le limonène, le lycopène et les monoterpènes, préviennent nombre de maladies. La recherche a démontré que les personnes qui consomment beaucoup de fruits et de légumes sont peu sujettes au cancer, en particulier au cancer de l'estomac, du poumon, de la prostate, de la peau, du foie et du pancréas. On a également démontré qu'ils aident à réduire l'inflammation, à abaisser le taux de cholestérol, à lutter contre les virus, à guérir les ulcères, à augmenter la fonction immunitaire, à stimuler les enzymes de détoxication et à protéger l'ADN. Sont particulièrement riches en phytonutriments : l'ail, l'oignon, le gingembre, le curcuma, la fraise, les légumes crucifères (brocoli, chou-fleur et chou), les agrumes, la tomate, la baie et les cerises.

Le choix d'une bonne centrifugeuse

Maintenant que vous en savez beaucoup sur les jus et leurs bienfaits, il vous faut opter pour une bonne centrifugeuse. Attention ! C'est très différent d'un mixeur. Une centrifugeuse sépare le jus de la pulpe. Vous buvez le jus préparé, mais vous jetez la pupe ou vous la mettez au compost. En revanche, un mixeur ne sépare pas le jus de la pulpe. Même les modèles à grande vitesse ne font que mixer. Généralement, il faut ajouter de l'eau pour avoir un jus. Le mixeur est parfait pour les smoothies et les soupes froides, mais il ne produira pas de jus. Quand on mixe des légumes durs comme les carottes, les betteraves ou les légumes filandreux comme le cèleri, on obtient généralement une pâte ou des petits morceaux. Si, avec le mixeur, vous essayez de faire du jus de carotte en mettant de l'eau et des carottes, vous obtiendrez une substance fibreuse épaisse et pâteuse. Je vous recommande donc d'utiliser une centrifugeuse pour les jus de légumes et un mixeur pour les smoothies et les soupes froides.

◎ Les caractéristiques d'une bonne centrifugeuse

Le choix d'une bonne centrifugeuse va déterminer vote assiduité en matière de cure de jus. Certaines valent assez cher, et même si elles sont de bonne qualité, elles sont vraiment trop difficiles à nettoyer. Bien sûr, vous pouvez économiser de l'argent sur une promotion, mais ça ne vous servira à rien si la machine reste dans votre placard parce que bien trop compliquée à utiliser ou parce que le jus qu'elle produit n'est pas extraordinaire. Une bonne centrifugeuse doit :

Avoir une puissance adéquate : la centrifugeuse doit tourner très vite pour être efficace, près de 8 000 tours par minute, soit une puissance de 500 watts minimum. Les tours minute ne reflètent pas la capacité qu'une machine a de bien fonctionner, ils sont calculés quand la machine tourne au ralenti et non quand elle extrait le jus. Toutefois, quand on incorpore des produits dans une machine de faible puissance, le nombre de tours/minute réduit considérablement, et il arrive que la centrifugeuse s'arrête complètement. J'en ai « tué » certaines avec une simple carotte.

Avoir une vitesse de lames constante : cherchez une machine dont les circuits électroniques sont capables de maintenir une bonne vitesse de lames durant l'extraction du jus.

Ne pas réclamer d'outil spécial pour desserrer les lames : certaines marques bien connues nécessitent un outil spécial pour enlever les lames afin de les laver avant de les remettre en place. Si vous perdez cet outil, vous ne pourrez plus vous servir de votre centrifugeuse.

Être assez résistante pour les légumes durs : assurez-vous que la machine peut aussi bien extraire le jus de légumes durs comme les carottes et les betteraves que de plantes fragiles et de plantes aromatiques comme le persil, la laitue et les fines herbes.

Ne pas comporter de fonction presse-agrumes : assurez-vous que vous pouvez vous servir de votre machine pour les agrumes comme les citrons et les citrons verts.

Avoir une grande cheminée : plus elle est grande, mieux c'est pour passer des fruits ou des légumes entiers. Ne pas avoir à les couper fait gagner du temps.

Éjecter la pulpe dans un bac de récupération : choisissez ce genre de modèle et non ceux avec lesquels la pulpe reste à l'intérieur de la machine, ce qui demande qu'on la vide très fréquemment. Une centrifugeuse qui conserve la pulpe au lieu de l'éjecter ne peut pas produire des jus en continu. Il faut l'arrêter, la vider et la laver souvent. Gain de temps : mettez un petit sac dans le récipient et vous n'aurez pas à le laver à chaque fois. C'est un souci en moins.

Avoir peu de pièces à nettoyer : plus une centrifugeuse a de pièces, plus elles sont difficiles à laver. Cela vous pendra donc du temps de les laver et ensuite de les assembler à nouveau. Moins il y aura de vaisselle à faire et plus vous utiliserez votre centrifugeuse. Faites aussi bien attention à ce que les pièces aillent au lave-vaisselle.

Il est temps à présent de vous lancer. J'ai rassemblé, pour vous, beaucoup de délicieuses recettes dans le chapitre 10 plus quelques suggestions avant d'en arriver là. Alors, munissez-vous de votre centrifugeuse, ou allez en acheter une, et commencez à préparer des jus tout de suite !

Le juicing simplifié

Maintenant que vous savez tout sur les meilleures centrifugeuses, il est temps de commencer ! Vous êtes un peu intimidé, ou plutôt perplexe ? Rassurez-vous, c'est très simple ! Il suffit de suivre ces quelques étapes et vous serez sur la bonne voie.

ÉTAPE 1 : ACHETEZ ASSEZ DE PRODUITS POUR PRÉPARER LES JUS DONT VOUS AVEZ BESOIN.

Calculez combien de jus vous voulez faire. Je recommande au moins un à deux verres de 235 ml par jour et par personne, mais vous aurez besoin d'une plus grande quantité si vous faites une détox ou un jeûne à base de jus. Pour remplir un verre de 235 ml, vous aurez besoin des près de 500 g de produits, par exemple, deux ou trois carottes, un demi-citron, une ou deux branches de cèleri et un concombre. Vous pouvez ajouter des légumes à feuilles vertes comme les épinards, le chou frisé, ou du persil, le goût sera plus corsé, il est donc préférable de les mélanger avec des légumes au goût plus doux.

ÉTAPE 2 : LAVEZ TOUS LES PRODUITS AVANT DE COMMENCER ; VOUS POUVEZ LE FAIRE À L'AVANCE.

Mettez-les au réfrigérateur dans des récipients en verre ou des sacs écologiques, ils seront prêts à l'emploi. Vous pouvez aussi trouver, dans les magasins bios, un savon naturel à base de glycérine et de potassium censé éliminer les résidus de pesticides. Il faut être conscient que le lavage ne peut retirer les pesticides systémiques, ceux qui pénètrent à l'intérieur de la plante. Il est possible également de remplir votre évier ou une grande bassine avec de l'eau et du sel de mer et de laver vos légumes dans cette solution saline. Utilisez une brosse à légumes pour enlever la saleté, même s'il s'agit de produits biologiques.

ÉTAPE 3 : PRÉPAREZ VOS PRODUITS. RETIREZ TOUS CE QUI EST ABÎMÉ OU MOISI. PELEZ VOS LÉGUMES COMME SUIT :

- tout ce qui n'est pas biologique doit être pelé, car les pesticides se concentrent dans la peau, malheureusement là où se trouvent les éléments nutritifs ;
- épluchez toujours les oranges, les pamplemousses, les mandarines et les tangelos, car ils contiennent des huiles volatiles qui peuvent rendre malade ;
- les citrons et les citrons verts n'ont pas besoin d'être épluchés s'ils sont biologiques, même si beaucoup de personnes préfèrent le faire en raison de l'amertume de la peau.

Ce qu'il faut enlever et ce qu'il faut garder :

- retirez les noyaux et les pépins durs ;
- vous pouvez laisser les pépins des pommes et des poires, ils sont très tendres ;
- laissez les tiges et les feuilles de la plupart des produits comme les feuilles de betterave ou les tiges de persil qui offrent une grande valeur nutritive;
- retirez les tiges dures ;
- retirez les fanes de carottes, elles contiennent des substances toxiques.

ÉTAPE 4 : COMMENCEZ À DÉCOUPER.

Coupez les fruits et les légumes (principalement les citrons jaunes ou verts ou les pommes) en morceaux afin qu'ils puissent passer dans la cheminée de la centrifugeuse. Beaucoup de nouveaux modèles de centrifugeuses ont de très larges cheminées permettant de faire passer de petites betteraves, des tomates, de petites pommes, de petits citrons jaunes ou verts ou de grosses carottes sans avoir à les couper.

ÉTAPE 5 : PRÉPAREZ-VOUS À RECUEILLIR LA PULPE.

Placez un sac plastique dans le bac à récupération, les sacs gratuits pour les légumes, par exemple. Une fois le jus terminé, sortez le sac rempli de pulpe et mettez-le à la poubelle ou au compost. Ainsi, pas besoin de laver le bac. Vous gagnez du temps.

ÉTAPE 6 : PRÉPAREZ-VOUS À RECUEILLIR LE JUS.

Cela peut sembler évident, mais à moins que votre centrifugeuse ne soit livrée avec sa propre carafe de récupération, vous devez trouver un récipient assez grand et assez large pour que le jus ne se retrouve pas sur la paillasse de votre cuisine. Vous pouvez utiliser un verre mesureur en Pyrex®, mais tout autre récipient fera l'affaire tant que c'est la bonne taille.

ÉTAPE 7 : QUE FAIRE AVEC LES PRODUITS DONT ON NE PEUT PAS EXTRAIRE DE JUS.

Les avocats ne font pas de jus, car ils ne contiennent pas assez d'eau. Ajoutez-les à des jus de carottes, de citron et de concombre en mélangeant le tout dans un mixeur. Cela fera une délicieuse soupe froide ou un smoothie. Les bananes non plus ne font pas de jus, mais elles sont excellentes dans les smoothies.

ÉTAPE 8 : DÉGUSTEZ VOTRE JUS !

Si possible, buvez-le dès qu'il est prêt. Ce sont les jus fraîchement préparés qui contiennent le plus de nutriments et si vous les laissez reposer trop longtemps, tout le bénéfice de ces éléments nutritifs sera perdu. Si vous devez faire vos jus à l'avance, mettez-les au réfrigérateur dans un récipient isotherme comme un thermos, ou dans un récipient hermétique. Vous pourrez les conserver ainsi pendant 24 heures, ils perdront certains nutriments, mais ce sera toujours mieux que les jus en bouteille que l'on trouve dans le commerce. Bon nombre d'éléments nutritifs comme les vitamines, les enzymes, les biophotons et certains autres composés phytochimiques s'oxydent ou sont détruits dès qu'ils sont exposés à la chaleur et à la lumière. Comme vous pouvez le deviner, si le jus vire au brun, c'est signe d'oxydation et qu'il a perdu une bonne partie de sa valeur nutritionnelle. Le jus de chou doit être consommé tout de suite, il ne se conserve pas.

Remarque : quand je souffrais de fatigue chronique, je faisais mes jus l'après-midi quand j'avais un peu d'énergie, et je mettais le reste au réfrigérateur et le buvais dans les 24 heures, puis je recommençais mes préparations. Ça fonctionnait très bien et je peux vous rassurer, les nutriments supportent de rester 24 heures au réfrigérateur.

Choisissez des produits biologiques

Pour des jus les plus sains possible, achetez des produits biologiques chaque fois que vous le pouvez. C'est d'autant plus important quand vous faites une cure de détox, car mieux vaut éviter d'ingérer des pesticides et autres produits toxiques, ces mêmes saletés dont vous essayez de vous débarrasser. Les fruits et les légumes biologiques certifiés sont cultivés sans pesticides, fongicides, herbicides ou engrais chimiques. Et dans les fermes biologiques, on n'utilise pas de semences génétiquement modifiées. Prenez toujours de la nourriture avec un label certifié biologique. Cela signifie que le produit a été cultivé selon des normes standards strictes vérifiées par l'État ou par des organismes privés. La certification biologique comprend l'inspection des fermes et des usines de transformation, la tenue de registres détaillés, des tests prodigués au sol et à l'eau pour s'assurer que les producteurs et les gestionnaires suivent bien les normes gouvernementales.

Les chercheurs affirment qu'il est évident que le fait de choisir une nourriture biologique permet d'éviter les pesticides. En 1995, le ministère américain de l'Agriculture (*United State Department of Agriculture* ou USDA) a fait tester près de 7 000 échantillons végétaux cultivés de façon conventionnelle et décelé des résidus de 65 pesticides différents, deux échantillons sur trois contenant des résidus de pesticides.

Ces dernières années, une plus grande sensibilisation du public au sujet de la santé a facilité la production d'aliments biologiques. De nombreux magasins possèdent des rayons bios et les chaînes de magasins biologiques ont partout vu le jour. Il existe des coopératives biologiques, des groupements d'achats et des fermes biologiques dans beaucoup de pays. La vente de produits biologiques est devenue une industrie de plusieurs milliards de dollars. Comme de plus en plus de gens s'inquiètent de l'utilisation des pesticides et des herbicides et de leurs effets néfastes sur la santé, ils exigent des aliments biologiques. Les résidus de pesticides sont la cause de nombreux problèmes sanitaires à long terme, comme le cancer et les malformations congénitales, et de risques immédiats pour la santé avec intoxication aigüe provoquant des vomissements, des diarrhées, des troubles de la vision, des tremblements, des convulsions et des lésions nerveuses.

Plusieurs études ont démontré que la culture biologique de fruits et de légumes propose une concentration plus élevée en vitamines et minéraux que ceux cultivés de manière conventionnelle. Alors que les aliments biologiques restent la meilleure option pour éviter les pesticides, les études montrent également qu'ils contiennent plus d'éléments nutritifs. Dans une étude publiée en 2001, dans le *Journal of Alternative and Complementary Medicine*, les produits biologiques étudiés contenaient, en moyenne, 27 % en plus de vitamine C, 21 % en plus de fer et 29 % en plus de magnésium que les produits conventionnels, et chacun des 21 minéraux étudiés avaient un taux plus élevé dans les produits biologiques. En outre, selon les recherches menées, les aliments biologiques contiennent plus de métabolites secondaires que les autres. Les métabolites secondaires sont des substances faisant partie du système immunitaire des plantes ; chez l'homme, ils aident à lutter contre le cancer.

Les engrais chimiques réduisent les qualités nutritives. Par exemple, la qualité des protéines des céréales et des légumes est liée à la quantité d'azote dans le sol. Quand il y a beaucoup d'azote, les plantes augmentent la production de protéines et diminuent la synthèse des glucides. Quand les besoins en protéines métaboliques sont satisfaits, les protéines restantes sont conservées sous une forme contenant moins d'acides aminés essentiels. Les hauts niveaux d'azote que l'on trouve dans les engrais chimiques classiques provoquent une augmentation de la quantité de protéines, mais une baisse de leur qualité. Les sols cultivés biologiquement libèrent de l'azote en plus petites quantités, mais plus longtemps que les engrais classiques. En conséquence, la qualité des protéines provenant des cultures biologiques est meilleure sur le plan nutritionnel.

Pour rester informé au sujet des aliments biologiques et avoir voix au chapitre pour tout ce qui concerne notre nourriture, vous pouvez vous adresser à des associations de consommateurs qui défendent nos intérêts (voir pages pratiques).

En plus de choisir des aliments biologiques, il va falloir vérifier si les fruits et les légumes n'ont pas été irradiés. L'agence américaine des produits alimentaires et médicamenteux (*Food and Drug Administration* ou FDA) exige que les aliments irradiés portent sur l'étiquetage la mention « irradié » ou « traité par ionisation » et le symbole international de l'irradiation : le Radura. Cet étiquetage ne s'applique qu'aux produits vendus en magasin. Par exemple, grâce à l'étiquette, on doit savoir si on a affaire à des épices irradiées, des fraises fraîches, etc. Mais la mention d'irradiation n'est pas nécessaire pour les aliments destinés à la restauration. L'irradiation des aliments (aliments exposés à un rayonnement ionisant) a pour but de tuer les pesticides et les germes qu'ils contiennent afin qu'ils puissent se conserver plus longtemps, mais elle ne tient pas cas de notre santé. Même si la FDA permet l'utilisation de l'irradiation, les doses employées pour détruire les micro-organismes peuvent être 5 millions de fois supérieures à celles utilisées pour une simple radiographie pulmonaire. Elles tuent les insectes, mais génèrent des radicaux libres dans les aliments qui, une fois ingérés, endommagent les cellules. De plus, ce procédé détruit les vitamines et les minéraux.

ÉVITEZ LES ALIMENTS LES PLUS CONTAMINÉS

Chaque année, le groupe de recherche américain sur l'environnement (*Environmental Working Group* ou EWG) publie un rapport sur les risques sanitaires dus aux pesticides dans l'alimentation. D'après l'EWG, on peut réduire notre exposition aux pesticides de près de 90 % en évitant 12 des fruits et légumes les plus contaminés et en n'achetant, pour ces douze-là, que des produits biologiques. Ce guide vous aidera à faire les meilleurs choix. La liste change d'une année à l'autre. Vous pouvez vous renseigner sur le classement en cours en allant sur

www.ewg.org (site en anglais) pour consulter les derniers classements. Si vous entamez une cure de détox, il est indispensable de consommer des aliments aussi sains que possible.

LE TOP 12 DES PRODUITS NOCIFS

Liste, publiée par l'EWG en mai 2012, des aliments les plus contaminés (par ordre décroissant).

1. Pommes
2. Cèleri
3. Fraises
4. Pêches
5. Épinards
6. Nectarines
7. Raisin (vin inclus)
8. Poivron doux
9. Pommes de terre
10. Myrtilles
11. Laitue
12. Chou frisé/feuilles de chou vert

Vous n'êtes pas obligé de tout acheter dans les magasins bios. Voici la liste des 15 produits les moins nocifs dans lesquels le taux de pesticide est moindre. Vous pourrez retrouver la liste mise à jour sur www.ewg.org

LISTE DES 15 PRODUITS LES PLUS COMESTIBLES

Liste, publiée par l'EWG en mai 2012, des aliments présentant le moins de traces de pesticides (par ordre décroissant).

1. Oignon
2. Maïs doux
3. Ananas
4. Avocat
5. Asperges
6. Pois de senteur
7. Mangue
8. Aubergine
9. Melon
10. Kiwi
11. Chou
12. Melon d'eau
13. Patates douces
14. Pamplemousse
15. Champignons

Remarque : étant donné l'importance des carottes dans les recettes de jus frais, sachez qu'elles sont généralement classées entre les numéros 13 et 15 de la liste des aliments les plus contaminés ; par conséquent, mieux vaut acheter des carottes biologiques.

Les aliments génétiquement modifiés

D'une façon générale, mieux vaut éviter les organismes génétiquement modifiés (OGM). Les scientifiques, les médecins, les éducateurs sanitaires de nombreux secteurs de l'industrie de la santé mettent en garde depuis longtemps sur les possibles effets délétères des OGM sur la santé des animaux et des hommes. En Australie, un projet censé développer des pois génétiquement modifiés résistants aux parasites a dû être abandonné suite à des tests sur des souris, celles-ci ayant contracté des allergies respiratoires. Une situation similaire s'est présentée en 1990, quand on a découvert qu'une souche de soja transgénique causait une réaction allergique aux personnes déjà déclarées allergiques aux noix du Brésil.

En mars 2007, un article publié dans la revue *Archives of Environmental Contamination and Toxicology* a fait rapport d'une étude commandée par l'organisation écologiste Greenpeace au sujet de rats nourris pendant 90 jours avec du maïs OGM Monsanto. Les rats présentaient des signes de toxicité dans le foie et les reins. Le magazine *Scientific American* a rendu compte de cette étude et a rapporté une déclaration du porte-parole de Greenpeace, Arnaud Apoteker : « C'est la première fois qu'un projet de recherche indépendant publié dans une revue spécialisée démontre qu'un OGM destiné à la consommation humaine présente des signes de toxicité. »

Chez un OGM, les caractéristiques génétiques sont modifiées grâce à des techniques de bio-ingénierie. Les aliments OGM inquiètent, car leur patrimoine génétique est modifié par l'homme et non de façon naturelle. En d'autres termes, on ne les trouve pas à l'état naturel. Pour nombre d'entre eux, ces nouveaux organismes ne subissent pas de tests, pourtant on les retrouve dans les épiceries et les magasins sans que leur état soit mentionné nulle part. Nous ne pouvons donc pas savoir ce que nous achetons.

Les États-Unis sont le principal fournisseur de semences OGM dans le monde entier et les cultures ne sont presque jamais contrôlées. En mars 2013, le président Obama a signé et approuvé le *Monsanto Protection Act*. Avec cette loi, la justice américaine ne pourra plus s'opposer aux mises en culture de plantes génétiquement modifiées, même si leur homologation est contestée devant un tribunal, même si elles se révèlent dangereuses pour la santé de l'homme ou pour l'environnement. En revanche, dans le monde entier, de nombreux pays ont interdit l'utilisation de ces plantes, dont beaucoup de pays de l'Union européenne qui se battent pour préserver des mises en culture saines. C'est la Hongrie, l'un des plus gros producteurs de céréales en Europe qui, en 2005, est devenu le premier pays d'Europe de l'Est à interdire les cultures et les aliments OGM en refusant les semences de maïs commercialisées par Monsanto. À l'heure actuelle, nous avons 70 à 75 % de chance d'acheter un produit OGM sans nous en rendre compte. C'est incroyable ! Il est quand même important, pour notre santé, de savoir ce que nous achetons, surtout si nous faisons une cure de détox pour éliminer les toxines ! Les Américains doivent se faire entendre et refuser d'acheter des produits issus de culture OGM comme le soja et le maïs. Ils doivent exiger un étiquetage spécifique.

VOICI COMMENT LIRE CES VIGNETTES

Des vignettes autocollantes sur les produits frais peuvent vous en dire plus que vous ne le pensez. Les codes d'appel prix à 4 ou 5 chiffres, ou PLU (*price look-up*) en anglais, sont utilisés dans le monde entier pour permettre au magasin d'éviter les erreurs de prix. Mais ils peuvent aussi nous aider à déterminer la provenance du produit en question. On identifie ainsi les aliments génétiquement modifiés. Ces vignettes aident aussi à différencier une pomme Fuji d'une Royal Gala. Tous les produits comme les fruits, les légumes, les fruits secs, les fines herbes et les fruits à coque ont une vignette autocollante.

- **Fruits issus de cultures conventionnelles :** les séries de 4 chiffres désignent ces produits, et cela va de la goyave au kiwi. Par exemple, la goyave porte le numéro 4299 et la banane le numéro 4011. La liste des codes est accessible sur le site suivant : www.fruits-et-légumes.net
- **Fruits biologiques :** ils sont désignés par des séries de 5 chiffres commençant par un 9. Une banane biologique porte le numéro 94011.
- **Aliments génétiquement modifiés :** ils sont désignés par les séries de 5 chiffres commençant par un 8. Les tomates OGM mûries sur pied portent le numéro 84805.

Nous pouvons éviter les OGM en sachant quels aliments sont les plus sujets au génie génétique. À ce jour, les récoltes les plus importantes d'OGM sont celles de soja et de maïs à partir desquelles des milliers d'aliments sont transformés. Regardez bien les étiquettes des produits que vous désirez acheter pour voir s'ils contiennent de la farine ou de la semoule de maïs, de la farine de soja, de l'amidon de maïs, des protéines végétales, du sirop de maïs ou de l'amidon alimentaire modifié. Vérifiez, parmi des dizaines d'autres produits, les étiquettes des sauces de soja, des boissons au soja, des glaces au soja, de la margarine, de la lécithine de soja. Si l'étiquette n'a pas le label AB, il est fort probable qu'il s'agisse d'OGM. Les produits à base de soja ou de maïs doivent absolument être d'origine biologique, car il est certain que dans le cas contraire, ils contiennent des OGM. En dehors du maïs et du soja, les aliments OGM cultivés aux États-Unis comprennent le coton (huile de graine de coton), le colza, les betteraves, les courges et la papaye. Boycottez les produits qui ne sont pas biologiques, surtout s'il s'agit d'OGM ou susceptibles d'être issus de cultures OGM. Devenez un consommateur averti. La FDA a refusé d'exiger l'étiquetage des organismes génétiquement modifiés, malgré une majorité écrasante d'Américains demandant l'étiquetage obligatoire. Depuis que l'administration a refusé de protéger les consommateurs, certaines entreprises américaines du secteur agroalimentaire ont pris la décision d'étiqueter certains produits avec le label « sans OGM ». Mais les États-Unis vont bientôt être le seul pays refusant de signaler les produits nocifs pour la santé.

EN RÉSUMÉ

Étape 1 : mangez des aliments entiers et alcalins, du bio et pas d'OGM; bannissez tout ce qui peut être toxique; buvez beaucoup d'eau et consommez au moins 50 % d'aliments crus.

Étape 2 : ajoutez des jus des légumes frais à votre régime alimentaire, au moins 1 à 2 fois par jour.

Chapitre 3

LE JEÛNE À BASE DE JUS

Le jeûne à base de jus ou « fasting » (les deux termes sont employés dans ce livre) est un excellent moyen de perdre du poids et de se débarrasser des toxines, mais il est bien plus que ça. Ses vertus sont vantées depuis des siècles par quasiment tous les rites religieux comme moyen d'entrer en contact avec une entité plus grande et plus importante que soi. Ainsi, vous allez vous sentir plus léger, plus heureux, plus sain et plus concentré. L'air va vous sembler plus pur, les couleurs plus vives, votre vue va s'aiguiser et les sons seront plus mélodieux. Le jeûne, c'est l'abstinence. On arrête de consommer certains types d'aliments et de boissons. Cela peut être le sucre, l'alcool, le café, la viande, les produits laitiers ou quantité d'autres choses. Il existe plusieurs types et méthodes de jeûne. Certaines méthodes portent à controverse. Par exemple, le jeûne total, qui consiste à ne rien prendre par la bouche, ni nourriture ni eau, est, d'après moi, dangereux. Notre corps réclame 2 à 2,5 litres d'eau par jour pour fonctionner correctement. Sans suffisamment d'eau, on peut se déshydrater, perturber l'équilibre hydroélectrolytique et endommager les tissus de l'organisme.

Il existe un autre type de jeûne qui consiste à ne boire que de l'eau, sans ingérer de nourriture solide ou d'autres liquides. C'est le genre de jeûne à éviter sans avoir au préalable fait plusieurs cures de détox ou jeûnes à base de jus de légumes et sans le contrôle d'un professionnel de la santé, car cela libère rapidement les toxines dans le sang. Sans l'aide des nombreux antioxydants que prodigue une alimentation à base de jus de légumes, les toxines libérées par le jeûne vont endommager vos cellules. Le rôle des antioxydants est de s'accrocher aux toxines pour les évacuer du corps avant que celles-ci ne fassent des dégâts. Pour jeûner, j'utilise les jus de légumes, car ils sont bourrés d'antioxydants et sont très alcalins. C'est un moyen sûr et efficace pour désengorger le corps, les tissus et les cellules. Les jus de légumes aident à la détoxication en fournissant des éléments nutritifs et de nombreux antioxydants comme les vitamines C et E, du bêtacarotène, du sélénium et divers enzymes et composés phytochimiques qui neutralisent les toxines.

Quand on entame un jeûne, on met volontairement de côté les tentations en matière d'alimentation, le rite du repas et les fringales. Cette discipline que l'on s'impose fournit l'occasion de réfléchir aux aspects les plus profonds de son âme et aux objectifs véritablement importants que l'on s'est fixés dans la vie. Le jeûne va vous libérer de multiples dépendances, vous inciter à prendre le contrôle de votre corps et vous permettre d'envisager un nouveau mode de vie. Votre esprit sera plus clair, car vous ne serez plus obnubilé par la cuisine à préparer ni alourdi par la digestion. Le corps autant que l'esprit auront ainsi une chance de guérir.

Pendant le carême, les moines scandaient : « Grâce à l'abstinence, ce qui est faible et fatigué devient fort. » Et c'est effectivement vrai. Le jeûne rend plus fort. Cela peut paraître contradictoire ; on nous a toujours dit que c'est en s'alimentant que l'on prenait des forces. En effet, mais il faut avoir une alimentation saine. L'abstinence a sa place dans le rythme de la vie, et le jeûne ne peut que renforcer et renouveler le corps et l'esprit.

Le jeûne est énergétique : le corps se repose loin des contraintes de la digestion. En principe, près de 30 % des dépenses énergétiques totales sont consacrées à la digestion. Vous vous rendez compte, vous pouvez avoir 30 % d'énergie en plus en ne mangeant pas !

Lors d'un jeûne, cette énergie peut servir à vous guérir, à réparer et renouveler votre corps. Quand on n'ingère pas d'aliments solides de toute la journée, le corps cherche un nouveau combustible à brûler pour trouver de l'énergie. Il prend tout d'abord sur le glucose facilement disponible et stocké dans le foie sous forme de glycogène. Puis il va puiser dans d'autres sources d'énergie comme les acides gras dans les cellules adipeuses et les protéines qui sont plus facilement disponibles. Puis il va se tourner vers les cellules malades ou endommagées. Le corps crée continuellement de nouvelles cellules et se débarrasse de celles qui sont trop vieilles ou malades. Parmi les milliers de milliards de cellules du corps humain, on estime qu'environ un quart d'entre elles, soit entre trois à huit milliards, disparaissent et sont remplacées tous les jours. Lors d'un jeûne, le processus de dégradation des cellules malades s'accélère. Leur matière première est recyclée en énergie ou en éléments constitutifs pour les nouvelles cellules. Celles qui ne peuvent pas être utilisées sont éliminées. Cela explique pourquoi la peau paraît plus jeune, plus tendue durant le jeûne et pourquoi le corps commence à se restructurer.

Pendant un jeûne de plusieurs jours, les fringales disparaissent et l'on ne pense plus autant à la nourriture. Cela laisse du temps pour se concentrer sur d'autres choses. Le corps utilise son énergie pour se débarrasser des toxines accumulées dans l'organisme et dans l'esprit. De nombreuses personnes ont rapporté avoir vécu une expérience spirituelle pendant une période de jeûne. D'autres ont dit se sentir tout simplement heureuses de pouvoir contrôler ainsi leur appétit pour la première fois ou de sentir du progrès concernant l'amélioration de leur santé ou la gestion de leur poids. D'autres encore ont remarqué qu'elles étaient beaucoup plus irritables ou colériques ; lors du jeûne, toutes sortes d'émotions sont libérées.

À l'instar de nombre de choses qui nous sont bénéfiques, le jeûne n'a pas bonne réputation dans notre culture. Nous sommes tellement envahis de publicités nous incitant à consommer de la nourriture que l'idée même de nous en passer – à dessein – va à l'encontre de tout ce que l'on nous a conditionnés à croire.

Vous pouvez très bien penser que le jeûne est tellement difficile que vous ne pouvez même pas envisager d'un faire un, ou qu'il est réservé à des personnes extrêmement disciplinées, hermétiques aux tentations que vous-même avez subies lors de votre dernière tentative. Je comprends ce genre de réaction, je suis passée par là, moi aussi. Cependant, je peux vous assurer que le jeûne ne génère ni douleur inutile ni inconfort. Je vous encourage à essayer. Le jeûne a réussi sur des millions de personnes dans le monde. Et fort heureusement, vous n'avez pas à en passer par la privation d'eau. Un jeûne assez court à base de jus de légumes est réalisable par la plupart des gens, vous y compris. Vous pouvez entamer un jeûne de un ou deux jours comportant des jus frais, des smoothies et des soupes froides et vous sentir tout à fait bien. Aussi bien, vous pouvez choisir, plus tard, d'en entamer un autre sur une plus longue période et en tirer encore plus de bénéfices. Étant donné que le jeûne fait référence à l'abstinence, beaucoup de personnes ont un à priori négatif sur le sujet et mettent l'accent sur la gêne qu'il peut occasionner. Certaines ont peur de s'affaiblir, peur aussi des symptômes liés à une détox, mais il faut savoir que la plupart de ces symptômes sont dus à la disparition des toxines qui se sont accumulées au fil des années ; ce sont elles qui sont responsables des maladies que nous contractons. Le but est bien celui-là : que le corps se débarrasse des toxines. Alors, n'ayez crainte. Je vais vous indiquer comment vous préparer à un jeûne, les symptômes devraient être minimes et s'estomper rapidement. Je vais vous donner des conseils pour que cela soit plus facile et je vais aussi vous indiquer la méthode pour mettre fin à un jeûne. Vous verrez, vous serez très satisfait du résultat.

L'HISTOIRE DE MICHELLE

Je ne voulais pas me prêter au jeûne parce que je croyais que cela allait me rendre malade. Comme on m'avait diagnostiqué une hypoglycémie (une concentration anormalement basse de sucres dans le sang), je pensais que je devais manger toutes les deux ou trois heures, des protéines en particulier. Je n'avais tenté le jeûne qu'une seule fois. J'avais voulu essayer un nettoyage de routine du côlon et du foie, mais comme je m'y étais mal prise, cela avait été très désagréable.

Quand j'ai entendu parler des bienfaits du jeûne, j'ai voulu essayer. J'ai commencé avec des jus de légumes frais et des smoothies faits avec du jus de légumes et des avocats. Je me suis sentie tellement mieux que j'ai continué deux jours de plus. Au bout de trois jours, j'avais retrouvé de l'énergie et un esprit clair. J'étais aussi heureuse de ne plus avoir à prévoir ce que j'allais préparer à manger chaque jour. J'ai aussi perdu quelques kilos bien que ce ne fût pas le but de mon jeûne. J'étais très étonnée de me sentir aussi bien et j'ai donc recommencé la semaine suivante. Même si j'ai ressenti certains symptômes de la détox comme des maux de tête et un peu de faiblesse de temps en temps, j'étais incroyablement bien le reste du temps et capable de faire quelques exercices. Une fois le jeûne terminé, j'ai augmenté le rythme de mes entraînements de gym. Certains jours, je me sentais littéralement capable de courir un marathon. J'ai aussi remarqué que j'avais les idées beaucoup plus claires et qu'il m'était plus facile de me concentrer.

Il était important pour moi de bien préparer le jeûne que j'allais suivre. Cherie m'a recommandé d'introduire tous les jours dans mon régime alimentaire des jus de légumes, deux semaines avant de commencer, mais aussi près de 80 % de nourriture fraîche et crue. Cette préparation m'a permis de suivre le jeûne sans en ressentir beaucoup d'inconvénients.

J'ai remarqué que la plupart des symptômes dont j'avais souffert pendant des années tendaient à disparaître tant que je ne mangeais pas trop. Je n'ai plus de problèmes digestifs comme la constipation ou les remontées acides. Mon poids est stable et je suis pleine d'énergie. À plus de 50 ans, j'ai un teint de pêche et les idées claires. Je suis convaincue des bienfaits du jeûne, j'en parle autour de moi et encourage mes amis à essayer.

Un festin à base de jus

Avez-vous vu le documentaire *Fat, Sick, and Nearly Dead* (littéralement Gros, malade et presque mort, n.d.t.) ? Il raconte l'histoire de Joe Cross, un homme pesant 140 kg dont l'intestin était aussi gros qu'un ballon de plage gonflable. Il prenait régulièrement des corticoïdes, car il souffrait d'une maladie auto-immune : un urticaire chronique. Cette maladie rare se traduit par l'apparition de plaques sur la peau même si la personne n'a aucun terrain allergène ou n'est pas sujette à d'autres déclencheurs. Elle provoque de nombreuses douleurs. Même si les crises d'urticaire chronique se calment grâce à une batterie de médicaments, la médecine occidentale n'arrive pas à le guérir. Pour Joe Cross, c'était trop difficile à supporter.

Le documentaire retrace la mission que Joe s'est lui-même confiée pour retrouver la santé. Comme la médecine conventionnelle ne lui était d'aucun secours, Joe s'est tourné vers la seule option qu'il lui restait : la capacité de son corps à guérir par lui-même. Il a arrêté la malbouffe et investi dans une centrifugeuse et dans des légumes et n'a bu *que* des jus de fruits et de légumes frais pendant soixante jours. Lors de son périple de près de 5 000 kilomètres à travers les États-Unis, Joe n'a eu qu'une idée en tête : se débarrasser de ses médicaments et retrouver la santé et une vie équilibrée. Pendant son voyage, il a parlé de nourriture, de santé et de longévité à plus de cinq-cents Américains, mais c'est dans un relais routier, en Arizona, qu'il a rencontré Phil Staples, un chauffeur de poids lourd qui souffrait de la même maladie que lui. Ce dernier, gravement obèse pesait 195 kilos et était à un cheeseburger de la crise cardiaque. Comme Joe retrouvait petit à petit la santé et la forme, cela a donné l'idée à Phil d'entamer son propre périple pour en faire de même. Le résultat a été tout simplement bluffant. Pendant les soixante jours de jeûne à base de jus (ou festin à base de jus), Joe a perdu entre 36 et 38 kilos. Puis pendant trois mois, il s'en est tenu à une alimentation de source végétale et est descendu à 95 kilos. Il aura en tout perdu 45 kilos. Quant à Phil, le chauffeur routier de Iowa, il a perdu 81 kilos. Leur urticaire chronique n'a pas récidivé, et ils ont arrêté de prendre leurs médicaments.

Pourquoi le jeûne à base de jus nous aide-t-il à guérir, à perdre du poids et à paraître plus jeune ?

Chacune des milliers de milliards de cellules de notre corps possède une membrane perméable lui permettant de puiser des éléments nutritifs et d'évacuer les déchets. Mais les membranes cellulaires se durcissent ou se solidifient souvent et les cellules ont du mal à évacuer correctement les toxines. L'acidité des toxines est la cause majeure de la rigidité des membranes cellulaires et elle provient d'une nourriture trop acide, du stress permanent, de pensées et des émotions négatives et des toxines environnementales. L'acidité que contiennent les fluides entourant les cellules transforme ces dernières et les durcit.

Lorsque les cellules ne sont plus capables d'évacuer correctement l'accumulation de toxines et de résidus acides, elles ne peuvent plus produire d'énergie. Tout cela parce que les mitochondries, de petites structures à l'intérieur des cellules par lesquelles l'énergie est récupérée sous forme d'ATP (une forme d'énergie chimique), sont beaucoup moins efficaces. On se sent fatigué, usé, léthargique et l'on commence à vieillir.

Et c'est là que le jeûne arrive à la rescousse. Il alcalinise les cellules et les fluides qui les entourent, ce qui a pour résultat de renouveler les cellules pour qu'elles puissent évacuer les déchets pendant que les nutriments antioxydants aident à neutraliser les toxines. Le jeûne rétablit un pH alcalin et permet aux parois cellulaires de retrouver leur perméabilité. Une fois les membranes cellulaires assouplies, le processus d'évacuation des résidus toxiques s'accélère. Les cellules peuvent enfin fonctionner au meilleur de leur efficacité, chose qu'elles ne pouvaient pas faire depuis des années. C'est à partir de ce moment-là que beaucoup de personnes commencent à perdre du poids.

En nettoyant et en alcalinisant votre corps, vous pouvez perdre du poids. Le corps est très intelligent. Quand l'acidité prend le dessus, il met en place des mécanismes de défense pour l'empêcher de pénétrer nos organes vitaux. Nous savons que l'acidité est stockée dans les cellules adipeuses. Si elle entre en contact avec les organes, elle peut les endommager et provoquer une mutation des cellules. En outre, le niveau d'oxygène tombe en milieu acide et les cellules cancéreuses peuvent se développer. Le calcium s'appauvrit dans un environnement acide et l'ostéoporose peut s'installer. Le corps produit alors de la graisse, met en place un mécanisme de défense qui va faire tampon contre cet environnement trop acide. Ces cellules graisseuses et cette cellulite localisée (la peau d'orange) tiennent l'acidité à distance des organes. Quand le corps commence à évacuer les toxines, il peut laisser partir la graisse dont il n'a plus besoin. Et voilà ! Ces petits coussins rondelets, si difficiles à éliminer vont fondre comme neige au soleil. Cette perte de graisse n'est pas vraiment due à la réduction de calories, mais à l'élimination des toxines. On peut très bien manger et rester mince. Une raison de plus pour adopter le jeûne à base de jus et mettre le système digestif au repos. Quand nous consommons des aliments solides, nous passons une bonne partie de la journée à les digérer alors que lorsque nous consommons des jus, la nourriture se présente sous une forme prédigérée, le système digestif peut se concentrer sur la guérison et l'amélioration. Et c'est ce que remarquent beaucoup de personnes pendant leur cure de jus frais.

LES BIENFAITS PHYSIQUES DU JEÛNE

- Renforcement du système immunitaire
- Prévention des maladies
- Grain de peau resserré
- Rides lissées
- Baisse de la pression artérielle
- Baisse du taux de cholestérol
- Réduction des douleurs
- Revitalisation du système organique
- Mise au repos du système gastro-intestinal
- Équilibre du système nerveux
- Facilité de mouvement
- Facilités respiratoires

Se préparer au jeûne

Vous avez décidé de tenter un jour de jeûne à base de jus ! Ce n'est pas difficile et cela ne demande pas beaucoup de préparation. C'est à la portée de tout le monde. Pour la première fois, il est bien de tenter l'expérience sur un jour. Beaucoup de gens préfèrent commencer le vendredi soir avec un dîner à base de jus de légumes, la même chose le lendemain au petit déjeuner et au déjeuner, et ils cassent le jeûne le soir avec une grosse salade. C'est mieux de commencer lentement et d'ajouter, plus tard, d'autres jours de jeûne. Mais il se peut que vous soyez comme Joe Cross et Phil Staples, en grand besoin de changement.

Les suggestions suivantes vont vous aider si vous décidez de faire deux, trois ou plusieurs jours de jeûne. Certaines personnes font régulièrement cinq à dix jours de jeûne, car c'est là que tous les changements s'opèrent. Joe et Phil ont tenu soixante jours, voire plus.

Si vous décidez de jeûner plus de trois jours, soyez à l'écoute de votre corps. Pour réussir un jeûne de deux ou trois jours et profiter des bénéfices qu'il apporte, préparez-vous correctement avant de commencer. C'est une étape très importante avant de faire quoi que ce soit. Suivez les indications de l'encadré de la page 44 du chapitre 1 : « Des choix alimentaires judicieux ».

De plus, une semaine avant de commencer, essayez de manger des portions plus petites que celles que vous mangez habituellement. La plupart d'entre nous peuvent très bien se porter avec simplement la moitié des portions habituelles ; on ne mange que pour satisfaire sa faim. Mangez 75 à 80 % de produits crus, des fruits et des légumes. Ainsi, le corps va se détoxiquer lentement et cela aidera à son alcalinisation et vous aurez moins de symptômes de détox lors du jeûne.

Beaucoup de gens se préparent mal et font directement un jeûne à base d'eau ou de jus, ce qui est voué à l'échec. Vous ne pouvez pas passer, sans transition, d'un repas type à un jeûne de plusieurs jours sans risquer de tomber malade et jurer, après cela, que l'on ne vous y reprendra plus. D'autres vont se remplir la panse avant de commencer, ce qui, bien évidemment, est également une mauvaise idée. Résistez à la tentation de trop manger avant de commencer votre jeûne. Pour qu'il soit le plus facile possible, préparez-vous bien.

Il est important de faire de l'exercice pendant une détox. Si vous n'en faites pas régulièrement, commencez par de la marche, du vélo, du jogging sans forcer, du rebounding sur un mini trampoline, utilisez la Chi Machine (voir pp. 184-185) ou de la danse. Si vous n'avez pas fait d'exercice depuis un bon moment, commencez par 15 à 30 minutes et augmentez la durée petit à petit. Assurez-vous de respirer profondément. Mettez-vous en jambes avec une activité pas trop intense comme la marche ou le rebounding. Les séances d'entraînement intenses ne sont pas bonnes pour un début, elles pourraient vous exténuer et vous empêcher de faire quoi que ce soit de physique pendant un bon moment, ou pire, vous pourriez vous faire une déchirure. Faites quotidiennement des exercices d'étirement. Et n'oubliez pas de respirer profondément tout au long de la journée.

◎ Évaluez votre motivation pour le jeûne

Voulez-vous simplement perdre du poids ou améliorer votre santé ? Peut-être voulez-vous jeûner pour des raisons spirituelles ? Avoir une idée qui vous tient à cœur aide à bien démarrer. Si vous souhaitez nettoyer et purifier votre corps pour avoir plus d'énergie, les idées plus claires ou accélérer votre développement spirituel, mettez vos objectifs par écrit pour vous les rappeler dans les moments de baisse de régime.

Le jeûne exige de la discipline, de l'engagement et de la détermination. Si vous êtes dans le bon état d'esprit avant de démarrer, tout sera plus facile. Bien sûr, vous serez toujours tenté de faire des écarts. Dans la famille ou chez des amis, vous pouvez vous entendre dire : « Juste une bouchée, ça ne peut pas te faire de mal ! » C'est pourquoi il est important de noter les raisons qui vous ont mené au jeûne ou d'en parler à un ami qui sera à même de vous soutenir ou même de se joindre à vous. Vous pouvez également vous évader un certain temps, faire une retraite, par exemple, ou aller dans un spa qui propose des jeûnes à base de jus (voir les pages pratiques). Mettez au point votre emploi du temps. Refusez les invitations pendant quelques jours. Éteignez la radio, la télévision et l'ordinateur. Profitez-en pour vous reposer, vous détendre, pour vous coucher tôt et donner à votre corps toutes les chances de se régénérer et de guérir. Rappelez-vous que ce n'est que pour quelque temps. Le monde ne s'arrêtera pas de tourner sans vous ! Si vous avez des engagements familiaux ou professionnels, essayez de les réduire au minimum.

Préparez-vous mentalement et physiquement en lisant, en faisant de l'exercice, en priant ou simplement en restant au calme. Prenez, si c'est possible, une journée de détente avant d'entamer votre jeûne afin de bien penser à tous les bénéfices que vous pouvez en tirer. Vous serez plus efficace si vous êtes calme et serein.

◎ Certains ne doivent pas jeûner

Pour la plupart des gens, le jeûne est bénéfique, cependant certaines personnes doivent s'abstenir de le pratiquer, et d'autres encore ne le faire que sous surveillance. Voici les cas délicats :

- Les personnes atteintes de diabète, en particulier celles sous insuline (voir l'option 1 de la page 85).
- Les personnes faisant de l'hypoglycémie (bien que la plupart des gens souffrant de déséquilibres en sucre arrivent à suivre un jeûne rapide à base de jus de légumes, surtout s'il est modifié – voir l'option 1 de la p. 85).
- Les enfants de moins de 18 ans (sauf sur recommandation d'un professionnel de la santé).

- Les personnes faisant de l'anémie, affaiblies par un cancer à un stade avancé, ou ressentant une faiblesse extrême.
- Les personnes atteintes d'un cancer malin ; toutefois, le jeûne peut être adapté (voir l'option 2 de la p. 85).
- Les personnes atteintes de troubles alimentaires comme l'anorexie ou la boulimie.
- Les femmes enceintes ou qui allaitent.
- Les personnes ayant de graves problèmes de santé. Elles doivent demander un avis médical.
- Les personnes pour qui le jeûne est source d'inquiétude ; elles doivent prendre conseil auprès d'un professionnel de la santé.

Comment jeûner ?

Maintenant que votre décision est prise pour un jeûne de un, deux, trois jours ou plus et que vous vous êtes réservé du temps et avez revu votre emploi du temps, vous pouvez vous détendre et tenter l'aventure. Choisissez les recettes qui vous plaisent le plus et partez faire vos courses. Achetez beaucoup de légumes biologiques frais et quelques fruits à faible teneur en sucre comme les citrons jaunes ou verts ou les pommes vertes afin de ne pas retourner en permanence au magasin.

Vous pouvez boire autant de jus de légumes que vous voulez et aussi souvent que vous le souhaitez. On peut choisir de varier les jus tout au long de la journée ou préférer préparer une grande quantité d'un certain type de jus (1 ou 2 litres) et le siroter tout au long de la journée. À vous de choisir. Si vous faites votre jus à l'avance, conservez-le dans un récipient hermétique pour préserver, autant que possible, les enzymes et les vitamines. Certaines personnes préparent de très grandes quantités, font des portions individuelles et les congèlent. Je recommande des récipients en verre, comme les bocaux, mais ne les remplissez jamais à ras bord. En congelant, le jus se dilate et peut briser le bocal, donc prenez vos précautions.

◎ Les types de jeûne à base de jus

Il en existe deux versions : les jeûnes à base de jus simples et ceux à base de jus améliorés avec des soupes froides et les smoothies verts.

OPTION 1 : les jus de légumes simples.
Servez-vous des recettes de ce livre ou tentez vos propres mélanges. C'est avec le jus de légumes que l'on obtient les meilleurs résultats. Quand on ajoute de l'avocat comme pour les smoothies et les soupes froides, cela peut ralentir le processus de détoxication. Cependant, choisissez l'option 2 si vous faites de l'hypoglycémie, du diabète, si vous êtes très fatigué ou pour toute autre affection réclamant des protéines quotidiennement, à moins que votre médecin vous conseille autrement. L'option 2 peut également vous convenir si vous savez déjà qu'il vous sera difficile de ne consommer que des jus. Une variante consiste à ajouter à votre cure du jus d'herbes de blé, deux fois par jour. Mélangez environ 60 grammes de poudre à de l'eau. Certains hypoglycémiques et diabétiques ont été en mesure de faire un jeûne à base de jus en y incorporant, deux fois par jour, du jus d'herbes de blé.

OPTION 2 : jus, soupes froides et smoothies verts.
Un jeûne amélioré sous-tend de consommer des jus frais et des smoothies faits au mixeur. Il permet d'avoir des jus plus riches en calories en les mélangeant avec une préparation de légumes en purée. Je mélange souvent un jus de légumes avec de l'avocat pour obtenir une mixture plus épaisse à la consistance d'un smoothie. L'ajout de l'avocat va ralentir le processus de détoxication, mais reste efficace.

Que faire pendant le jeûne ?

Buvez beaucoup d'eau purifiée. En plus des jus, assurez-vous de boire 2 à 2,5 litres d'eau par jour. Plus vous boirez d'eau, plus les toxines s'élimineront facilement. Cela demande une certaine discipline, mais il faut s'y tenir. Ne buvez pas seulement pour étancher votre soif, buvez tout au long de la journée.

Consommez des tisanes. Vous pouvez également boire des tisanes. Cependant, elles ne peuvent pas se substituer à l'eau et vous aurez toujours besoin de la quantité d'eau nécessaire. Les tisanes à privilégier sont celles de racines de pissenlit et celles d'orties, car elles aident à purifier le foie et les reins. Le chardon-marie est aussi excellent pour le foie. Quant à la menthe poivrée et la camomille, la première est bénéfique contre les maux d'estomac et l'autre a des qualités relaxantes. Vous pouvez aussi vous procurer des thés spécifiques à la détox dans les magasins de produits naturels ou dans les rayons biologiques des grands magasins. Si vous achetez des tisanes en vrac, versez ½ à 1 cuillère à café dans un demi-litre d'eau chaude pendant 10 minutes, puis filtrez et buvez chaud. Vous pouvez ajouter du citron pour donner plus de goût, mais surtout pas d'édulcorant, sauf un peu de stévia si vous ne pouvez pas faire autrement.

Évitez les stimulants. Mettez de côté le café, le tabac, l'alcool, les boissons gazeuses, les bonbons et tous les autres stimulants. On peut toujours consommer une petite quantité de thé blanc ou de thé vert, mais à faible dose.

Choisissez des légumes biologiques, des aromates et des fruits à faible teneur en sucre. Voici les meilleurs fruits et légumes pour se détoxiquer : carottes, betteraves, citrons, citrons verts, toutes les variétés de graines germées, herbes de blé, cèleri, chou frisé, poivrons verts, concombres, persil, asperges, laitue, épinards, chou vert, fenouil, patates douces, ignames, ail, gingembre, pamplemousse et les pommes à faible teneur en sucre comme la Granny Smith ou la pomme de reinette. Le jus de chou est très bénéfique, mais il doit être consommé immédiatement, car il ne se conserve pas bien. Vous aurez besoin d'une centrifugeuse faisant du jus d'herbes de blé si vous désirez en consommer. Vous pouvez aussi aller dans un bar à jus pour boire, tous les jours, votre jus d'herbes de blé, mais veillez à ce qu'elles ne soient pas traitées, c'est contre-indiqué pour tout processus de nettoyage.

La préparation des produits

Lavez tout, même ce qui est biologique. Les produits biologiques sont souvent sales et peuvent être recouverts de micro-organismes indésirables ou autres polluants. Il existe des nettoyants à base d'huile végétale dans les magasins biologiques. Vous pouvez également les laver dans l'eau avec du sel de mer ou avec de l'eau oxygénée.

Préparez vos produits. Coupez les légumes en morceaux afin qu'ils passent mieux dans la cheminée de remplissage. Pelez-les quand c'est nécessaire ; par exemple, ôtez la peau des pamplemousses en raison des huiles volatiles qu'elle contient. Insérez lentement les morceaux dans la cheminée. Pour les légumes-feuilles comme les épinards, le persil, la laitue, les bettes à carde ou le chou frisé, présentez-les en bouquet et faites-les passer dans la cheminée de remplissage en appuyant à l'aide de quelque chose d'assez dur, comme une carotte par exemple. Pour le persil, cela fonctionne mieux s'il est enroulé dans une feuille de laitue ou de chou frisé. Une fois le jus prêt, vous pouvez le filtrer si vous le souhaitez avant de le déguster.

Comment boire un jus ? Vous pouvez toujours mettre votre jus au réfrigérateur, mais pour une meilleure digestion, il est préférable de le consommer à température ambiante. N'oubliez pas de le laisser en bouche un instant afin qu'il se mélange à la salive, cela aide à digérer les glucides. Ne buvez pas votre jus trop rapidement, sirotez-le.

Que faire en cas de « crise de guérison » ?

Le jeûne peut parfois occasionner des réactions indésirables parce que les toxines sont extraites de l'endroit où elles sont stockées dans le corps. Ces symptômes provoqués par la détoxication portent le nom de « crise de guérison » ou réaction de Jarisch-Herxheimer. Cette crise est bénéfique et même si elle est désagréable, elle passe toujours. C'est en fait le signe que vous êtes en train de vous débarrasser de beaucoup de mauvaises choses. Voici les symptômes que vous pouvez avoir : maux de tête ; mauvaise haleine ; langue chargée ; aphtes ; nausées ; constipation ; diarrhée ; éruptions cutanées ; rougeurs ; sentiment de tristesse, état dépressif, colère ; douleurs dorsales, douleurs musculaires, étourdissements, faiblesse, fatigue. Il se peut que vous soyez sujet à l'un de ces symptômes, mais ne vous inquiétez pas, ils disparaissent très vite.

Voici ce que vous pouvez faire pour vous sentir mieux lors d'une crise de guérison :

Faites une courte sieste ou reposez-vous. Pendant le jeûne, dormez plus que d'habitude.

Buvez beaucoup plus d'eau que d'habitude, des jus de légumes frais ou des tisanes pour éliminer les toxines.

Prenez en plus de la vitamine C et du citrate de magnésium.

Faites de l'exercice : un peu de marche, du stretching, du rebouncing sur trampoline, utilisez la Chi machine, tout ce qui peut aider le système lymphatique à éliminer plus rapidement les toxines.

Respirez profondément.

Faites un lavement (voir pp. 139-140). C'est souvent en nettoyant le côlon que les symptômes indésirables disparaissent.

Mangez des fibres si vous êtes constipé. Les téguments de psyllium ou la fibre de lin font office de laxatif et aident à faire passer plus facilement les toxines dans le côlon. Mettez 1 à 2 cuillères à café de fibres dans un jus ou dans de l'eau, remuez bien le tout et buvez immédiatement avant que cela ne devienne trop épais. À renouveler 3 à 5 fois par jour pendant les premiers jours du jeûne. Le thé séné peut aussi très bien convenir. (Voir d'autres suggestions dans le chapitre 5, dans la partie intitulée « Cocktail de fibres ».)

Le brossage lymphatique à sec est aussi recommandé. Il permet d'éliminer les toxines par le biais de la peau, principal vecteur d'élimination des toxines. Procurez-vous une brosse spéciale à long manche et en matériaux naturels, puis brossez votre corps avec des mouvements circulaires, toujours de haut en bas.

Pratiquez le sauna sec ou le sauna infrarouge pour éliminer encore plus de toxines. Transpirer est le seul moyen d'éliminer les toxines du plastique.

Entretenez votre corps et votre esprit. Reposez-vous, lisez un bon livre, contactez un partenaire de jeûne, méditez, priez.

Pratiquez le monologue intérieur positif. Félicitez-vous d'entreprendre une chose aussi importante pour votre corps. Dites-vous que grâce à cela, vous devenez sain et plus dynamique. Si vous ne vous trouvez pas aussi bien que vous le souhaitez, dites-vous que cela va passer. Rappelez-vous que ces efforts vous apporteront santé et vitalité.

N'oubliez pas que le jeûne est un choix. Vous le faites pour aider votre corps à retrouver un bon niveau de santé. Personne ne vous y oblige, vous seul décidez.

La rupture du jeûne

Une rupture de jeûne est aussi importante que le jeûne lui-même, et plus important à certains égards. Il faut savoir le faire et ne pas se jeter sur un gros steak ou une pizza, car là, vous pourriez vous faire du mal, annuler tous les bienfaits que vous avez acquis et vous retrouver avec un terrible mal de ventre. Je sais de quoi je parle. Une fois, dans un restaurant, j'ai cassé un jeûne de trois jours avec une salade et quelques fruits de mer. C'était trop d'un coup et j'ai eu très mal. Mangez des légumes, des graines, des fruits à faible teneur en sucres et quelques soupes de légumes pendant un jour ou deux après votre jeûne et surtout beaucoup d'aliments crus. Mâchez bien. Laissez tranquillement votre système digestif revenir à la normale. Après un jeûne, les toxines libérées peuvent encore être éliminées par les canaux d'élimination, par le côlon en particulier, il est donc préférable de ne pas avoir une alimentation trop riche de suite ; surtout pas de protéines animales qui sont difficiles à digérer. Tout comme vous avez résisté à la tentation d'un dernier repas copieux avant d'entamer le jeûne, faites-en de même quand vous le terminez. L'ajout d'une nourriture plus lourde comme les protéines doit se faire progressivement par petites portions. Vous allez probablement vous rendre compte que vous avez besoin de moins de nourriture, ce n'est donc pas le moment de faire une sortie entre amis et de se ruer sur un buffet à volonté. Si vous êtes obligé de déjeuner à l'extérieur pour des raisons professionnelles, demandez une salade ne comportant que des légumes ou prenez une soupe de légumes ou un plat végétarien. Évitez le pain et le beurre. Commandez de l'eau gazeuse ou de la tisane avec du citron jaune ou vert.

LES NOMBREUSES QUESTIONS QUE L'ON SE POSE

Au cours des années, on m'a souvent posé de nombreuses questions sur la façon de parfaire un programme de détoxication. Voici les questions les plus courantes :

Comment adapter une détox à mon emploi du temps surchargé ? Le meilleur moment pour commencer une détox, c'est le week-end, quand vous avez un peu plus de temps pour vous organiser. Vous pouvez déjà tout préparer pour la semaine à venir. La plupart des cures ne se font que sur sept jours. Il est facile de tout mettre en place, par exemple de faire vos courses à l'avance et de tout préparer pour les jours où vous avez peu de temps. Ce n'est l'affaire que de quelques jours, mais ces sept jours sont importants, car ils peuvent avoir de grandes répercussions sur votre santé.

Est-ce que je vais m'affaiblir et être incapable de faire quoi que ce soit ? La plupart des personnes ne perdent pas leur énergie et peuvent vaquer à leurs obligations quotidiennes. Si vous avez une baisse d'énergie, allez-y doucement. Si vous avez un rhume ou la grippe, vous allez être obligé de ralentir et de vous reposer. Les programmes de détox aident en général à prévenir les rhumes ou la grippe. Le fait de ralentir pendant quelques jours est, à long terme, bénéfique pour le corps et permet d'engranger de l'énergie pour l'avenir.

Est-ce que ce que l'on ingurgite a mauvais goût ? La majorité des programmes de détoxication sont à base de jus frais, et ils sont délicieux. Les autres recettes sont également savoureuses. Certaines teintures à base de plantes peuvent avoir un goût assez fort, mais tout le monde peut arriver au bout d'une détox sans problème.

Comment puis-je savoir si ces programmes sont pour moi ? Les programmes de détoxication sont bons pour tout le monde. Nous en avons tous besoin, car nous sommes tous assaillis par les toxines qu'elles soient dans l'air, le sol, la nourriture ou l'eau ; elles interfèrent avec notre processus biochimique et contribuent au gain de poids, au manque d'énergie, au vieillissement et à la maladie. La détoxication est un bienfait tant immédiat qu'à long terme.

Comment personnaliser mon programme pour qu'il s'adapte à mon emploi du temps et à mes besoins ? Essayez tout d'abord de choisir une semaine où vous n'avez pas trop d'obligations, où vous pouvez les déplacer pour vous réserver du temps. Préparez vos légumes. Dites à vos amis et à la famille que vous prenez une semaine pour vous occuper de vous et que vous ne pourrez pas vous joindre à eux pour les repas. Si certaines parties du programme vous semblent simplement irréalisables, faites de votre mieux.

Que se passe-t-il si je m'écarte du programme ? Le travail de détoxication se construit jour après jour. Si vous craquez ne serait-ce qu'une fois, vous allez considérablement ralentir le processus ou carrément l'arrêter. Ce n'est pas le but recherché vu que vous avez travaillé dur pour en arriver là. Cependant, même si vous faites des écarts essayez de continuer. Vous ajouterez un ou deux jours à votre jeûne selon les écarts que vous aurez faits.

Comment cuisiner pour ma famille et suivre le programme ? Il va vous falloir de la volonté, mais c'est faisable. Je vous rappelle que cela ne dure qu'une semaine. Si un autre membre de la famille peut préparer le repas à votre place le temps que dure la cure, cela ne peut que vous aider. Sinon, préparez les différents repas, mais essayez de consommer le vôtre dans une pièce différente. C'est à vous de voir ce qui vous convient le mieux.

Comment faire si j'ai un repas d'affaires pendant ma cure de détox ? En plat principal, commandez une grosse salade sans produits d'origine animale. La plupart des restaurants en proposent. Vous pouvez l'assaisonner avec de l'huile et du vinaigre. Commandez de l'eau citronnée chaude ou de l'eau gazeuse avec du citron jaune ou vert. Cela vous fera tenir tout le repas, et il se peut que les personnes avec qui vous déjeunez soient impressionnées. Après tout, il n'y a pas de mal à avoir une alimentation saine et beaucoup aimeraient avoir la volonté d'y arriver. Si vous êtes au milieu de votre jeûne, il faudra vous passer de la salade et expliquer aux personnes présentes ce que vous faites.

Comment faire lors de fêtes ou pendant les vacances ? Buvez de l'eau gazeuse avec du citron ou de l'eau tout simplement. Dans toutes les fêtes, les gens prévoient des légumes pour grignoter. Mangez ce dont vous avez besoin avant de partir de chez vous, ainsi vous n'aurez pas faim et ne serez pas tenté. En ce qui concerne les vacances, évitez de commencer un programme de détox pendant les grandes vacances. C'est trop difficile à suivre pour certains. Mais si vous vous battez contre une grave maladie, il se peut que vous ayez envie de faire une détoxication et dans ce cas, rien de vous détournera du but que vous vous êtes fixé et vous saurez quoi manger. Les vacances plus courtes peuvent être l'occasion de commencer une cure et de vous concentrer sur ce que vous faites.

Avec quel programme de détox dois-je commencer? Je vous recommande de nettoyer d'abord le côlon, puis le foie et la vésicule biliaire et enfin les reins. Pour un nettoyage spécifique, regardez bien celui qui vous convient le mieux. Sachez qu'à tout moment vous pouvez profiter d'un jeûne de 1 à 3 jours à base de jus de légumes.

Petit guide pour un jeûne d'un jour

Vous allez trouver ci-dessous deux exemples de menu pour un jour de jeûne. Ils sont modulables en fonction de vos goûts et de vos besoins. Suivez ces recettes ou adaptez-les à vos goûts. Il est aussi possible de suivre ces menus pendant deux ou trois jours, voire plus. Si vous préférez le jeûne amélioré, chacun des jus proposés peut être mélangé à une purée d'avocat dans le mixeur. Vous obtiendrez ainsi une soupe froide, délicieuse et nourrissante.

PETIT DÉJEUNER

LE PETIT DÉJEUNER ZINGER

3 ou 4 carottes de taille moyenne
1 petite betterave avec ses feuilles
½ concombre
½ citron, sans la peau s'il n'est pas bio
Un petit morceau de gingembre frais
½ pomme verte (facultatif)

- Pressez les carottes, la betterave, le concombre, le citron et le gingembre. Si vous décidez de mettre de la pomme, notez bien qu'elle va apporter du sucre en plus (à éviter si vous êtes diabétique ou hypoglycémique). Coupez la pomme en morceaux et incorporez-la après le gingembre. Mélangez et versez dans un verre. À servir à température ambiante ou frais.

PAUSE MATINALE

LE WALDORF

3 ou 4 feuilles de romaine
3 branches de cèleri bio avec les feuilles
½ concombre
¼ de citron, sans la peau s'il n'est pas bio
½ pomme verte (facultatif)

- Enroulez les feuilles de salade et introduisez-les dans la cheminée de remplissage une à la fois ; incorporez ensuite le cèleri, le concombre et le citron. Si vous décidez de mettre de la pomme, notez bien qu'elle va apporter du sucre en plus (à éviter si vous êtes diabétique ou hypoglycémique). Coupez la pomme en morceaux et incorporez-la. Mélangez et versez dans un verre. À servir à température ambiante ou frais.

DÉJEUNER

CONCENTRÉ D'ÉPINARDS

1 à 2 tasses d'épinards biologiques
1 poignée de persil
3 ou 4 carottes de taille moyenne
1 branche de cèleri bio avec ses feuilles
½ betterave avec tiges et feuilles

- Rassemblez les épinards et le persil et mettez-les dans la cheminée de remplissage tout en les poussant avec les carottes, le cèleri et la betterave. Mélangez et versez dans un verre. À servir à température ambiante ou frais.

HAPPY HOUR

COCKTAIL DU SUD-OUEST

1 tomate mûrie sur pied
½ concombre bio
¼ de tasse de coriandre (prenez du persil si la coriandre a un goût trop fort pour vous)
¼ de citron, sans la peau s'il n'est pas bio
Une goutte de sauce piquante (facultatif)

- Coupez la tomate en morceaux. Puis coupez le concombre en deux. Poussez la coriandre dans la cheminée de remplissage avec la tomate, le concombre et le citron. Versez le jus dans un verre et ajoutez la sauce piquante (à votre convenance), puis mélangez. À servir à température ambiante ou frais.

DÎNER

OPTION 1 : UN DES JUS DES RECETTES DU CHAPITRE 10
OPTION 2 : L'INCROYABLE SOUPE ÉNERGÉTIQUE DE CHERIE

Délicieuse et nourrissante, cette recette est recommandée pour ceux qui souffrent d'hypoglycémie et de diabète.

4 ou 5 carottes de taille moyenne
1 concombre
2 branches de cèleri
½ citron, sans la peau
1 petit morceau de gingembre frais, sans la peau s'il n'est pas bio
1 avocat épluché, sans le noyau

- Mélangez les carottes, le concombre, le cèleri, le citron et le gingembre. Versez le jus obtenu dans le mixeur et ajoutez l'avocat. Mixez jusqu'à l'obtention d'un smoothie. Versez dans un bol et mangez à la cuillère.

EN-CAS POUR LA NUIT

DOUCE NUIT

2 feuilles de romaine
1 poignée de persil
4 carottes
3 branches de cèleri bio avec les feuilles

- Rassemblez les feuilles de romaine et le persil, et introduisez-les dans la cheminée de remplissage à l'aide des carottes et du cèleri. Faites votre jus et versez dans un verre. Servir, au choix, à température ambiante ou frais.

EN RÉSUMÉ

Suivez les conseils et les lignes directives du chapitre 1 pendant une à deux semaines avant de jeûner.

Étape 1 : consommez de la nourriture entière, biologique et des aliments alcalins ainsi que 50 à 75 % d'aliments crus. Deux jours avant le jeûne, augmentez les produits crus de 75 à 80 %.

Étape 2 : éliminez autant que possible toute source de toxicité.

Étape 3 : buvez beaucoup d'eau purifiée, 2 à 2,5 litres par jour.

Étape 4 : incorporez des jus de légumes frais à votre régime alimentaire au moins une à deux fois par jour.

Étape 5 : commencez un jeûne rapide de un à trois jours.

Étape 6 : arrêtez le jeûne petit à petit.

Chapitre 4

UNE VIE DE DÉTOX

Penser à nos organes d'élimination peut être aussi attrayant que de discuter du filtre à peluches d'un sèche-linge ou de savoir pourquoi une benne à ordures fait du bruit. Mais nous savons tous que nous nous intéressons à ces appareils quand ils commencent à moins bien fonctionner ou quand ils sont hors service. Il en va de même pour nos organes d'élimination. Souvent, le problème vient du fait que nous ne savons pas s'ils fonctionnent bien ; nous savons seulement que nous ne sommes pas en forme.

Un solide programme périodique de détoxication va cibler tous les principaux organes d'élimination pour améliorer la santé et prévenir la maladie : l'intestin, le foie, les reins, la peau, la vésicule biliaire, les poumons et le système lymphatique. On peut voir la détoxication comme un grand ménage de printemps à l'intérieur de l'organisme. Tout comme nous avons besoin de nettoyer la maison en profondeur et d'aller chercher la saleté dans les coins, les tiroirs et les armoires, là où elle s'est accumulée, nous devons soigneusement nettoyer en profondeur les organes d'élimination pour nous débarrasser des déchets et des toxines qui se sont accumulés au fil des années.

Si l'on mettait en image ces appareils internes, cela donnerait à peu près ça : nous avons un excellent système d'évacuation (le tractus intestinal), une machine à laver (le foie), beaucoup de chiffons à poussière et de fluides (la lymphe et le sang), des drains (les reins), un ventilateur pour évacuer l'air vicié et les toxines (les poumons) et beaucoup de produits de nettoyage naturels (les jus frais bourrés d'antioxydants, les plantes et d'autres éléments nutritifs supplémentaires) qui vont faire en sorte que le travail soit bien fait.

Le corps est conçu pour se débarrasser d'une multitude de déchets. Tout ce que vous avez à faire, c'est accompagner le processus en vous tenant, le plus possible, à distance des toxines et en proposant les bons matériaux pour aider à la détoxication : une bonne alimentation à base de jus, des smoothies verts, des aliments crus et un supplément d'éléments nutritifs. Ciblez les principaux organes d'élimination. Travaillez sur chacun d'entre eux séparément et dans le bon ordre. Le côlon en premier, puis le foie et la vésicule biliaire, et enfin les reins. La détoxication de ces principaux organes d'élimination permettra aux poumons, à la lymphe, à la peau et au sang de fonctionner au maximum de leur capacité.

On estime que nous avons, en moyenne, entre 2 à 5 kilos de déchets toxiques accumulés dans les cellules, les tissus et les organes (kilos dont nous serions ravis de nous débarrasser !). Les substances toxiques accumulées dans l'organisme affaiblissent et encombrent les organes et les systèmes d'élimination. Comme nous l'avons déjà vu, ces substances proviennent de plusieurs sources ; l'environnement, les mauvais choix alimentaires et les sous-produits du métabolisme que l'on nomme endotoxines. Les produits chimiques, les pesticides, les résidus médicamenteux, les métaux lourds et les additifs alimentaires tout comme les sous-produits de la digestion tels les levures, les champignons et les parasites peuvent s'accumuler dans nos systèmes comme des lentilles d'eau sur un étang. Si on ne les élimine pas, ils sont stockés dans les intestins, la vésicule biliaire, les reins, le foie, la peau et les cellules adipeuses et finissent par nous rendre malades, faibles, sujets à la prise de poids et incapables de combattre les infections. En outre, les molécules toxiques, que l'on appelle radicaux libres, endommagent les cellules, accélèrent le vieillissement et provoquent de nombreux problèmes de santé. C'est pourquoi il est fondamental de purifier périodiquement l'organisme.

L'Agence américaine de protection de l'environnement (E*nvironmental Protection Agency* ou EPA) examine près de 1 500 nouveaux produits chimiques chaque année. Des milliers de produits chimiques continuent d'affluer dans notre environnement et nous sommes quotidiennement exposés à des milliers de toxines ! Où se déposent-elles ? Et plus important encore, comment pouvons-nous nous en débarrasser ? Les deux parties qui vont suivre vont vous en donner un rapide aperçu afin de vous aider à comprendre comment le corps les stocke, ce qui se produit quand trop de toxines sont accumulées et comment le corps se débrouille pour les éliminer.

LA BATAILLE CONTRE LES RADICAUX LIBRES

Les radicaux libres sont des molécules toxiques qui assaillent les cellules saines et les endommagent. Ce sont des molécules instables qui ont perdu un électron et qui sont donc promptes à réagir avec de nombreux composés tout en essayant de se stabiliser en capturant ailleurs un nouvel électron. Un radical libre se stabilise au détriment de la cellule voisine qui devient à son tour un radical libre en perdant son électron et ainsi de suite. Le phénomène se propage par des réactions en chaîne entraînant un dérèglement des cellules vivantes.

La production de radicaux libres s'apparente à la rouille des métaux qui apparaît suite à une oxydation : une réaction avec l'oxygène. C'est la même chose dans l'organisme, les molécules sont également sujettes à l'oxydation. Cette oxydation interne produit les radicaux libres qui provoquent de nombreuses affections comme le manque d'énergie et de résistance, un système immunitaire défectueux, des cellules endommagées et un vieillissement prématuré.

Certains radicaux libres résultent d'un processus biochimique normal et peuvent facilement être maîtrisés par les nombreuses défenses de l'organisme. Cependant, certains facteurs nutritionnels et environnementaux comme la pollution, les radiations, les pesticides, les gras trans et les acides gras polyinsaturés apportent un supplément de radicaux libres qui font des dégâts.

La détoxification va aider à gagner la bataille contre les radicaux libres grâce à deux points importants. Tout d'abord, en supprimant la source de toxicité excessive et les radicaux libres, et deuxièmement, en contribuant à une abondance d'antioxydants qui vont contrer les radicaux libres et les neutraliser.

Où se cachent les toxines ?

Les toxines sont sournoises. Elles se terrent dans tous les endroits où elles peuvent se cacher. Elles s'accrochent aux cellules, aux tissus et aux organes. On les trouve surtout dans les cellules adipeuses et dans le foie, les reins et les intestins. Elles se cachent dans les muqueuses des poumons et des sinus. Elles sont réparties dans les cellules et les tissus du cerveau où elles provoquent des désordres cognitifs et émotionnels. Quand les organes et les systèmes d'élimination font bien leur travail, les toxines sont retenues dans les structures de soutien du corps comme les déchets sont retenus par un filtre à évier. Tout d'abord, les intestins accumulent du mucus et des décompositions organiques et les éléments nutritifs ne sont pas correctement absorbés. Ensuite, les poisons sont intégrés à la circulation sanguine. Le foie est saturé et se congestionne, le sang n'est plus correctement nettoyé et les toxines s'y installent. Le système de filtration des reins travaille dur pour excréter l'urine chargée de toxines, mais il est lui aussi surchargé et certains déchets sont remis en circulation.

Cette spirale fatale affecte bien plus que le seul système d'élimination. Les toxines sont aiguillées vers les cellules adipeuses pour aller s'y entreposer afin que les organes soient protégés des attaques acides – puisque les toxines sont presque toujours acides – et le corps se serve de la graisse comme d'un bouclier. Il en résulte des difficultés à perdre du poids. Ces polluants acides s'accumulent dans les cellules, les tissus et les fluides entre les cellules et, au mieux, rendent le métabolisme cellulaire inefficace. Ils peuvent aussi apparaître sous forme de cellulite. Ils bouchent également la peau, les poumons et les circuits du système lymphatique. Les conséquences de cette surcharge toxique sont la maladie, la fatigue et une peau pleine d'impuretés.

ÉLIMINER LA CELLULITE

Il ne s'agit pas simplement de graisse supplémentaire. Autrement dit, la cellulite consiste en des dépôts graisseux irréguliers. Cette graisse est essentiellement emprisonnée dans les tissus conjonctifs et les zones affectées se remplissent de fluides, de toxines, de lymphe et de déchets. Ces capitons et cette peau d'orange se centralisent sur les fesses, les hanches et les cuisses et n'ont rien d'esthétique. Peu importe que l'on se mette à la diète pour perdre du poids, que l'on fasse de l'exercice ou que l'on suive un régime strict, on reste exaspéré, car ce truc s'accroche aux cuisses comme du caramel sur une pomme d'amour même si, bien sûr, on perd en volume. Il n'y a qu'une façon de la traiter. On associe la cellulite à un mauvais fonctionnement des vaisseaux sanguins, à la constipation, à un mauvais drainage lymphatique et à la toxicité. Si les vaisseaux sanguins sont faibles et paresseux, les toxines s'accumulent rapidement et le corps a des difficultés à brûler les graisses dans les régions concernées. La constipation contribue à la formation de cellulite, car elle permet aux toxines et aux déchets de rester dans le corps au lieu d'être éliminés. Un côlon paresseux signifie que les déchets toxiques ne sont pas éliminés et que le foie et les reins ne sont plus très efficaces. La consommation de sel (chlorure de sodium), de caféine, d'alcool, de sucre, de tabac, de mauvaises graisses et huiles et de glucides raffinés pèse sur les systèmes d'élimination. Le corps a plus de difficultés à éliminer les déchets et la graisse est stockée sous forme de cellulite. Certains experts estiment que ce sont les toxines qui sont la cause de tout ceci.

Ce type de graisse ne peut pas disparaître simplement en mangeant sainement et en faisant de l'exercice. Même si les crèmes, les lotions et les drainages lymphatiques aident un peu, ils n'enlèveront pas les paquets graisseux. Vous pouvez toujours frotter, masser, faire tous les jours un enveloppement aux algues, ce genre de chose ne va pas disparaître sauf si vous nettoyez votre corps, particulièrement le côlon et le foie, si vous améliorez votre circulation sanguine et votre métabolisme, si vous faites bouger votre lymphe et si vous nourrissez votre corps de l'intérieur. (Une machine extrêmement utile pour ce type d'exercices est la Chi Machine). De plus, il faut savoir qu'en stimulant votre métabolisme, l'appareil circulatoire et le système lymphatique vont mieux fonctionner et vous aurez plus de chances d'éliminer les capitons.

La solution pour éradiquer la cellulite est de modifier votre alimentation et de détoxiquer votre corps. Je le sais pour l'avoir vécu. Vous devez purement et simplement évacuer les toxines. Il est aussi important de nourrir et de revitaliser les régions touchées afin de renforcer les vaisseaux sanguins et les tissus et d'intensifier la circulation sanguine. Une fois les toxines éliminées, les vaisseaux sanguins et les tissus nourris, la graisse peut être utilisée comme source d'énergie. Vos cuisses ne ressemblent plus à un revêtement de balle ce golf et la peau est plus lisse.

Pourquoi les toxines s'accumulent-elles ?

Nous sommes assaillis par les toxines que l'on trouve dans l'air, le sol et l'eau comme les pesticides, les herbicides, les produits chimiques industriels, les solvants, les rayonnements ionisants, etc., la liste est longue. Les radicaux libres nous empêchent de lutter efficacement contre les virus, les bactéries, les parasites et les cellules cancéreuses. De plus, la plupart des gens consomment trop de malbouffe, de sucre, de friture, de glucides raffinés comme les produits à base de farine blanche, bref ils mangent tellement que le corps ne suit plus et ne fait plus son travail de digestion, d'assimilation et de détoxication. On boit trop d'alcool, on prend des médicaments et on ingère trop de produits chimiques comme les conservateurs, les pesticides et les additifs dans les aliments industriels. Si l'on ajoute à cela la toxicité émotionnelle provoquée par la peur, le stress, l'inquiétude et l'anxiété, on se retrouve face à un trop-plein de toxicité.

Si l'on approfondit, on se rend compte que nous avons tendance à ne pas considérer comme toxiques certaines choses qui pourtant le sont, comme les médicaments, qu'ils soient en vente libre ou sur ordonnance. Les grands groupes pharmaceutiques dépensent des milliards de dollars pour lancer sur le marché des médicaments dont les effets secondaires sont souvent pires que les pathologies qu'ils sont censés soigner. Tous les médicaments ne font qu'accentuer la charge toxique sur le foie et donc c'est le corps dans son ensemble qui en est affecté. Les Centers for Disease Control and Prevention (Centres pour le contrôle et la prévention des maladies) ont rapporté que l'empoisonnement par les médicaments est la seconde cause de décès accidentels aux États-Unis. Les statistiques concernant les décès, révélées par le *Times* en 2009, ont montré que, pour la première fois aux États-Unis, plus de gens meurent suite à des prescriptions médicales qu'à des accidents de la route. En effet, 37 485 personnes sont mortes de surdoses médicamenteuses, principalement avec des anxiolytiques et des antidouleurs, alors que 36 284 personnes ont péri dans des accidents de la circulation. Les décès causés par des médicaments ont plus que doublé chez les adolescents et les jeunes adultes entre 2000 et 2008 et plus que triplé chez les adultes âgés de 50 à 69 ans.

Il est important d'éviter, autant que possible, de prendre des médicaments. Quand on vous prescrit un médicament, il est judicieux de demander un second diagnostic à un spécialiste en médecines naturelles comme un naturopathe ou un spécialiste en médecine holistique. Essayez toujours de savoir quels peuvent être les effets secondaires du médicament que l'on vous prescrit avant de le prendre. Essayez d'abord de vous soigner avec les médecines douces et d'avoir un style de vie qui pourrait améliorer vos problèmes de santé. À court terme ou à long terme, cela pourrait très bien faire la différence. J'ai récemment travaillé avec une dame qui avait un taux de cholestérol très élevé. Son médecin a voulu lui prescrire des médicaments pour faire baisser son cholestérol, mais elle n'a pas voulu les prendre. Elle a plutôt opté pour un changement de régime alimentaire et la prise de levure de riz rouge (du riz fermenté par de la levure rouge), tout cela sous surveillance médicale. Après un laps de temps très court, son taux de cholestérol était descendu à un niveau moins inquiétant et elle a pu éviter les médicaments.

Il est également très important d'éviter les conservateurs dans la nourriture. En 2006, la FDA a autorisé la pulvérisation de virus sur la viande froide afin de tuer les bactéries. Elle a également obligé les fabricants d'aliments raffinés à apposer une étiquette avec l'indication « sans gras trans » sur tous ceux qui en contenaient moins de 0,5 g par portion, ainsi les industriels ont été obligés de changer la taille des portions afin d'être en mesure d'y apposer ce label. En petite quantité, tel ou tel additif ne paraît pas très dangereux, mais si on met bout à bout tous les poisons auxquels nous sommes quotidiennement exposés, la charge de toxines devient très lourde et le corps ne peut plus s'en débarrasser. De plus, personne ne connaît vraiment ce que peuvent provoquer leur interaction et quel genre de sous-produits toxiques est ainsi généré.

Donc, autant que possible, il est impératif de lire les étiquettes et d'éviter tout produit contenant des conservateurs. Si vous ne savez pas ce que veulent dire certains mots à consonance étrange sur les produits, ne les achetez pas. Si l'étiquette indique que le produit contient moins de 0,5 g de gras trans par portion, évitez de le consommer. Cela veut dire qu'il va vous falloir mettre de côté de nombreux produits alimentaires transformés et emballés et opter pour des produits beaucoup plus frais.

LES SOURCES DE TOXICITÉ

- Mercure dans les amalgames dentaires
- Biotoxine dans les moisissures et les champignons
- Toxines environnementales émises par la peinture, les tapis et les meubles neufs
- Produits nettoyants pour les fours et pour les toilettes
- Cires et crèmes nettoyantes pour meubles et parquets
- Désodorisants (en spray ou solides)
- Nettoyants et savons antibactériens
- Produits pour nettoyage à sec
- Nettoyants pour tapis et canapés

Ressentez-vous des signes de toxicité ?

Quand les principaux organes d'élimination (le tube digestif, le foie et les reins) ne fonctionnent pas correctement, le sang est encombré de toxines chimiques, de poison et autres substances indésirables. Si ces organes sont propres et fonctionnent normalement, les toxines sont filtrées et évacuées, mais si elles restent dans l'organisme, on risque une surcharge toxique. Les symptômes sont nombreux et variés et ils touchent les personnes de différentes façons selon leur constitution génétique, la faiblesse de certains organes, la vigueur du système immunitaire et l'état émotionnel. Par exemple, du sang impur dans le cerveau peut provoquer des troubles émotionnels et mentaux, une dépression, de l'anxiété et des maladies neurologiques.

SURCHARGE TOXIQUE : LES SYMPTÔMES LES PLUS COURANTS

- Manque d'énergie, fatigue
- Faiblesse
- Douleurs
- Migraine
- Gain de poids
- Impossibilité de perdre du poids
- Irritabilité
- Troubles émotionnels et mentaux

- Constipation
- Remontées acides, aigreurs
- Ballonnements, gaz
- Indigestion
- Problèmes de sinus
- Cellulite
- Trouble du sommeil
- Agitation
- Stress
- Vertiges
- Problèmes de vision
- Problèmes de peau
- Arthrite
- Déséquilibre hormonal
- Vieillissement prématuré

Comme vous pouvez le voir sur la liste ci-dessus, la surcharge toxique provoque de nombreuses pathologies. Par exemple, la constipation et les remontées acides sont liées à la toxicité, mais aussi à une mauvaise alimentation, et elles touchent de nombreuses personnes. Ces pathologies sont tellement courantes que les laxatifs et les antiacides en vente libre font partie des médicaments les plus commercialisés aux États-Unis. La fatigue chronique est un autre exemple de pathologie que certains médecins associent au taux élevé de toxicité dans le corps. En médecine parallèle, de nombreux spécialistes ont constaté qu'en débarrassant le corps des toxines, on pouvait contrecarrer la pathologie. Je peux en témoigner personnellement (lire mon histoire dans l'introduction). La toxicité est également à l'origine de nombreuses autres affections aux États-Unis, dont le cancer, les allergies, les maladies auto-immunes, les infections à levures, les problèmes digestifs, l'hypersensibilité aux produits chimiques et autres maladies liées à l'environnement.

La détoxication : les clés de la santé

Le corps fait preuve d'une étonnante capacité à éliminer les substances toxiques ou à les transformer en sous-produits inoffensifs. Mais il ne peut le faire que dans le cadre d'un fonctionnement normal. La détoxication fait partie de son fonctionnement comme la respiration et la digestion. Il se débarrasse des toxines en se servant du côlon, du foie, des poumons, de la peau, de la lymphe et du sang.

Aider le corps à se détoxiquer n'est pas une invention récente. Au cours de l'histoire, la détoxication était importante dans de nombreuses cultures. On se purifiait par le jeûne, en consommant certaines herbes, en faisant des lavements ou toute autre pratique permettant de nettoyer le côlon. Mais c'est seulement au cours de ces dix dernières années que la détoxication est devenue primordiale pour tout individu vivant dans ce monde moderne. Les sources toxiques sont trop nombreuses pour que l'on puisse encore en ignorer les effets. Dans *The Detox Miracle Sourcebook* (Home Press, U.S., 2011, ouvrage non traduit en français, n.d.t.), le docteur Robert Morse nous dit que la détoxication est « un système permettant d'éliminer les causes de la maladie et non un système de traitement ou un moyen permettant de supprimer les symptômes. Il faut assimiler le fait que seul le corps peut se guérir ».

Les programmes détox des chapitres qui vont suivre ont vocation à vous aider à éliminer les causes de la maladie et, si vous êtes malade, cela vous aidera à redonner au corps l'équilibre qu'il est censé avoir. Vous allez regagner en équilibre et en vitalité, vous allez perdre de la graisse et de la cellulite, les symptômes vont diminuer, puis disparaître, et vous allez retrouver santé et vitalité, tout ce qui vous a fait défaut depuis si longtemps. Nous savons déjà que le corps est capable de se débarrasser des poisons et des toxines, il suffit à présent de faire la part de travail qui nous incombe en aidant les organes d'élimination à se purifier.

LES BIENFAITS DE LA DÉTOXICATION

- Immunitaire
- Épuration sanguine
- Neutralisation et élimination des radicaux libres et autres toxines
- Fonction digestive parfaite
- Réduction des envies (produits sucrés, salés, malbouffe, alcool, nicotine, etc.)

Les organes d'élimination

Les intestins, le foie, les reins, les poumons et la peau sont les cinq principaux organes d'élimination. En soutien, s'ajoutent à ces derniers la vésicule biliaire, le système lymphatique et le système sanguin. Le côlon, le foie et les reins sont les organes primaires d'élimination du système digestif. Ils prennent en charge l'expulsion des toxines en les excrétant directement ou en les neutralisant pour leur retirer leur toxicité. Les matières fécales sont excrétées par le côlon, et l'urine par les reins. Pendant ce temps, la vésicule biliaire, le système lymphatique et le système sanguin aident à expulser les toxines et leurs sous-produits par le biais de la bile, de la lymphe et du sang.

Ce processus commence à ralentir quand le tractus intestinal est obstrué et congestionné et qu'il est dans l'impossibilité d'éliminer les déchets. Quand on entame un processus de nettoyage, il est tout d'abord judicieux de « déboucher les tuyaux » en nettoyant le côlon. Ensuite, il faut nettoyer le foie, car il est l'organe principal de la détoxication permettant à l'organisme de se débarrasser des toxines. Si le foie est fragilisé, il ne peut s'acquitter de son rôle et les toxines sont stockées sous forme de graisses sur les cuisses jusqu'à ce que le foie retrouve ses fonctions. Il faut ensuite nettoyer les reins et une fois le travail terminé, on a l'impression d'être une nouvelle personne. Il est également recommandé de nettoyer le système lymphatique, les poumons, la peau et le sang.

◎ Les fonctions de l'appareil digestif

L'appareil digestif a deux fonctions principales. La première est la digestion et l'absorption de la nourriture. La seconde est l'élimination des déchets. Voici un petit résumé des fonctions de chaque organe pour vous aider à comprendre leur fonctionnement.

LE TRACTUS INTESTINAL : LA TUYAUTERIE INTERNE

Il se compose de l'intestin grêle et du gros intestin, ou côlon. Les intestins sont enroulés à l'intérieur du corps, au niveau du ventre, et atteignent 7 m de long, ce qui permet d'absorber les nutriments et l'eau. Plus de 90 % des aliments que nous consommons sont absorbés par l'intestin grêle, ce qui en fait un organe digestif essentiel.

L'intestin grêle : il se compose du duodénum, du jéjunum et de l'iléon. Le duodénum ne fait que 25 à 30 cm, mais il absorbe la plupart des minéraux provenant des aliments. Le jéjunum est plus long et fait près de 2 m. Il absorbe les glucides, les protéines et les vitamines solubles dans l'eau. Avec plus de 3 m, l'iléon absorbe les graisses, les sels biliaires, le cholestérol et les vitamines liposolubles. Comme l'intestin grêle absorbe la plupart des nutriments, il est indispensable qu'il reste sain et propre. Les déséquilibres, les congestions, l'impact des déchets vont l'empêcher de subvenir aux besoins nutritionnels de l'organisme. Il arrive que l'on mange raisonnablement, mais que l'on soit mal nourri en raison d'un mauvais fonctionnement de l'intestin grêle.

Le gros intestin : appelé aussi côlon, il fait 1,50 m de long. Les aliments passent par cette partie du tube digestif avant d'être dirigés vers l'anus d'où ils sont excrétés sous forme de matière fécale. En chemin, ils vont passer par le côlon ascendant, qui est relié à l'extrémité de l'intestin grêle, par le côlon transverse, qui s'étend de droite à gauche de la cavité abdominale et enfin, par le côlon descendant qui a une position verticale et qui est situé sur la gauche du corps. À l'extrémité le côlon descendant est rattaché au rectum qui va retenir les selles avant de les faire passer dans l'anus.

Quand la nourriture sort de l'intestin grêle, elle passe par une voie à sens unique appelée valve iléocæcale. Puis elle pénètre dans le côlon ascendant situé sur la droite du corps. On le dit ascendant, car il est relié à l'intestin grêle en un point situé vers la partie inférieure de l'abdomen, puis il remonte vers le haut de l'intestin grêle situé dans la parie inférieure de l'abdomen, traverse la partie supérieure, de droite à gauche, puis redescend par le côté gauche. Il peut être utile de le savoir avant de commencer un nettoyage du côlon que nous verrons dans le chapitre suivant.

Quand le mélange semi-fluide se déplace, il passe par le côlon transverse d'où sont extraits des liquides et les derniers nutriments. C'est là que les selles se forment dans un état semi-solide. Dès que le mélange s'oriente vers le côlon descendant, l'eau est peu à peu évacuée et le mélange devient plus compact. Les selles sont constituées de deux tiers d'eau, de fibres insolubles et de nourriture, et d'un tiers de bactéries vivantes et mortes. Ce mélange passe ensuite dans la partie inférieure de l'intestin que l'on appelle le côlon sigmoïde, et se jette dans le rectum pour être excrété.

Le côlon, notre système d'élimination des déchets : le côlon, ou gros intestin, est un organe essentiel d'élimination des déchets de l'organisme. S'il ne fonctionne pas correctement, notre santé s'en ressent. Sa tâche principale est de se débarrasser des toxines et des déchets qu'il fait passer par le tractus intestinal grâce à un processus qui porte le nom de péristaltisme, un ensemble de contractions musculaires. Si tout se passe bien, la nourriture, une fois consommée et contenue dans l'intestin grêle, entre dans le côlon au bout de huit à dix heures. Le côlon est rempli de milliards de micro-organismes, des bactéries bénéfiques, des levures et des champignons, qui, même s'ils vivent principalement dans notre système digestif, sont très présents dans le côlon. Un côlon normal peut contenir en moyenne 1 à 2 kg de micro-organismes. Certaines bactéries sont bénéfiques à notre organisme et nécessaires à la décomposition des protéines et à la synthèse de certaines vitamines.

De plus, le côlon renferme aussi des bactéries neutres et des bactéries nocives. Chez une personne en bonne santé, le taux de bactéries bénéfiques et neutres s'élève à près de 80 % contre 20 % de bactéries nocives. Cet équilibre est perturbé par différents facteurs, mais surtout par la prise excessive d'antibiotiques et la surconsommation de bonbons. Quand les « mauvaises » bactéries sont plus nombreuses que les « bonnes » bactéries, elles vont produire un surplus d'endotoxines aussi toxiques que les exotoxines qui nous environnent.

Ces « méchantes » bactéries vont agir sur les aliments non digérés de l'intestin et produire des substances nocives et des gaz qui vont endommager la muqueuse de l'intestin et mener à la toxémie intestinale, ou auto-intoxication. Ces substances chimiques comprennent de l'éthanal, du formaldéhyde, de l'alcool, de l'ammoniac, du scatol, du sulfure d'hydrogène, du méthane, du dioxyde de carbone et des radicaux libres. Une fois la muqueuse intestinale endommagée, l'intestin devient une vraie passoire responsable d'une maladie appelée le syndrome de l'intestin perméable. Les déchets nocifs s'exfiltrent et sont réabsorbés par le sang causant des troubles tant physiques que psychologiques. Comme ces substances sont extrêmement toxiques, il est idéal d'aller à la selle toutes les huit

à douze heures, ou deux à trois fois par jour. Dans notre société moderne, la plupart des gens n'ont pas ce genre d'habitudes, car vraiment l'idéal serait d'aller à la selle après chaque repas.
Un intestin en bonne santé dépend d'un taux suffisant de fibres et d'eau dans l'alimentation pour que les selles puissent cheminer facilement. Plus les selles restent dans le tractus intestinal, plus elles deviennent dures, car l'eau va être absorbée en permanence. Les selles déshydratées sont dures et compactes et donc, difficiles à éliminer. Avec une alimentation pauvre en fibres et en eau, les selles restent de plus en plus longtemps dans l'intestin. La constipation est également provoquée par des carences en magnésium et en vitamine C. Plus le temps de transit intestinal est long, plus les bactéries nocives risquent d'être plus nombreuses que les bactéries bénéfiques et plus l'intestin risque de devenir nauséabond et toxique. Une forte odeur de selles ou de gaz indique une augmentation de la fermentation et de la putréfaction (les gaz sont le signe que le foie et la vésicule biliaire ont besoin d'être nettoyés, ou que vous avez consommé un produit que vous ne supportez pas).
Le tractus intestinal tente de se protéger contre l'exposition constante à des substances toxiques comme les médicaments, les produits chimiques environnementaux, les additifs alimentaires, les glucides raffinés (la farine blanche agit comme de la colle dans les intestins) et les métaux lourds, en créant du mucus sur la paroi intestinale. Alors que le mucus s'accumule sur la paroi intestinale, les toxines, les levures et les parasites s'y accrochent et s'y transforment en débris de putréfaction. Cette substance peut se durcir ou devenir caoutchouteuse. Je l'ai moi-même constaté. Cela contribue à une mauvaise assimilation des éléments nutritifs et contribue au passage des toxines dans le sang. C'est également un endroit où les parasites et les levures se réfugient.
Pour résumer, les intestins nourrissent les cellules, les tissus et les organes. S'ils sont encombrés ou contaminés, le sang et la lymphe vont en pâtir, car ils vont être submergés d'impuretés qui vont circuler dans tout le corps et que le foie va être obligé de filtrer. C'est pourquoi une détox régulière de l'intestin est si importante. Elle permet d'éviter que les déchets ne reviennent dans l'organisme.

LE FOIE, L'USINE DE TRAITEMENT DES DÉCHETS

Le foie est l'organe principal de détoxication et il doit fonctionner à plein régime pour pouvoir éliminer toutes les pollutions de la planète. Il travaille jour et nuit pour filtrer et neutraliser les toxines, les substances chimiques et les poisons contenus dans le sang, en éliminant tout ce qui s'avère dangereux pour l'organisme. C'est l'organe le plus volumineux du corps. Il pèse entre 1,3 et 2 kg, plus que le cerveau. Il travaille très dur, car il exerce plus de 500 fonctions, bien plus que n'importe quel autre organe. Si vous placez votre main sur le côté droit de l'abdomen, juste sous le diaphragme, vous pouvez le sentir sous les côtes. Pensez à tout ce que fait le foie, à ses centaines de fonctions vitales et soyez reconnaissant du travail qu'il fournit pour vous garder en bonne santé, résistant et vivant.

Le foie filtre près de 2 litres de sang par minute par l'intermédiaire de l'artère hépatique et de la veine portale, ce qui fait environ 378 litres de sang par jour. Ce chiffre est assez étonnant étant donné que le corps humain n'en contient pas plus de 6 litres en tout. Le sang oxygéné arrive par l'artère hépatique et le sang désoxygéné par la veine portale en transportant les éléments nutritifs absorbés. À partir du sang, le foie filtre les éléments nutritifs essentiels et l'oxygène ainsi que les substances chimiques et toxiques et les déchets. Les éléments nutritifs sont transformés en énergie et les toxines vont être éliminées. Voici ce que nous dit Richard Anderson dans son livre *The Liver : Cleansing and Rejuvenating the Vital Organ* (Christobe Publishing, 1999, ouvrage non traduit en français, n.d.t.) : « Nous ne pouvons pas être en bonne santé ou nous remettre d'une maladie sans un foie solide et sain qui fonctionne à merveille. La vie, la santé et la vitalité de chacun de nos organes, glandes ou cellules reposent entièrement sur le foie. »

Le foie est engorgé quand il ne peut pas se débarrasser rapidement d'un grand nombre de déchets. Les substances toxiques et les déchets vont se loger dans les tissus ou vont s'accumuler dans les cellules adipeuses. Les rhumes, la grippe, les éruptions cutanées, l'eczéma, les migraines, les infections urinaires et beaucoup d'autres symptômes peuvent se développer quand le corps essaie de maintenir l'homéostasie (processus de régulation) en tentant d'éliminer les déchets par le biais du côlon, de la peau, des poumons et des reins. En prenant des médicaments pour supprimer ces symptômes ou guérir d'un rhume ou de la grippe, les toxines vont rester et s'enfoncer encore plus dans les tissus. Par conséquent, quand nous tombons malades, il est préférable de nous soigner avec des produits naturels pour préserver le foie et le système immunitaire. Il faut aussi boire beaucoup d'eau purifiée et des jus de légumes frais et des tisanes.

LES FONCTIONS IMPORTANTES DU FOIE

De toutes les fonctions quotidiennes du foie, celles qui suivent sont les plus importantes pour nous maintenir en bonne santé :

- Régulation du métabolisme des protéines : nécessaire aux hormones, aux enzymes et aux composants structuraux ;
- Régulation du métabolisme des glucides et contrôle de la glycémie : fournit l'énergie ;
- Production de bile : indispensable à l'émulsion et à l'absorption des graisses ;
- Fabrication et destruction des hormones : nécessaire pour l'ensemble du corps ;
- Détoxication des toxines internes et externes : nécessaire à la survie ;
- Filtrage de tout ce qu'il y a dans le sang (nutriments, aliments, médicaments, toxines et alcool) ;
- Renferme des cellules, les cellules de Kupffer, faisant partie du système immunitaire ; elles indiquent au corps la présence de toxines dans le foie.

Pour le foie, le travail le plus dur est la détoxication, surtout si l'on considère l'énorme quantité de substances qui nous agressent tous les jours. Imaginez un instant les centaines de produits chimiques et de toxines dans le sang qui doivent être évacués, tels des campeurs tout crottés qui font la queue pour prendre une douche. Le foie essaie toujours de faire son travail. Néanmoins, malgré tous ses efforts, le foie va s'épuiser si nous continuons à mal le traiter et les problèmes de santé vont arriver.

Plus d'une centaine de problèmes sont liés à un mauvais fonctionnement du foie (voir encadré Symptômes de dysfonctionnement du foie pp. 148-149).

LES REINS, LES FILTRES À EAU

Les reins sont des organes si importants que chacun d'entre nous en a deux (certains naissent avec trois reins, tandis que d'autres peuvent continuer à vivre avec un seul). Un rein a la forme d'une oreille et sa couleur est d'un brun violacé. Il pèse environ 170 g et mesure 12 cm de haut, 6 cm de large et 3 cm d'épaisseur. Les reins sont situés à l'arrière de la cavité abdominale, un de chaque côté de la colonne vertébrale. Les reins sont constitués de néphrons (petits tubes) microscopiques qui assurent les aspects fonctionnels et structurels des reins.

La partie externe du rein est ce que l'on appelle le cortex. Il se compose de lits capillaires qui filtrent le sang qui passe dans les néphrons situés à l'intérieur des reins. C'est là que se mettent en place la filtration et la réabsorption. L'urine se forme à l'intérieur des néphrons.

Une fois que les reins ont filtré le sang, ils renvoient une grande quantité d'eau et un bon nombre de substances dissoutes vers la circulation sanguine. Seule reste l'urine qui est transportée par les uretères (structures tubulaires) pour être stockée dans la vessie, puis enfin par l'urètre qui va permettre au corps de l'éliminer.

LES FONCTIONS DES REINS

- Élimination des déchets métaboliques et toxiques ;
- Formation de l'urine et du plasma sanguin ;
- Régulation du volume sanguin et de la pression artérielle ;
- Régulation de la concentration des ions dans le sang ;
- Régulation du pH dans le sang.

Les reins excrètent les toxines par le biais de l'urine. Certains de ces déchets, y compris l'ammoniac et l'urée issus de la dégradation des acides aminés, résultent du métabolisme et augmentent considérablement avec une consommation trop importante de produits animaliers. Les déchets supplémentaires sont la bilirubine issue de la dégradation de l'hémoglobine, la créatinine issue de la dégradation du phosphate de créatine dans les muscles et l'acide urique issue de la dégradation des acides nucléiques. En outre, bon nombre d'ions essentiels tels que le sodium, le chlorure, le sulfate, le phosphate et l'hydrogène ont tendance à s'accumuler plus que n'en a besoin l'organisme et doivent être éliminés. De plus, les reins excrètent des déchets de médicaments, de toxines environnementales et de substances toxiques provenant de ce que l'on mange et de ce que l'on boit.

Les reins sont particulièrement sensibles aux déchets acides du café, du thé, des boissons gazeuses, du chocolat et de l'alcool. La surconsommation de produits acides met les reins en souffrance et provoque des douleurs dans le bas du dos. La surconsommation de produits laitiers peut provoquer des calculs rénaux qui consistent en une accumulation de sels minéraux et de calcium. Les reins doivent gérer la toxicité excessive qui survient lorsque le foie et les intestins sont engorgés. Et ces organes sont encore plus affaiblis par la surconsommation de sucre et de céréales raffinées, de sel, de protéines animales et d'aliments transformés.

◎ Les poumons et l'appareil respiratoire : système de filtration de l'air

L'appareil respiratoire comprend le nez, le pharynx, le larynx, la trachée, les bronches et les poumons. Les deux poumons se situent dans la cage thoracique, ou plus communément, la poitrine. Ce sont des organes spongieux en forme de cônes séparés par le cœur. Le poumon droit est plus épais et plus large que le gauche, mais aussi légèrement plus court, car le foie se situe du même côté que lui et s'étend dans le diaphragme.

Les poumons font partie des cinq principaux organes d'élimination. Leur fonction est d'absorber l'oxygène, l'hydrogène et l'azote de l'air et de les traiter afin d'apporter au corps ce dont il a besoin. Sans oxygène, les cellules du corps ne peuvent pas produire d'énergie à partir de la nourriture que nous consommons. Ce processus est appelé respiration cellulaire. Il sous-tend la réaction du glucose en présence de l'oxygène lors de la décomposition de la nourriture, ce qui produit alors l'énergie sous forme de dioxyde de carbone comme produit final.

C'est une réaction d'oxydoréduction (du glucose en présence de l'oxygène), provenant de la digestion et de l'air apporté par les poumons, qui fournit aux cellules l'énergie nécessaire pour fonctionner en produisant de l'adénosine triphosphate (ATP), le « carburant » directement utilisable par chacune des cellules de notre corps. Les poumons expulsent alors le dioxyde de carbone ainsi qu'une partie des déchets toxiques traités par le corps.

L'oxygène inhalé ainsi que les autres gaz sont échangés par le biais de petits sacs appelés alvéoles et passent ensuite dans les capillaires pulmonaires des poumons d'où ils sont envoyés vers le cœur qui en pompant va les répartir dans chaque cellule du corps. Les déchets de la respiration cellulaire sont ensuite récupérés et renvoyés dans les poumons pour l'exhalation. Au cours du processus, ces gaz expulsés agissent comme un filtre sur d'autres toxines que nous respirons comme la poussière, les produits chimiques et les gaz. D'autres substances toxiques sont prises dans le mucus formé dans les poumons et sont donc recrachées par le biais de ce mucus.

◎ La peau : l'équipe de nettoyage

Parfois appelée le troisième poumon, la peau recouvre toute la surface du corps, ce qui fait d'elle le plus grand organe d'élimination. D'un point de vue technique, il s'agit bien d'un organe, car tous les tissus sont reliés structurellement et remplissent des fonctions spécifiques bénéfiques à l'ensemble du corps. Une de ces fonctions est d'aider tous les autres organes d'élimination dans le processus de détoxication, mais aussi d'agir comme une barrière pour empêcher que ne s'immiscent les substances étrangères ou toxiques dans le corps.

LES CINQ FONCTIONS PRINCIPALES DE LA PEAU

- Protection contre les toxines, les bactéries, la déshydratation et les UV ;
- Excrétion des déchets, du sel et des composés organiques ;
- Maintien de la température du corps ;
- Perception tactile ;
- Synthèse de la vitamine D.

En raison de sa grande surface, la peau élimine par ses pores autant de déchets que les intestins, les reins et les poumons réunis. L'élimination se fait sous forme de toxines acides, de gaz et de mucus. Si le côlon, les reins ou le foie sont protégés d'une surcharge toxique, la peau doit, quant à elle, éliminer une très grande partie de déchets. Si vous avez des rougeurs, des boutons, des furoncles, des l'acné, de l'eczéma ou un abcès, cela signifie que vos autres organes d'élimination sont incapables de faire face à la détoxication. Une fois que vous entamez une détox, il peut arriver que des éruptions cutanées se produisent, mais ne vous alarmez pas. C'est signe que votre corps essaie de se débarrasser des toxines le plus vite possible et cet état va vite s'améliorer.

◎ Les canaux de soutien pour une détoxication

La vésicule biliaire, le système lymphatique et le sang soutiennent le travail des principaux organes d'élimination.

LA VÉSICULE BILIAIRE, LE RÉSERVOIR

Ce petit organe en forme de poire se situe sous le lobe droit du foie. Son rôle important consiste à aider le foie lors de l'élimination des toxines. Le foie sécrète des toxines solubles qui se mêlent au sang et qui sont excrétées par les reins ou par le côlon. Ces toxines sont transportées grâce à la bile de la vésicule biliaire, une substance permettant d'expulser les toxines du corps. Ce « réservoir » qu'est la vésicule biliaire va stocker et concentrer la bile produite par le foie jusqu'à ce que l'intestin grêle en ait besoin.

La bile se compose d'acides biliaires, de sels, de cholestérol et d'électrolytes. Elle facilite la digestion des graisses. C'est une substance alcaline qui neutralise l'acidité gastrique, quand les aliments sortent de l'estomac, et qui les dirige vers l'intestin grêle. Entretemps, la vésicule biliaire va stocker la bile jusqu'à ce qu'elle reçoive le signal de se contracter et de la libérer. L'eau et les minéraux sont absorbés dans la vésicule biliaire par la bile dont la couleur devient plus foncée, produisant ainsi des selles de couleur brune, signes que la bile est de bonne qualité.

LE SYSTÈME LYMPHATIQUE, UN RÉSEAU DE TRANSPORT

Le système lymphatique est un amalgame de tubes très minces qui parcourent tout le corps sous forme de vaisseaux et de ganglions lymphatiques. Ces derniers opèrent dans tout le corps comme le font les artères, mis à part qu'ils transportent un liquide clair circulant à travers les tissus de l'organisme et contenant un nombre élevé de lymphocytes : les globules blancs. Le plasma s'échappe des capillaires pour remplir l'espace entre les tissus de l'organisme et s'écouler ensuite dans les vaisseaux lymphatiques. Le système lymphatique comprend également d'autres organes qui sont la rate, le thymus, les amygdales, les végétations et les adénoïdes.

LES DIFFÉRENTS EMPLOIS DU SYSTÈME LYMPHATIQUE

- Drainer les fluides dans le sang à partir des tissus ;
- Filtrer la lymphe ;
- Filtrer le sang ;
- Combattre les infections.

Le système lymphatique fait office de poste d'alimentation et de drainage pour les cellules du corps qu'il va nourrir et pour lesquelles il va évacuer les déchets. Les cellules peuvent être vues comme des bébés qui mangent, produisent de l'énergie, excrètent les déchets et comptent sur nous pour leur prodiguer des soins. Les cellules se nourrissent de l'oxygène et des nutriments se trouvant dans le sang. Elles vont métaboliser ces matières premières pour produire de l'énergie et éliminer les déchets. Le système lymphatique va capturer une partie des déchets pour que les ganglions et les autres organes lymphatiques puissent filtrer la lymphe afin éliminer les micro-organismes et autres particules étrangères, et que les lymphocytes puissent détruire les organismes étrangers.

La lymphe est un liquide interstitiel qui entoure chaque cellule du corps. Ce liquide remplit l'espace entre les cellules et se charge des déchets. Il est particulièrement important que ce liquide garde son côté alcalin par le biais de l'alimentation.

Le système lymphatique est intimement lié au système immunitaire et occupe quatre grandes fonctions :

1. Drainer l'excès de liquide interstitiel;
2. Aider à maintenir l'équilibre des liquides;
3. Transporter les lipides jusqu'au sang : les graisses et les vitamines liposolubles (A, D, E et K) qui sont absorbées par le tractus intestinal sont transportées vers le sang;
4. Effectuer des réponses immunitaires : le tissu lymphatique donne des réponses très spécifiques contre des microbes particuliers ou des cellules anormales.

Il faut garder à l'esprit que le système lymphatique ne comporte pas d'organe unique jouant le rôle de pompe, comme le fait le cœur. La circulation se fait grâce aux mouvements du corps, notamment par la respiration, la contraction des muscles ou autres mécaniques du squelette, un peu comme un gobelet trayeur sur le pis d'une vache. La respiration entraîne des variations de pression allant d'une pression élevée par le biais de la région abdominale à une pression plus faible induite par la cage thoracique. Le système lymphatique fonctionne bien tant que le foie fonctionne bien. Si le foie n'est pas nettoyé correctement, de nombreuses toxines entreront dans la lymphe. Il est donc important de nettoyer le foie périodiquement pour aider l'ensemble du système lymphatique à faire son travail.

LE SANG, SOURCE DE VIE

Le sang procure les éléments nutritifs nécessaires à la vie ; l'oxygène, les vitamines et les minéraux indispensables aux milliers de milliards de cellules du corps. C'est lui qui transporte les déchets vers les organes d'élimination. Grâce au cœur, le sang est pompé en permanence dans tout le corps.

LES FONCTIONS DU SANG

- Régulation du pH (acidité ou alcalinité). Le taux doit rester entre 7,35 et 7,45 sur l'échelle de pH ;
- Régulation de la température corporelle à 37 °C ;
- Régulation de la teneur en eau des cellules ;
- Transport de l'oxygène et des nutriments vers les cellules et les poumons ;
- Transport du dioxyde de carbone vers les poumons ;
- Transport des déchets produits par les cellules vers le foie, les reins, les poumons et les glandes sudoripares pour expulsion.

Nettoyer et renouveler

Il est crucial de nettoyer les organes d'élimination si nous voulons respirer la santé. Nous avons vu comment les toxines pouvaient s'accumuler. C'est cette accumulation qui nous fatigue et nous rend malades. Pour prévenir la maladie, il faut se débarrasser des toxines, des résidus médicamenteux, des métaux lourds, des acides, des parasites, des champignons, des levures et autres agents pathogènes. La détox va vous permettre de vous sentir bien, peut-être bien mieux que vous ne l'avez jamais été. Et surtout plein d'énergie.

Les programmes qui suivent dans les prochains chapitres ont bien fonctionné, non seulement sur moi, mais sur un nombre incalculable de personnes avec qui j'ai travaillé toutes ces années. L'élimination des déchets et des toxines facilite la perte de poids alors qu'aucun régime n'a marché. Les gens ont littéralement l'impression de fondre ! Généralement, la cellulite se réduit ou disparaît complètement.

Une détox a le pouvoir de changer radicalement votre état de santé et de vous faire rajeunir. Je vous encourage à suivre ces programmes et à vous y tenir jusqu'à ce que votre organisme soit complètement nettoyé. Occupez-vous de votre corps et faites le grand ménage au moins une fois par an. Vous verrez, vous ne le regretterez pas.

EN RÉSUMÉ :

Étape 1 : consommer des aliments entiers, alcalins, bios et sans OGM ; supprimer autant que possible les sources de toxicité ; boire beaucoup d'eau purifiée ; manger 50 à 75 % d'aliments crus ;

Étape 2 : ajouter des jus de légumes frais à votre régime alimentaire au moins une à deux fois par jour ;

Étape 3 : faire un jeûne de un à trois jours ;

Étape 4 : suivre les programmes pour nettoyer le côlon, le foie, la vésicule biliaire et/ou les reins.

Chapitre 5

LE GRAND NETTOYAGE DE L'INTESTIN

Il y a vraiment plus sexy, comme sujet, que le nettoyage du côlon, mais les résultats qu'il procure sont extrêmement passionnants. C'est l'une des solutions les plus efficaces pour perdre du poids et rester en bonne santé. Qu'on l'appelle gros intestin, intestin ou côlon, le fait est que pour nombre d'entre nous, il est engorgé. En fait, l'ensemble du tractus intestinal peut s'engorger. Un nettoyage en profondeur de l'intestin est une excellente façon de retrouver de l'énergie et de la vitalité et de surmonter des symptômes et des problèmes de santé assez courants comme une mauvaise digestion, la constipation, les remontées acides, les douleurs à l'estomac, un intestin irritable, *Candida albicans*, les gaz, les ballonnements, un ventre proéminent, des migraines et le manque d'énergie. Et si vous voulez perdre du poids rapidement et facilement, rien de mieux que de nettoyer le tube digestif.

Le nettoyage de l'intestin est l'une des étapes les plus importantes – mais malheureusement assez négligée – en matière de perte de poids, de remodelage de la silhouette, de perte d'abdomen, d'amélioration de la digestion, d'élimination et de regain de santé. Le problème vient du fait que la digestion ne se fait pas correctement lorsque le côlon est encombré et qu'il devient difficile d'éliminer les substances que l'on ingère. Plus il est encombré, et plus les déchets, sous forme de matière fécale et de mucus, vont se loger dans sa paroi. Il est possible d'y remédier, car non seulement cela empêche d'aller à la selle normalement, deux à trois fois par jour, mais cela bloque également l'absorption d'éléments nutritifs fournis par l'alimentation.

Quand on combine un nettoyage du côlon avec un bon régime amaigrissant, on perd en tour de taille bien plus rapidement qu'avec un simple régime. Un ventre proéminent n'est pas seulement fait de graisse, il peut résulter de l'accumulation de déchets intestinaux. Lorsque l'ensemble du tractus intestinal est nettoyé, il arrive souvent que le ventre dégonfle. Le côlon va mieux fonctionner et éliminer plus vite les déchets, ainsi la perte de poids est facilitée et on est en meilleure santé. Les éléments nutritifs sont mieux absorbés puisque le corps est mieux nourri. En général, les fringales diminuent ou disparaissent, et il est plus facile de coller à son nouveau style de vie.

C'est toujours une bonne chose de commencer une détox par un nettoyage en profondeur de l'intestin avant de s'intéresser aux autres organes. Avec une détox, le corps déloge les poisons et les toxines accumulés dans les cellules et les tissus. Les déchets sont ensuite déposés dans le côlon pour être rapidement éliminés, mais si ce dernier est encombré en raison de restes de matière fécale, les toxines ne pourront pas sortir aussi facilement. Elles vont tout simplement attendre d'être réabsorbées par le sang. On peut, par la suite, ressentir des maux de tête, des faiblesses, de la fièvre, des frissons, des nausées, avoir des éruptions cutanées ou d'autres symptômes de ce genre.

La racine de beaucoup de maux

Un côlon encombré est à l'origine de nombreux problèmes de santé. Certains professionnels de la santé pensent même que c'est la cause principale de presque toutes les maladies. Si l'on considère que les Américains dépensent entre 700 et 800 millions de dollars par an en laxatifs, c'est dire à quel point ils sont constipés ! Le docteur Bernard Jensen est l'un des pionniers de la chiropractie et de la diététique. Il a commencé sa carrière, en 1929, avec des publications sur une gestion appropriée de l'intestin. Ses ouvrages sont considérés comme des classiques en matière de détoxication. Le docteur Jensen affirme : « Au cours des cinquante années que j'ai passées à aider les gens à surmonter la maladie ou l'invalidité, j'ai compris que les racines du mal venaient, pour la plupart, d'un mauvais entretien de l'intestin. »

ENGORGEMENT CONTRE ALIMENTS PURIFIANTS

Engorgement	*Nettoyants*
Produits à base de farine raffinée (pain, pâtes, pizza, pâtisseries, etc.)	Légumes (surtout ceux à forte teneur en eau)
Fromage	Jus de légumes frais
Autres produits laitiers	Fruits frais
Viande	Céréales complètes (riz complet, quinoa, orge, etc.)
Gras trans	Légumineuses (haricots, pois cassés, lentilles)
Desserts et sucreries	Gaines de lin (moulues)
Grignotage (chips, chips de maïs, chips de bagel, biscuits apéro, etc.)	Fruits à coques (trempés dans l'eau ou moulus)
Fast foods (frites, hamburgers, tacos, aliments frits)	Herbes aromatiques (persil, coriandre, basilic, etc.)
	Eau filtrée ou purifiée
	Tisanes
	Suppléments en fibres

Que se passe-t-il quand le côlon ne fonctionne pas efficacement ?

Les points qui suivent vont vous aider à comprendre ce qui se passe en cas de mauvais fonctionnement du tractus intestinal :

- Les selles se déshydratent et s'accumulent dans le côlon, engendrant une constipation qui pour beaucoup de spécialistes est cause de maladie.
- La matière fécale non évacuée et les glaires collantes peuvent se déposer sur les parois du tractus intestinal et irriter la muqueuse du côlon.

- Des germes pathogènes comme les bactéries, les virus, les parasites et les levures comme *Candida albicans* peuvent proliférer dans le côlon. Ces agents pathogènes excrètent les déchets sous forme d'enzymes toxiques, d'acides et de gaz et provoquer ainsi une inflammation et une dégradation de la paroi intestinale.
- Quand les selles se déplacent trop lentement dans l'intestin, les toxines ont plus de temps pour pénétrer la paroi intestinale et passer dans le sang.
- Les toxines mises à nouveau en circulation affaiblissent les tissus et les organes du corps.
- Les toxines s'accumulent et restent dans les cellules, les tissus, le sang et les organes comme le côlon, le foie et le cerveau, provoquant de nombreux problèmes de santé.
- Le système immunitaire est submergé par la surcharge toxique quand les globules blancs prennent en charge les débris toxiques. Le corps est vulnérable et enclin à attraper toutes sortes de maladies.

Symptômes liés à un côlon toxique

Une bonne digestion peut souffrir d'une surcharge toxique dans le côlon aboutissant à des problèmes qui apparemment n'y sont pas liés comme des problèmes de peau, des douleurs articulaires, des problèmes de sinus, des varices, l'amnésie et l'irritabilité, pour n'en citer que quelques-uns. En fait, un côlon défectueux est à l'origine de centaines de maladies.

Les gens pensent souvent que leurs problèmes de santé n'ont rien à voir avec le côlon parce qu'ils se manifestent dans d'autres régions du corps. Par exemple, un côlon défectueux peut imprimer une pression sur les nerfs et provoquer des maux de dos, des sciatiques et des douleurs dans les jambes, car il est situé près des nerfs de la colonne vertébrale. Un côlon défectueux peut libérer des toxines qui vont s'acheminer vers d'autres parties du corps et provoquer des maux de tête ou l'infection des sinus. Même si vous allez à la selle tous les jours, cela ne signifie pas pour autant que le côlon n'est pas encombré.

SYMPTÔMES D'UN CÔLON DÉFECTUEUX

Les symptômes suivants sont souvent associés à un côlon encombré. Vous n'aurez jamais tous ces symptômes à la fois, mais il se peut que vous en ayez déjà ressenti quelques-uns. Vous saurez, à présent, que cela signifie qu'il faut nettoyer vote tube digestif.

- Constipation chronique
- Gaz et ballonnements
- Diarrhée
- Prise de poids et impossibilité d'en perdre
- Baisse d'énergie, fatigue
- Problèmes de digestion
- Maux d'estomac
- Syndrome du côlon irritable
- Syndrome de l'intestin perméable
- Brûlures d'estomac, remontées acides
- Diverticules
- Maladie de Crohn
- Ventre gonflé
- *Candida albicans* (infection à levures)
- Parasites
- Allergies alimentaires
- Sensibilité au gluten
- Intolérance au lactose
- Hémorroïdes
- Irritabilité, changements d'humeur
- Gaz et selles malodorantes
- Rhumes fréquents
- Maux de tête chroniques
- Éruptions cutanées, rougeurs
- Cancer du côlon

Les problèmes courants du côlon

Voici ci-dessous, les problèmes assez courants qui affligent de nombreuses personnes des pays industrialisés. Ces pathologies peuvent très bien se soigner avec un programme de détoxication du côlon.

◎ La constipation

Être constipé signifie que l'on a des difficultés à aller à la selle ou que les selles sont rares. La constipation peut compromettre la santé du corps dans son ensemble, car elle affecte la digestion, enraye l'évacuation des toxines, amorce une baisse d'énergie, et empêche une absorption efficace des éléments nutritifs.

Une mauvaise alimentation contribue beaucoup à la constipation, mais aussi à un mauvais fonctionnement du foie, à la prolifération de parasites, au *Candida albicans*, à un dysfonctionnement de la thyroïde, à des carences en éléments nutritifs comme le magnésium ou la vitamine C. On peut aussi ajouter à la liste les allergies et les intolérances alimentaires. Trop de produits laitiers et de céréales raffinées peuvent provoquer la constipation. Et le stress a également un effet négatif sur le côlon, comme il en a sur tous les organes.

Pour traiter la constipation, il faut consommer des fibres, suffisamment de vitamine C et de magnésium, boire beaucoup d'eau, traiter la thyroïde, faire de l'exercice, se débarrasser de *Candida albicans* et des parasites et nettoyer son foie. Quand on nettoie le tractus intestinal, la constipation s'atténue et la perte de poids devient plus facile. Les jus de légumes frais sont aussi très utiles, car ils sont source de fibres solubles bénéfiques pour le côlon.

◎ Le cancer du côlon

Le cancer du côlon se caractérise par des tumeurs cancéreuses dans le côlon, le rectum et l'appendice. On meurt plus du cancer du côlon que du cancer du sein et du SIDA réunis. Chez l'homme, comme chez la femme, c'est le cancer le plus mortel après le cancer du poumon. Aux États-Unis et au Canada, il atteint la troisième place des cancers diagnostiqués, à l'exception du cancer de la peau. Seuls sont fréquemment diagnostiqués les cancers du poumon et du sein chez la femme et le cancer du poumon et de la prostate chez l'homme.

Des études ont montré qu'une alimentation riche en viande rouge et pauvre en légumes, fruits et autres aliments riches en fibres, contribue à un risque accru de cancer du côlon. Le meilleur programme préventif est de réduire les aliments qui encrassent l'organisme, de consommer des aliments qui nettoient, de faire de l'exercice, de boire de l'eau et de nettoyer régulièrement le côlon. Pour les personnes à risque ou de plus de 50 ans, il est aussi recommandé de faire régulièrement des tests préventifs.

◎ La diverticulose

Les dernières statistiques ont montré que le nombre d'Américains souffrant de diverticulose est en recrudescence. Le National Institute of Diabetes and Digestive and Kidney Diseases a indiqué que 10 % des Américains de plus de 40 ans souffraient de diverticules. Pour les plus de 60 ans, on atteint 50 %. La bonne nouvelle, c'est que les soins appropriés pour le côlon empêchent la maladie de se développer sous sa forme la plus grave : la diverticulite.

La diverticulose se caractérise par la présence de petites hernies muqueuses sur la paroi du côlon. Quand ces hernies s'infectent, on parle de diverticulite. Un régime alimentaire faible en fibres et provoquant une constipation mène à ces maladies, car la pression qu'elle engendre sur la paroi du côlon aide à la formation des diverticules. Il est intéressant de noter que ces maladies ne sont apparues que dans la première partie du XXe siècle quand les aliments transformés ont été introduits dans le régime alimentaire.

Les responsables d'un côlon défectueux

En plus d'une mauvaise alimentation, du manque d'exercice, du manque de fibres et d'eau, d'autres facteurs contribuent à la mauvaise santé du côlon : le stress, le déséquilibre entre les bonnes et les mauvaises bactéries, une mauvaise mastication et la suralimentation.

La peur, le stress, l'inquiétude et l'anxiété éprouvent considérablement le système digestif. Le système nerveux autonome contrôle l'activité inconsciente du corps, y compris le contrôle de l'appareil digestif. Quand il est stressé, le système nerveux détourne l'énergie des organes digestifs et la dirige vers le système musculosquelettique (le corps), une réaction connue sous le nom de réponse combat-fuite. Au cours de cette réaction de stress, les intestins et les reins vont ralentir afin que le corps utilise l'énergie pour fuir ou combattre l'ennemi. Le problème, c'est que dans notre société moderne la menace est perçue en permanence et notre système digestif souffre donc continuellement. Le stress diminue le flux de salive et fait chuter la production d'enzymes digestives et d'acide chlorhydrique. Un style de vie stressant se traduit par une altération de la digestion et une diminution de la fonction intestinale. Pour aider le système digestif, il est préférable de ne pas manger quand on est contrarié, inquiet ou en colère, et attendre que la tension retombe.

◎ Déséquilibre entre les bonnes et les mauvaises bactéries

Un tractus intestinal en bonne santé possède une écologie complexe de mauvaises bactéries (pathogènes), de bactéries neutres et de bonnes bactéries. Une prolifération de mauvaises bactéries, des levures et des parasites vont perturber cet équilibre délicat. Elle peut conduire à une inflammation de la paroi de la muqueuse et gêner l'assimilation des éléments nutritifs.

Sont responsables d'une flore intestinale déséquilibrée une alimentation trop riche en viande et en graisses animales, les gras trans, les aliments transformés, les aliments faibles en fibres, le sucre, le café, le thé, l'alcool, la surconsommation d'antibiotiques, les médicaments en vente libre comme le paracétamol et l'aspirine et un régime alimentaire sans apport d'éléments nutritifs essentiels. Les antibiotiques sont particulièrement préjudiciables à cet équilibre délicat, car ils tuent non seulement les bactéries contre lesquelles ils ont été fabriqués, mais également les bonnes bactéries du côlon. Les bonnes bactéries sont très utiles, car elles permettent de transformer certaines substances de base en éléments nutritifs indispensables. Elles sont également chargées de tenir en échec les bactéries pathogènes et les levures qui vivent dans le côlon. Une fois cet équilibre fragile perturbé, les mauvaises bactéries deviennent plus nombreuses que les bonnes et ainsi, davantage de toxines sont libérées. De plus, les levures prolifèrent et *Candida albicans* va libérer de nombreuses toxines comme l'éthanol dans le corps.

Le régime alimentaire typique d'un Américain est riche en mauvais gras et en glucides raffinés, surtout les produits issus de la farine, et pauvres en fibres, et a tendance à engorger le tractus intestinal et sa paroi. Cela mène à une accumulation du mucus qui empêche les bonnes bactéries de se développer. Quand on enlève cette couche de mucus en nettoyant le côlon, les bonnes bactéries peuvent à nouveau coller à la paroi intestinale et rétablir l'équilibre de la flore intestinale. La prise de probiotiques va réintroduire dans le côlon les bonnes bactéries telles *Lactobacillus acidophilus* et *Lactobacillus bifidus*.

Des conseils simples pour une bonne digestion

Faites-vous partie de ces gens très occupés qui mangent sur le pouce ? Certaines personnes sont tellement pressées qu'elles prennent à peine le temps de manger et grignotent un en-cas sans même vraiment le mâcher et le font passer à coup de grandes gorgées de boissons gazeuses, de thé glacé ou d'eau. Si cette description vous ressemble, vous avez quand même dû remarquer que votre digestion n'est plus aussi bonne qu'elle l'était autrefois. Cela peut passer quand on est jeune, mais plus on vieillit et plus le système digestif a du mal avec un mode de vie trop stressant. Le meilleur moyen de se sentir mieux est de ralentir, de prendre le temps de respirer et de mâcher correctement. Ne pensez plus « fast food », mais « slow food ». Oui, allez-y doucement quand vous mangez. Le repas est un moment important. Partagez-le avec la famille ou des amis aussi souvent que possible.

La digestion commence véritablement par la bouche. Nous mastiquons les aliments pour les décomposer en particules de plus en plus petites. La salive se mélange à la nourriture et ainsi commence le processus de digestion. La salive contient de la ptyaline et de l'amylase, des enzymes salivaires intervenant dans la digestion de l'amidon et des sucres lents lors de la mastication, et dont l'action se prolonge dans l'estomac. D'autres enzymes agissent sur les bactéries qui peuvent se trouver sur les aliments, représentant ainsi la première ligne de défense contre les envahisseurs étrangers. Si l'on ne prend pas le temps de bien mastiquer, on se dirige vers de nombreux problèmes comme l'indigestion, le reflux gastro-œsophagien, le syndrome de l'intestin perméable et la constipation.

Nos mères avaient raison quand elles nous disaient de mâcher correctement ce que nous avions dans la bouche. Il faut mastiquer chaque bouchée au moins vingt à trente fois avant de l'avaler. Quand on avale de gros morceaux, l'organisme est obligé de produire beaucoup de suc gastrique, très acide, pour finir le travail. Or ce suc brûle les muqueuses fragiles de l'intestin.

Ne buvez pas trop d'eau pendant les repas et surtout évitez les liquides glacés qui peuvent nuire à une bonne digestion. Trop de liquide dilue les enzymes digestives dans la bouche et dans l'estomac et la nourriture n'est pas bien digérée. L'estomac contient de l'acide chlorhydrique qui agit sur les protéines en les dénaturant et en les préparant pour la prochaine étape de digestion. Il contient également de la pepsine, une enzyme naturellement présente dans l'organisme et des lipases, enzymes permettant la digestion des graisses. Quand on boit trop pendant les repas, les enzymes ne font pas correctement leur travail. Le mieux est d'arrêter de boire à peu près une demi-heure avant les repas et de reprendre une demi-heure après.

On peut également prendre des enzymes digestives (p. 203), en gélules ou en gouttes, pour améliorer la digestion. Elles se prennent entre les repas et nettoient toutes les particules alimentaires qui n'ont pas été assez mâchées. Elles favorisent également la pousse des cheveux. Vers l'âge de 35 ans, la production d'acide chlorhydrique diminue. On peut prendre du chlorhydrate de bétaïne qui permet d'augmenter la production d'acidité gastrique et qui a aussi un effet sur la pousse des ongles.

La suralimentation

Au sein de notre société de consommation, la plupart d'entre nous sont habitués à manger beaucoup trop. Les Américains sont programmés pour manger, manger et encore manger, et cette suralimentation cause de nombreux problèmes de santé. Une suralimentation, même avec des produits sains, comprime le système digestif, et on se retrouve avec des problèmes d'obésité, d'hypertension artérielle, de cardiopathies, de remontées acides et de constipation.

De nombreuses études ont démontré que les individus qui consomment moins de nourriture vivent plus longtemps et en meilleure santé que les autres. En réduisant les calories, on améliore sa santé et on ralentit le processus de vieillissement. De petites portions facilitent une bonne digestion. Il faut être vigilant quand on mange en dehors de la maison. Ne remplissez pas trop votre assiette quand vous êtes devant un buffet, ne commandez pas trop de plats au restaurant, soyez raisonnable. Une règle simple consiste à manger la moitié de ce que l'on mange d'habitude. Vous allez être surpris de voir la vitesse à laquelle le corps s'adapte facilement. Votre tour de taille en prendra tous les bénéfices.

Les combinaisons alimentaires qui ne fonctionnent pas

On a beaucoup écrit sur la façon d'associer les aliments pour une meilleure digestion, et beaucoup de praticiens ne sont pas d'accord entre eux. Néanmoins, presque tout le monde s'accorde sur certains points. La règle principale est de ne pas mélanger les aliments contenant beaucoup de protéines comme la viande avec des féculents, comme les pommes de terre, ou des glucides raffinés, comme le pain et les pâtes. Évidemment, cela remet en cause tout ce qui est traditionnel dans la culture américaine et les autres aussi d'ailleurs : les sandwichs, les hamburgers, la viande de bœuf et les frites, les spaghettis bolognaise, et j'en passe. Le but n'est pas de supprimer complètement ces plats, mais de faire attention et d'en consommer moins souvent. Les protéines ont besoin d'enzymes digestives différentes par rapport aux glucides. Si vous avez des problèmes digestifs, essayez de manger vos protéines avec des légumes et plus précisément des légumes verts à forte teneur en eau. Une salade, des légumes cuits à la vapeur et un morceau de poulet fermier ou de poisson sont l'alternative idéale à la viande rouge, aux pommes de terre et au pain. Si vous choisissez de remplacer les protéines par des céréales, prenez des céréales entières comme le riz complet, le quinoa, le millet ou l'épeautre et associez-les avec des légumes cuits à la vapeur et une grosse salade. Ce sera plus propice à une bonne digestion, mais cela maintiendra un bon équilibre alcalin, un des piliers d'une saine alimentation.

Pourquoi nettoyer le côlon ?

Tout simplement parce que cela va vous aider à mieux digérer et à garder votre côlon en bonne santé. En éliminant les déchets coincés dans le gros intestin, l'évacuation se fait plus facilement. Le côlon va ainsi pouvoir absorber l'eau et les éléments nutritifs essentiels. Le corps sera mieux nourri. On me demande souvent combien de fois par jour il faut aller à la selle. Il est surprenant de voir le nombre de personnes qui croient qu'il est normal d'aller une fois par jour à la selle ou moins souvent encore. Pour certaines autres, c'est une fois par semaine. Des recherches ont été faites dans des pays non industrialisés sur des communautés rurales qui ont une alimentation simple et naturelle à base de produits entiers et qui bougent modérément pendant la journée. Il a été déterminé qu'il n'y avait pas, chez elles, de problèmes de côlon. Vous allez être surpris d'apprendre que ces personnes vont à la selle environ une demi-heure après le repas, ce qui signifie qu'elles s'y rendent deux à trois fois par jour. C'est donc le but à atteindre. Et vous y arriverez en nettoyant votre côlon.

Une autre question revient souvent, à savoir, à quoi ressemblent de bonnes selles ? Elles sont d'un brun moyen, molles et informes avec la consistance du beurre de cacahouète. Elles vont flotter un moment avant de couler et de se désagréger. Elles ne doivent pas être dures et foncées, ni fines ou se présenter sous forme de petites crottes.

Un programme de nettoyage du côlon vise à rétablir les contractions musculaires de l'intestin (le péristaltisme) afin d'en évacuer les déchets qui inhibent la digestion et l'assimilation. Un programme de nettoyage du côlon dure une semaine ou deux, mais cela en vaut la peine.

PROGRAMME DE DÉTOXICATION DU CÔLON

Il comprend six étapes importantes :

1. Réduire l'exposition aux toxines provenant de l'environnement ou des aliments transformés.
2. Avoir un régime alimentaire sain avec beaucoup de légumes et de jus de légumes frais.
3. Supprimer le café, l'alcool, le tabac et les médicaments en vente libre.
4. Faire de l'exercice et transpirer pour éliminer les toxines.
5. Boire beaucoup d'eau pour éliminer.
6. Détoxiquer son côlon.

Programme de nettoyage du côlon

Pendant le programme, vous pouvez faire deux à trois repas légers par jour comprenant beaucoup de légumes crus et de jus de légumes et des fruits à faible teneur en sucre comme des baies et des pommes vertes. Pour un résultat maximum, commencez avec un jeûne à base jus de légumes pendant trois jours. Certains recommandent de ne boire que du jus de pomme, mais ce dernier contient trop de sucre et personnellement, je ne le recommande pas.

Pour nettoyer le côlon, il faut boire et manger beaucoup d'aliments nettoyants et alcalins comme les légumes verts à haute teneur en eau et les légumes de couleur rouge, des fruits frais, des céréales entières et des fruits à coques. Mieux vaut éviter la viande, le fromage et les autres produits laitiers et les céréales entières contenues dans le pain et les pâtes. Vous pouvez consommer des œufs et un peu de poisson, mais je recommande de le faire le moins possible. Nous avons déjà établi la liste des aliments bénéfiques pour ce programme et je vous conseille de vous y reporter, seulement, essayez de limiter les céréales et les légumineuses à une petite quantité une fois par jour.

PROPOSITION DE MENU

AU LEVER

7 h : prendre un mélange de fibres (voir pages suivantes).

PETIT DÉJEUNER

8 h : au choix,

1. un smoothie vert avec de la poudre d'amandes ;
2. un avocat et des tranches de tomate ;
3. un jus de légumes frais tiré d'une recette du chapitre 10.

9 h : prendre un comprimé de probiotique.

10 h : un jus de légumes frais, par exemple le cocktail pour nettoyer le côlon.

11 h : prendre un mélange de fibres.

DÉJEUNER

Midi : au choix,

1. Une grande salade verte et un bol de soupe de légumes crus (voir recettes p. 276 et suivantes) ;
2. Une grosse salade verte avec un avocat (vous pouvez aussi incorporer différents légumes) et ½ bol de riz complet (ou quinoa, millet, etc.) ;
3. Une salade composée avec du cèleri, du brocoli, du chou-fleur, des poivrons rouges et verts, du concombre, des radis, de la tomate, des courgettes vertes et jaunes, des graines germées d'alfalfa ou de tournesol, de la coriandre ou du persil. Ma sauce préférée pour la salade : mélangez ½ tasse d'huile d'olive vierge extra, 3 cuillères à soupe de jus de citron et 3 cuillères à soupe d'eau et ajouter des herbes aromatiques de votre choix et de l'ail haché ;
4. Jus de légumes frais.

APRÈS-MIDI

15 h : prendre un mélange de fibres.

16 h : si vous avez faim, buvez un jus ou un smoothie ou un fruit à faible teneur en sucre, comme des baies ou une pomme verte.

DÎNER

18 h : reprenez l'une des suggestions faites pour le déjeuner ou préparez-vous un plat à base de légumes. Si vous faites un jeûne de trois jours à base de jus, faites-vous un jus de légumes. Pour le plat, n'oubliez pas d'y inclure beaucoup de légumes crus comme de la salade, des tomates, des crudités ou des légumes légèrement cuits à la vapeur comme du brocoli, des asperges, des choux de Bruxelles, des carottes et des oignons. Vous pouvez ajouter un peu de poulet, de dinde ou de poisson si vous avez besoin de plus de protéines, mais les protéines animales ne font pas très bon ménage avec les programmes de nettoyage, elles freinent le processus ; il vaut donc mieux vous en passer. Vous ne perdrez pas de masse musculaire en oubliant les protéines animales pendant une semaine ou deux.

APRÈS LE DÎNER

Prenez une préparation à base de plantes que l'on trouve dans les magasins bios. Suivez les instructions du paquet, mais en général, un ou deux comprimés suffisent.

20 h : tisane dépurative et un probiotique.
21 h : mélange de fibres.

◎ Pendant la cure

Pendant la cure dépurative, vous aurez besoin de prendre un mélange de fibres 4 à 5 fois par jour et des préparations à base de plantes, en principe pendant le repas ou juste après. Buvez beaucoup d'eau entre les repas, 2 à 2,5 litres par jour serait bien. Vous pouvez boire des tisanes tout au long de la journée, en prenant toujours en compte le même quota d'eau. Vous pouvez sucrer vos boissons avec de la stévia, un édulcorant naturel, mais surtout pas de sucre ni de miel. En début de journée, il est recommandé de boire une ou deux tasses de thé vert ou de thé blanc, contenant beaucoup moins de caféine que le café, mais d'éviter d'en boire plus tard dans la journée surtout si vous avez tendance à faire de l'hypoglycémie ou que vos glandes surrénales fonctionnent mal.

COCKTAIL DE FIBRES

Quand vous ne faites pas de jeûne à base de jus, vous allez avoir envie d'avoir une alimentation riche en fibres au cours de la cure. Vous allez prendre des fibres supplémentaires et de l'argile bentonite pour faciliter le drainage des déchets du côlon. Les fibres vont balayer les parois du côlon et l'argile bentonite va, comme une éponge, absorber les toxines et les déchets et faciliter leur élimination.

La bentonite est une argile, connue également sous le nom de terre à foulon, essentiellement constituée de montmorillonite ainsi que d'autres minéraux. Les gisements de bentonite sont d'origine volcanique et hydrothermale. On en trouve deux variétés dans le commerce : la bentonite à base de sodium et celle à base de calcium. La première est très absorbante et augmente de volume lorsqu'elle est humide. La seconde, quant à elle, n'a pas de propriété de gonflement en présence d'un liquide. Les deux font office d'agents liants.

Pour bien nettoyer le côlon, on doit également penser aux graines de lin en poudre, à la pectine de pomme, au tégument ou aux graines de psyllium en petite quantité. L'ajout de charbon actif aide à absorber encore plus de toxines.

Il existe un grand nombre de produits disponibles. J'aime beaucoup tous ceux qui absorbent les toxines, comme le psyllium, la bentonite, la pectine de pomme, les feuilles de menthe poivrée ou le gingembre. Faites votre propre mélange, à votre convenance. Attention, on m'a quand même déjà dit qu'il n'était pas toujours facile de trouver les bons ingrédients dans le commerce. Néanmoins, si vous les trouvez, n'hésitez pas à essayer les recettes qui vont suivre. Les produits à base de psyllium que l'on trouve dans le commerce peuvent provoquer des ballonnements ou une constipation chez certaines personnes et peuvent aussi assécher le côlon. Préférez la poudre de téguments qui fonctionne très bien, prise en petites quantités. Faites attention au son de blé ; si vous faites des allergies au gluten, vous pouvez prendre du son d'avoine ou du son de riz. Lisez avec attention les étiquettes avant d'acheter vos produits.

MÉLANGE DE FIBRES FAIT MAISON

On trouve la plupart des produits dans les magasins bios. Avec un petit moulin à café, vous pourrez moudre vos graines de lin, par exemple.

70 g de fibres de lin ou de graines de lin moulues
70 g d'argile bentonite
2 cuillères à soupe de téguments ou de graines de psyllium
2 cuillères à soupe de charbons actifs
2 à 3 cuillères à soupe de pectine de pomme ou de pectine de citrus

- Mélangez tous les ingrédients dans une carafe ou un bocal en verre et mettez au frais.

- Pour réaliser votre mélange de fibres, versez 1 à 1,5 cuillère à soupe, bien bombée, de cette mixture dans un peu d'eau ou de jus de légumes frais et secouez bien. Pour relever le goût, il n'est pas interdit d'ajouter une cuillère à café de jus de citron ou de citron vert, ou du concentré de jus de canneberge non sucré.

Les plantes dépuratives et les suppléments diététiques

Il existe dans le commerce de nombreux produits pour nettoyer le côlon à base d'herbes dépuratives et de nutriments bénéfiques pour réactiver l'intestin. À vous de voir quel produit vous convient le mieux. Le but est d'aller à la selle deux ou trois fois par jour et de purifier doucement les parois du côlon en éliminant les toxines.

Le magnésium aide vraiment à soulager la constipation en ramollissant les selles et en drainant l'eau vers l'intestin. Les plantes qui ont des facultés dépuratives sont les suivantes : l'aloès du Cap, l'épine-vinette, la racine de pissenlit, l'écorce de l'arbre à neige, les fruits du prunier myrobalan, les feuilles et les fleurs de la reine des prés, les feuilles et les fleurs du plantain lancéolé, les graines de fenugrec, les racines de la réglisse, l'écorce de l'orme rouge, les racines de la guimauve, les feuilles de menthe poivrée, la coriandre, la cannelle, la gentiane, les racines de rhubarbe, la papaye, la menthe verte, l'ail, les graines de fenouil et les racines de gingembre. La cascara sagrada (ou écorce sacrée) ou le séné sont des plantes stimulantes à effet laxatif, peut-être un peu trop fort pour certaines personnes. Bien sûr, vous n'allez pas trouver tous ces ingrédients dans une seule préparation, mais certainement un bon nombre d'entre eux dans les bonnes préparations. Ils sont très bénéfiques lors d'un nettoyage du côlon, mais il faut faire attention à les arrêter rapidement pour ne pas en devenir dépendant. Certaines personnes, très constipées, auront besoin de formules comprenant de la cascara sagreda et du séné ainsi que plusieurs plantes apaisantes comme l'orme rouge, les racines de guimauve et la menthe poivrée.

Le Chardon-Marie

Prenez une à deux gélules de Chardon-Marie à chaque repas. Cette plante contient de la silymarine, une substance active qui fournit des effets thérapeutiques protégeant le foie contre certaines toxines. Elle possède également des propriétés antioxydantes. Utilisées de temps en temps, ces préparations à base de plantes et contenant du Chardon-Marie pour purifier votre foie.

COCKTAIL POUR NETTOYER LE CÔLON

1 concombre lavé, ou sans la peau s'il n'est pas bio
1 poignée d'épinards lavés
1 poignée de persil lavé
1 branche de cèleri lavé
½ citron pelé
½ pomme verte (facultatif)

- Coupez le concombre en deux ou à la taille adéquate pour qu'il puisse passer dans la cheminée de remplissage. Introduisez les épinards et le persil et poussez-les dans la cheminée à l'aide du concombre, du cèleri, du citron, et de la pomme si vous l'utilisez.

SMOOTHIE VERT FANTASTIQUE

POUR DEUX PERSONNES

1 concombre, petit ou moyen, lavé, ou sans la peau s'il n'est pas bio
200 g d'épinards lavés
1 avocat moyen ou gros, pelé (sans le noyau)
1 cuillère à soupe d'huile de noix de coco vierge (facultatif)
Le jus d'un citron (jaune ou vert)
Plusieurs gouttes de stévia pour sucrer (facultatif)

- Coupez le concombre en dés, mettez-le dans un mixeur et mixez jusqu'à l'obtention d'un mélange homogène. Ajoutez les épinards et mixez. Coupez l'avocat en morceaux et mettez-le dans le mixeur avec l'huile de noix de coco, le jus de citron et les gouttes de stévia. Mixez le tout. Ajoutez un peu d'eau si nécessaire. Servez dans des bols. Vous pouvez, si vous préférez en mettre de côté dans le réfrigérateur pour en profiter plus tard dans la journée.

Remarque : ce smoothie est délicieux servi avec des amandes effilées ou en poudre qui ont trempé dans l'eau toute la nuit, car c'est meilleur pour la digestion. Les oléagineux contiennent un inhibiteur d'enzyme qui empêche leur bonne digestion. Lorsqu'on les fait tremper, ce problème disparaît. Vous pouvez, à l'avance, les faire tremper puis sécher, le goût n'en sera que meilleur. Une fois prêtes, mixez-les et saupoudrez-les sur le smoothie.

Ils prêtent main-forte au côlon

◎ Les probiotiques

Lors d'une cure dépurative, il est très important de restaurer la flore intestinale en ingérant de bonnes bactéries : les probiotiques. Il arrive souvent que les bonnes bactéries soient détruites par la prise d'antibiotiques, ou d'autres médicaments, et des années de mauvaises habitudes alimentaires. Les probiotiques vont favoriser le retour des bonnes bactéries après la cure. Les bonnes bactéries sont essentielles à un solide système immunitaire pour bien assimiler les vitamines, les minéraux, les protéines, les lipides et les glucides ; produire la vitamine B et contrôler les parasites et les levures comme *Candida albicans*. Selon la formule des probiotiques que vous allez acheter, les prises quotidiennes peuvent varier.

◎ Le lavage du côlon

L'hydrothérapie du côlon, plus connue sous le nom de lavage du côlon, consiste à nettoyer le côlon avec de l'eau. Cela se fait, en général, chez un spécialiste. L'hydrothérapie du côlon est une méthode sure et efficace. Elle permet d'éliminer les déchets du gros intestin sans prendre de médicaments. En introduisant dans le côlon de l'eau pure et filtrée à une température modérée, on atteint les déchets, on les fait bouger et on les ramollit afin qu'ils puissent être évacués. Il est très bénéfique de faire des lavages du côlon, une à deux fois par semaine, au cours de votre cure pour éliminer tous les déchets. Cela facilite également la perte de poids.

Si pour vous, ça n'est « même pas la peine d'y penser », il est quand même intéressant de savoir que des personnes en vue profitent de cette pratique. La princesse Diana en était une adepte et il se murmure que de nombreuses stars d'Hollywood pratiquent régulièrement l'hydrothérapie du côlon. La raison de cet engouement qui va des membres de familles royales aux acteurs hollywoodiens et aux gens ordinaires, c'est que cette pratique aide à réduire les ballonnements et les gaz, fait perdre du ventre, facilite la perte de poids, améliore le fonctionnement du côlon et embellit la peau. Depuis plus quinze ans, j'associe le lavage du côlon au jeûne à base de jus et au nettoyage intestinal à base de plantes plusieurs fois par an, et plus d'une fois j'ai constaté une perte de près d'un kilo.

Les toxines s'accumulent sur la paroi intestinale comme le tartre sur les dents. Et vous vous brossez bien les dents ! L'hydrothérapie du côlon supprime les résidus de matière fécale, le mucus et les toxines. Bien sûr, c'est un procédé assez déconcertant, mais le spécialiste vous mettra tout de suite à l'aise et vous allez vite vous rendre compte que c'est sans danger. Toutefois, assurez-vous que le cabinet ou le centre que vous avez choisi est impeccable et que les tubes utilisés sont jetables.

En général, la plupart des personnes qui y ont recours s'extasient sur les effets qu'elles ressentent, comme un meilleur fonctionnement du côlon, un ventre moins gonflé, un blanc des yeux plus clair, une peau lumineuse et des cheveux resplendissants. Si vous ne trouvez pas de centre de soins près de chez vous, les lavements restent une bonne alternative.

◎ Le lavement

Ce procédé est utilisé depuis des siècles pour maintenir le côlon en bon état de marche. Le lavement est bénéfique pour régulariser le fonctionnement du côlon. Autrefois, on l'utilisait pour traiter pratiquement toutes les maladies. Au cours d'un nettoyage du côlon, le lavement sert à dégager tous les débris de la paroi intestinale. On injecte dans le côlon, par voie rectale, de l'eau minérale tiède ou de l'eau du robinet bouillie. Vous trouverez des sacs à lavement dans certaines pharmacies ou vous pouvez aussi les commander en ligne. Les plus faciles à utiliser sont ceux qui ressemblent à une bouillotte munie d'un tube. Il vous suffit de remplir le sac d'un quart d'eau tiède, de vous coucher sur votre côté gauche, d'insérer l'extrémité du tuyau dans votre anus en vous assurant de bien presser la pince du tuyau pour éviter l'écoulement de l'eau. Vous vous souvenez de ce que l'on a dit à propos de l'anatomie du côlon ; le côlon descendant occupe tout le côté gauche du corps. C'est pour cela, surtout quand on débute, qu'il vaut mieux se coucher sur le côté gauche. Relâchez la pince et laissez l'eau pénétrer doucement. Serrez à nouveau la pince si le côlon se remplit trop vite et attendez quelques instants. Relâchez la pince à nouveau jusqu'à ce que toute l'eau soit passée par l'anus et ait baigné le côlon. Détendez-vous un instant, toujours sur le côté, puis mettez-vous quelques minutes sur le dos afin que l'eau atteigne le côlon transverse – il se peut que vous ne puissiez pas attendre, c'est difficile au début – puis passez sur le côté droit pendant encore quelques minutes pour que l'eau atteigne le côlon ascendant. Allez ensuite évacuer tous les déchets dans les toilettes. Prenez le temps de tout faire partir. Ensuite, détendez-vous et restez près des toilettes au moins dix à quinze minutes.

Il existe aussi certaines substances que vous pouvez ajouter à l'eau, comme certaines infusions qui peuvent contribuer à faciliter l'élimination des déchets. Le jus d'herbe de blé est très bénéfique, car il contient des nutriments aidant à la guérison et de la chlorophylle qui a une action « purifiante ». Vous pouvez ajouter 30 à 50 g de jus d'herbe de blé pour 480 ml d'eau. Certaines personnes ne jurent que par le lavement au café. Si vous voulez essayer, assurez-vous de n'utiliser que du café bio. Le plus simple est quand même de se servir d'eau tiède.

Exercices pour faciliter le nettoyage du côlon

Les bienfaits de l'exercice en matière de santé sont incontestables. Il donne de l'énergie, aide à perdre du poids, donne du tonus, augmente la masse musculaire et aide à avoir une bonne santé cardiovasculaire.

Lors d'un nettoyage du côlon, l'exercice sert à éliminer les toxines. Voici les avantages spécifiques que l'on peut en tirer :

- augmentation de la pression sanguine avec plus d'oxygène dans les cellules, ce qui permet de collecter et d'éliminer plus de toxines ;
- baisse du stress et de l'anxiété, ce qui permet à l'ensemble du système digestif de travailler plus efficacement ;
- augmentation du flux lymphatique, primordial pour éliminer les toxines et pour améliorer les fonctions immunitaires ;
- augmentation de la sudation, ainsi les toxines s'éliminent par le biais de la peau ;
- augmentation de la capacité respiratoire permettant d'éliminer les toxines par les poumons.

Les exercices aérobies sont particulièrement bénéfiques, car ils augmentent la fréquence cardiaque sur un long moment ce qui permet d'accélérer le débit d'oxygène dans le sang et dans chaque cellule du corps. Commencez à votre rythme. Si vous n'avez pas l'habitude de faire de l'exercice, commencez par des séances de vingt à trente minutes de mouvements soutenus, au moins trois jours par semaine pour que ce soit bénéfique, puis passez à une heure, au moins trois fois par semaine. Les exercices aérobies comprennent le jogging, la marche (rapide), la natation, le vélo, la danse, le patinage, des séances de step ou du rebounding. Le rebounding fait partie des meilleurs exercices pour aider le corps lors d'un processus de détoxication. On le pratique sur un mini-trampoline. C'est amusant, facile, efficace et sans danger. Vous pouvez le pratiquer à la maison, bien à l'abri sans avoir à marteler le trottoir, à éviter les voitures ou à attendre qu'il ne pleuve plus. Il n'y a que des bénéfices à pratiquer cet exercice. Il améliore la circulation sanguine et augmente les capacités du cœur et des poumons. De plus, il est très efficace pour faire bouger les fluides du système lymphatique qui vont transporter les déchets du corps. Les exercices intenses comme le rebounding permettent d'augmenter considérablement le flux lymphatique. Comme la lymphe, pour bouger, est entièrement dépendante de l'exercice physique (ou des drainages lymphatiques), le système lymphatique ne peut pas excréter convenablement les déchets toxiques sans mouvement adéquat, ce qui se répercute sur les cellules dont la capacité à absorber les éléments nutritifs vitaux va être limitée. L'exercice est très important pour le système lymphatique, car ce dernier n'a pas de pompe pour activer la lymphe par le biais des vaisseaux lymphatiques comme le fait le cœur qui pompe le sang à travers les vaisseaux sanguins. Le système lymphatique n'est pas actif, mais passif, et ses vaisseaux ont des valves qui l'orientent dans une seule direction. Par conséquent, il faut du mouvement pour que les fluides se déplacent. Le canal lymphatique droit relie la moitié droite de la tête et le bras droit et le canal thoracique relie le côté gauche de l'abdomen à la base du cou, ainsi un mouvement de haut en bas est efficace pour activer la lymphe dans les vaisseaux. La Chi machine est un outil excellent pour activer la lymphe dans le corps et pour stimuler les organes internes. Il suffit de s'allonger sur un tapis de gymnastique, par exemple, de poser ses chevilles sur les reposoirs de la machine et de se laisser doucement bercer par le mouvement régulier, de droite à gauche, que va imprimer la machine. Elle va vous entraîner dans un mouvement ondulatoire des pieds à la tête en actionnant les deux régions de rotation que sont le cou et la taille. La sensation de bien-être est immédiate, je vous le garantis, je l'ai testée.

Quelle que soit l'activité pratiquée au cours d'un nettoyage du côlon, il est important de faire de l'exercice pour augmenter votre capacité respiratoire et transpirer. La sudation facilite l'élimination des toxines, la détoxication sera ainsi beaucoup plus efficace. En plus de l'exercice, le sauna ordinaire, le sauna infrarouge, les bains chauds (si possible dans des sources d'eau chaude) vont vous faire transpirer et faciliter l'élimination des toxines.

EN RÉSUMÉ

Étape 1 : consommez des aliments entiers et alcalins en favorisant les produits biologiques et en éliminant les OGM. Éliminez les toxines en buvant beaucoup d'eau et en mangeant 50 à 75 % d'aliments crus.

Étape 2 : ajoutez des jus de légumes frais à votre régime alimentaire au moins une à deux fois par jour.

Étape 3 : faites un jeûne à base de jus pendant un à trois jours.

Étape 4 : faites une cure de détox du côlon.

- augmentez votre consommation d'eau, de jus et de tisanes pour éliminer les toxines ;
- mangez des aliments qui nettoient le côlon et évitez ceux qui l'obstruent (voir encadré p. 122) ;
- prenez des mélanges de fibres 4 fois par jour ;
- prenez des préparations à base de plantes, au moins une fois par jour (bien suivre la posologie) ;
- procédez à une hydrothérapie du côlon ou à un lavement au moins une à deux fois pendant la cure ;
- faites des exercices aérobies pour augmenter le rythme cardiaque et transpirer ;
- allez au sauna ou prenez des bains très chauds pour faciliter la sudation.

Chapitre 6

LE NETTOYAGE DU FOIE, DE LA VÉSICULE BILIAIRE ET DES REINS

Si votre machine à laver est en panne, que votre évier est bouché ou que votre bouilloire fuit, vous allez tout de suite faire en sorte de les réparer. Le foie, la vésicule biliaire et les reins sont beaucoup plus importants que n'importe quel appareil électroménager, et pourtant, on leur accorde souvent bien moins d'attention. N'est-il pas temps de nettoyer ces organes qui travaillent durement et de les remettre en état de marche ?

Le programme détox qui suit va vous aider à nettoyer le foie, la vésicule biliaire et les reins, et leur permettre de bien fonctionner pour votre plus grand bien-être. Les clés d'une bonne santé résident dans le bon fonctionnement de ces organes. Tant qu'ils ne seront pas nettoyés, vous ne pourrez pas savoir l'effet que cela fait. Alors, n'hésitez plus.

La détoxication du foie

Le foie est l'organe interne le plus complexe du corps humain. Il réalise des centaines de tâches à la minute, bien plus que les autres organes, bien plus que le cerveau. Ce dernier traite l'information comme le fait un ordinateur, mais le foie traite des tâches physiologiques. Il est constamment en train de filtrer, de détoxiquer, de synthétiser et de traiter de nombreuses substances. Sans un foie sain, le corps devient toxique et l'on est fatigué, malade et souvent déprimé. Vous avez certainement remarqué que vos doigts et vos orteils ne sont plus aussi minces qu'ils l'étaient autrefois. C'est parce que la fonction hépatique provoque une diminution du taux sérique avec, pour conséquence, la formation d'un œdème ou d'un gonflement due à l'accumulation de fluide dans les tissus. Il se peut aussi qu'il s'agisse d'un dérèglement hormonal, car le foie métabolise la plupart des hormones et quand il ne fonctionne pas bien, le métabolisme des hormones ne se fait plus. Le foie est l'organe principal de détoxication du corps, il filtre et nettoie près de 50 litres de sang par jour. Il agit exactement comme un filtre à café en retenant l'ammoniac et les toxines qui sont ôtés du sang et transformés avant d'être éliminés par les intestins ou les reins. Le foie traite également les polluants que l'on inspire et qui passent par les poumons ou qui sont absorbés par la peau. Que les toxines proviennent d'une pollution environnementale ou d'aliments transformés ou contaminés, ou qu'elles soient produites de façon interne, elles sont toutes détoxifiées par le foie en deux étapes que l'on appelle phase I et phase II. Chacune de ces phases nécessite des éléments nutritifs spécifiques pour effectuer le travail correctement. Lors du programme de détox, les éléments nutritifs sont fournis par des jus, des soupes de légumes crus, des smoothies verts, des produits biologiques et des compléments alimentaires. Ces aliments vont aider le foie et lui permettre de détruire tout ce qui est toxique et que le corps ne veut pas assimiler, et de le faire passer d'une phase à l'autre. Sans les éléments nutritifs et les antioxydants, la détoxication peut être paralysée et les radicaux libres qui vont se former au cours du processus intermédiaire vont proliférer et endommager les cellules. Alors qu'avec le plein d'éléments nutritifs, les toxines liposolubles, qui autrement seraient stockées dans les cellules adipeuses et les membranes cellulaires, sont converties sous une forme soluble dans l'eau et sont ensuite excrétées par les reins ou par l'intermédiaire de la bile qui se déverse dans le côlon.

En plus de sa fonction purifiante, le foie effectue de nombreuses autres tâches vitales à la santé, souvent en rapport avec la production d'énergie. Donc, quand le foie est congestionné, sa capacité à produire de l'énergie est réduite. Les principales fonctions de production d'énergie sont les suivantes :

- réguler le métabolisme des glucides qui contrôle la glycémie ;
- réguler le métabolisme des protéines qui transportent les graisses et les hormones ;
- brûler les graisses pour produire de l'énergie et fabriquer du cholestérol et des graisses afin de les stocker ;
- réguler le métabolisme et plus spécialement les hormones T4 à T3 (hormones thyroïdiennes) ; la T4 agissant sur le foie d'où elle est convertie en T3.

Le foie détient les clés d'un métabolisme efficace : contrôle du poids, bonne santé de l'intestin et détoxication. Un bon fonctionnement du foie est crucial pour la perte de poids, car il est le « brûleur de graisses » du corps. Le fait de nettoyer votre foie peut grandement améliorer votre capacité à perdre du poids, mais aussi vous donner plus d'énergie et l'envie de faire de l'exercice.

Si l'on consomme régulièrement des bonbons et autres glucides transformés (pain, pizzas et pâtes), de la malbouffe, des édulcorants artificiels, des boissons gazeuses et de l'alcool, le foie va convertir la plupart de ces calories en graisses et les stocker. C'est ainsi que l'on prend du poids. Saviez-vous que les aliments qui se transforment facilement en sucre contribuent à un taux élevé de cholestérol ? Un taux élevé de sucre dans le sang fait monter le cholestérol LDL et baisser le cholestérol HDL. Une glycémie élevée endommage également la paroi des artères.

En raison de l'utilisation accrue de sirop de maïs à haute teneur en fructose dans les boissons gazeuses, les jus de fruits, les vinaigrettes toutes prêtes, les condiments et les aliments transformés, les matières grasses s'accumulent dans le foie. Cette utilisation est aujourd'hui de plus en plus courante et le foie, en assimilant ces produits peut se transformer en « foie gras ». Quand cela se produit, c'est que quelque chose n'a pas tourné rond dans le métabolisme. On sait que la graisse s'accumule dans le foie sous certaines conditions dont les plus courantes sont l'obésité, la résistance à l'insuline, le syndrome métabolique (ou syndrome X), le diabète de type 2, un taux élevé de triglycérides et une forte consommation d'alcool. Pour toutes ces raisons, il est important de rayer de son régime alimentaire les sucres et plus spécialement le sirop de maïs à haute teneur en fructose, les glucides raffinés, les aliments transformés et la malbouffe. Le foie stocke les toxines dans ses cellules. Plus il y a de toxines et plus ses fonctions sont compromises. Le foie peut se congestionner, tout comme le côlon. Il peut aussi développer des calculs. Quand il est congestionné, l'excrétion de la bile est ralentie et on est sujet à la constipation. Les toxines restent trop longtemps dans l'intestin et certaines d'entre elles sont à nouveau absorbées par le sang. Les toxines qui circulent dans le système vont provoquer une rétention d'eau dans certaines régions du corps, surtout les cuisses, les hanches et les bras, puisque le corps conserve l'eau pour diluer les toxines et cela provoque la formation de la cellulite et de la peau d'orange. Un foie nettoyé et qui fonctionne bien facilite la perte d'eau et de poids.

TOXICITÉ DU FOIE, PRISE DE POIDS ET HYPERCHOLESTÉROLÉMIE

Le foie repousse la graisse dans l'intestin grêle par l'intermédiaire de la bile. C'est un organe remarquable qui contrôle le poids en brûlant les graisses et en les pompant. Quand il est congestionné et qu'il ne peut plus brûler les graisses, il les stocke. Ainsi la perte de poids devient difficile même si on se met au régime sec. Quand le foie ne régule pas efficacement le métabolisme des graisses, un gain de poids se produit autour de l'abdomen et le ventre se met à gonfler. Cette bouée de graisse est presque impossible à perdre tant que la fonction hépatique n'est pas améliorée. Une fois qu'elle est restaurée, le foie recommence à brûler les graisses et il est plus facile de perdre du poids sans effort.

Un régime alimentaire à forte teneur en fibres va réduire la mise en circulation des graisses et des toxines de l'intestin vers le foie. Il est très important pour les personnes en surpoids et pour celles qui ont un taux de cholestérol élevé. En introduisant des fruits, des légumes et des céréales complètes dans son alimentation, on augmente le taux de fibres solubles et insolubles dans l'intestin et on empêche les toxines de se remettre à circuler. La pectine de pomme et le tégument de psyllium favorisent également la prise de fibres.

Si le foie est endommagé en raison des toxines, ou engorgé à cause d'un surplus de déchets, il est moins efficace pour évacuer les globules gras qui circulent dans le sang. La graisse va alors se déposer sur les parois des vaisseaux sanguins. Elle va aussi se déposer dans plusieurs régions du corps, dont le foie et différents autres organes, mais aussi sous la peau en formant de la cellulite. Le taux de HDL ne sera pas suffisant pour combattre le taux de LDL. Si le système de filtrage du foie fonctionne bien, le bon cholestérol va être dirigé vers le foie pour que l'excrétion se fasse par le biais de la bile. Un foie en bonne santé est essentiel à une bonne régulation du cholestérol. Un taux de cholestérol élevé peut indiquer que le foie est engorgé. Un foie en mauvaise santé peut engendrer des problèmes cardiovasculaires du genre athérosclérose, hypertension, crise cardiaque et AVC.

Même si après examen, votre foie semble fonctionner normalement, certains signes annoncent sa congestion. Les examens qui déterminent la fonction hépatique ne sont pas conçus pour signaler un léger dysfonctionnement. Comme le foie assure de nombreuses fonctions, il peut influer sur presque tout l'organisme, y compris sur le système nerveux, le système immunitaire, les systèmes endocrinien, digestif et circulatoire. Donc, si vous ressentez l'un des symptômes énumérés ci-dessous, mieux vaut entamer un nettoyage du foie.

SYMPTÔMES DE DYSFONCTIONNEMENT DU FOIE

- Acné, allergies ou asthme ;
- Rhume des foins, urticaire, éruptions cutanées ;
- Douleur lombaires ;
- Taches brunes sur la peau (taches de vieillesse) ;
- Bursite ;
- Cancer ;
- Candidose ;
- Langue chargée, mauvaise haleine au réveil ;
- Fatigue ou syndrome de fatigue chronique ;
- Rétention d'eau : jambes, doigts et orteils enflés ;
- Maux de tête, migraines (pouvant être liées aux hormones), douleurs dans les yeux, problèmes de vision ;

- Hypertension artérielle ;
- Hypoglycémie ou instabilité du sucre dans le sang ;
- Faiblesse du système immunitaire ;
- Intolérance aux aliments gras ;
- Insomnie ;
- Syndrome du côlon irritable ;
- Problèmes rénaux ;
- Lupus ;
- Sautes d'humeur, dépression, perte de mémoire ;
- Nausées ou douleurs abdominales ;
- Remontées acides ;
- Obésité ;
- Mauvaise digestion, ballonnements, gaz, prise de poids, cellulite, constipation ;
- Sinusite ;
- Angiomes cerises ou points de Campbell Morgan ;
- Selles très minces.

Une détoxication du foie va soulager cet organe et lui permettre de continuer son travail et à vous, de vous sentir mieux. Il sera plus facile de perdre des kilos et le système immunitaire fonctionnera mieux.

Nettoyage de la vésicule biliaire

Le foie et la vésicule biliaire sont reliés et travaillent ensemble. Ce qui touche l'un affecte obligatoirement l'autre, que ce soit positif ou négatif. L'une des principales voies d'élimination des toxines se fait par l'intermédiaire de la bile produite par le foie et concentrée et stockée dans la vésicule biliaire. La bile aide à détruire les graisses et les vitamines liposolubles sécrétées dans l'intestin grêle. Une autre de ses fonctions est de transporter les toxines à partir du foie. Elle fait office de camion à ordures qui ramasse les déchets du foie et qui les transporte sur l'« autoroute » du canal biliaire jusqu'aux intestins qui vont les excréter par le biais du côlon.

La bile contient de l'eau, du cholestérol, des graisses, des acides biliaires, des protéines et de la bilirubine. Si elle contient trop de cholestérol, d'acides biliaires ou de bilirubine, en raison d'un mauvais fonctionnement hépatique, elle peut se solidifier et se transformer en calculs biliaires. Il existe deux types de calculs biliaires : les calculs de cholestérol et les calculs pigmentaires. Les calculs de cholestérol comportent du cholestérol durci et sont d'une couleur jaune verdâtre. Ils représentent environ 80 % des calculs biliaires. Les calculs pigmentaires sont de petits cailloux bruns ou noirs, et sont principalement constitués de bilirubine. La vésicule biliaire peut développer des calculs de toutes tailles, allant de minuscules par centaines à un très gros. Si un calcul reste coincé dans le conduit qui transporte la bile du foie à l'intestin grêle, il peut bloquer l'écoulement de la bile et provoquer inflammation et douleur. Les calculs, qui peuvent donc se former en raison d'un taux de cholestérol (souvent associé à une alimentation riche en produits animaliers) ou de bilirubine trop élevé, sont aussi souvent dus à une carence en sels biliaires ou tout simplement à une vésicule biliaire insuffisamment efficace pour sécréter correctement la bile.

Une douleur intense dans l'abdomen irradiant vers le haut du dos ou vers l'épaule droite peut indiquer la présence de calculs biliaires. Le diagnostic définitif est donné grâce à l'échographie. Aux États-Unis, près de 20 % des femmes et 8 % d'hommes de plus de 40 ans ont des calculs biliaires. Chaque année, on a recours à des interventions chirurgicales pour retirer plus de 300 000 vésicules biliaires. Il est donc préférable de faire périodiquement une détox du foie et de la vésicule biliaire plutôt que de subir, non seulement la douleur, mais aussi les frais engendrés par une opération de la vésicule biliaire et les conséquences qui vont en résulter.

◎ Les symptômes liés aux problèmes de vésicule biliaire

Certaines personnes ont des troubles digestifs depuis des années, et comme ces troubles sont étroitement liés à d'autres symptômes de digestion, elles ne se rendent pas compte que la vésicule biliaire peut être atteinte. La constipation est un de ces symptômes. La liste qui suit fait référence aux symptômes associés aux problèmes de vésicule biliaire, mais gardez bien à l'esprit qu'ils peuvent aussi être révélateurs de tout autre symptôme. Une chose est sure : dès les premiers signes ou mieux avant tout signe avant-coureur, il est préférable d'aider sa vésicule biliaire et de la nettoyer.

- Douleur ou sensibilité sous la cage thoracique, côté droit.
- Douleur entre les omoplates.
- Douleur autour de l'omoplate droite.
- Selles crayeuses.
- Mauvaise digestion, surtout des aliments frits.
- Nausées.
- Vertiges.
- Ballonnements.
- Gaz.
- Rots, éructations.
- Sensation de trop-plein, problèmes digestifs.
- Diarrhée (ou alternance de selles molles et de selles liquides).
- Constipation.
- Maux de tête juste au-dessus des yeux, surtout du côté droit.
- Remontées acides après les repas.
- Prises fréquentes de laxatifs.

RÉGIME POUR UNE BONNE SANTÉ DU FOIE ET DE LA VÉSICULE BILIAIRE

Certains aliments ou boissons, certains choix de vie, sont décisifs sur le bon fonctionnement de l'équipe foie/vésicule biliaire. D'autres ne font qu'endommager ces organes. Voici une liste de leurs amis et de leurs ennemis.

LES AMIS

- Légumes bios et jus de légumes ;
- Fruits bios ;
- Fruits à coques et céréales bios ;
- Légumineuses bios ;
- Viandes fermières ;
- Poisson (sauvage) ;
- Œufs bios ;
- Bonnes matières grasses (huile d'olive vierge extra, huile de noix de coco, huile de poisson) ;
- Beaucoup d'eau filtrée ou distillée ;
- Tisanes, thé vert ou thé blanc ;
- Exercice (aérobie) ;
- Attitude positive en pensée et en parole ;
- Manger avec modération ;
- Dormir suffisamment.

LES ENNEMIS

- Aliments raffinés, transformés, en conserve ;
- Produits sucrés, friandises, desserts ;
- Fast-food (frites, hamburgers, pizzas, tacos, etc.)
- Friture
- Produits avec de la farine raffinée (pain, pâtes, pâte à pizza et à tarte) ;
- Viandes grasses, conserves, viande froide tranchée ;
- Graisses hydrogénées ou partiellement hydrogénées (margarine) ;
- Gras trans et huiles polyinsaturées comme celles de soja, de maïs, de tournesol et de carthame ;
- Alcool, café, boissons gazeuses ;
- Style de vie sédentaire ;
- Stress, anxiété, colère, inquiétude et peur ;
- Attitudes négatives en pensée et en parole ;
- Excès alimentaires.

Mon premier nettoyage de la vésicule biliaire

Quand je souffrais du syndrome de fatigue chronique et de fibromyalgie, j'étais tellement malade que je ne pouvais pas travailler et cherchais de l'aide partout. J'ai contacté un réflexologue à qui j'avais donné le nom de montagnard du Colorado. La réflexologie est un massage des points réflexes situés sur les pieds, les mains ou les oreilles (mais le plus souvent sur les pieds). Les réflexologues pensent que chaque zone réflexe correspond à un organe, une glande ou une partie du corps et qu'en y imprimant une pression on peut soigner les différents organes. Par exemple, pour la réflexologie, il existe un point spécifique sur la voûte plantaire qui correspond au point réflexe du foie de et la vésicule biliaire. Quand le réflexologue a exercé une pression sur mon pied, j'ai cru que j'allais tomber de ma chaise tellement c'était douloureux. Pour lui, il était évident que ma vésicule biliaire devait être désengorgée. Il m'a recommandé de prendre environ 250 ml de jus de pomme fraîchement pressé et mélangé, en agitant assez fort, à la même dose d'huile d'olive vierge extra réchauffée. J'ai préparé ça dans un bocal en verre.

Ça a été très dur à boire, surtout à 6 h du matin. C'est la pire chose que j'aie jamais dû boire. Je suis retournée me coucher quelques heures et me suis mise sur le côté droit. Il s'agissait d'éliminer les calculs. J'ai dormi plus de deux heures. J'ai été assez déçue en me levant parce que rien ne se passait : je n'ai éliminé aucun calcul. Alors, je me suis dit que j'avais fait tout ça pour rien. Mais vers 16 h, j'ai cru mourir tellement j'avais mal dans l'abdomen. Mon corps a expulsé une centaine de calculs de couleur et de taille différentes. Cela m'a stupéfaite.

Je ne vous recommande pas de faire ce genre de choses, car un calcul peut rester coincé et vous envoyer directement aux urgences. Les programmes qui suivent sont doux et ramollissent les calculs progressivement afin de préparer le corps à les expulser.

Sept jours de programme détox pour le foie et la vésicule biliaire

Un programme complet de détoxication se fait au moins deux fois par an ; au printemps et à l'automne. Et pour un résultat optimal, mieux vaut le faire quatre fois par an, à chaque changement de saison.

Une détox efficace du foie et de la vésicule biliaire comprend six étapes importantes :

1. Réduire l'exposition aux toxines environnementales ou provenant d'aliments transformés et d'aliments en conserve.
2. Éviter le café, l'alcool, le tabac, la malbouffe, les sucreries, les céréales raffinées (blé, seigle, orge), les boissons gazeuses et les médicaments en vente libre.
3. Consommer des aliments entiers biologiques et beaucoup de légumes crus, de fruits et de jus de légumes frais.
4. Faire de l'exercice et transpirer pour éliminer les toxines (le sauna est une bonne chose).
5. Boire beaucoup d'eau pour éliminer les toxines (2 à 2,5 l par jour).
6. Suivre les programmes de détox pour le foie et la vésicule biliaire des pages 155-159.

Pendant sept jours, vous allez suivre ces étapes et vous concocter des jus de légumes tirés des recettes de ce livre, ou vos propres recettes, manger beaucoup de légumes crus et de petites quantités de fruits à faible teneur en sucre. Pas de produits provenant d'animaux pendant la détox, mais des crudités, des smoothies verts, des jus de légumes, des légumes sautés ou à la vapeur à volonté, et vous ne devriez pas avoir faim.

Pensez aux légumes verts à feuilles comme la laitue, les épinards, les bettes à carde, le persil, les feuilles de moutarde ainsi qu'aux crucifères comme le brocoli, le chou-fleur, le chou, les choux de Bruxelles et le chou frisé. Ils sont riches en vitamines essentielles, en minéraux, en enzymes, en phytonutriments, en antioxydants, en biophotons et en chlorophylle. Ils aident le corps à se détoxiquer et à retrouver un pH alcalin nécessaire durant un programme de détox.

Vous pouvez compléter votre régime alimentaire avec de l'herbe de blé, de l'herbe d'orge ou de l'herbe d'avoine en poudre. Il existe aussi de nombreux produits qui contiennent de la spiruline, des graines germées et des légumes verts. Tout cela sert à accompagner le processus de détoxication.

LES BONS LÉGUMES

Pour la détox du foie et la vésicule biliaire, n'hésitez pas à consommer les légumes ci-dessous :

- Ail
- Artichaut
- Aubergine
- Betterave
- Brocoli
- Carotte
- Cèleri
- Chou
- Chou de Bruxelles
- Chou frisé
- Chou-fleur
- Chou-rave
- Ciboulette
- Citrouille
- Concombre
- Courge
- Épinard
- Feuilles de moutarde
- Gombo
- Haricots verts
- Laitue
- Oignon
- Panais
- Patates douces ou igname
- Persil
- Pois
- Topinambour

Deux menus s'offrent à vous et les deux sont efficaces pour un bon nettoyage du foie et de la vésicule biliaire. Le premier demande un peu plus de préparation, mais revient moins cher. Il est pour ceux qui ont le temps de préparer des jus et des salades, mais qui ne veulent pas dépenser trop d'argent dans les tisanes pour le foie et la digestion. Le second est similaire au premier, mais demande moins de temps de préparation et l'achat de tisanes spéciales. Choisissez l'option qui vous convient le plus et suivez le régime pendant sept jours entiers.

Comme nous l'avons déjà vu, il est préférable de débuter pendant un week-end et de prendre votre temps pour tout préparer et stocker au réfrigérateur ce dont vous avez besoin pour les jours à venir (les jus peuvent se congeler). L'option 2 est plus pratique pour ceux qui travaillent loin de la maison, mais il faudra quand même préparer la plupart des aliments crus et des jus pour les emporter.

Gardez à l'esprit qu'un côlon nettoyé doit permettre d'aller à la selle régulièrement. Si vous êtes constipé, prenez un supplément de fibres et d'herbes (voir chapitre 5).

MENU (OPTION 1)

AU LEVER

7 h : un verre d'eau purifiée.
7 h 15 : un cocktail d'agrumes

COCKTAIL D'AGRUMES

À consommer tous les matins

250 ml d'eau purifiée ou distillée
Le jus d'un citron ou d'un citron vert
1 morceau de gingembre frais coupé
1 à 5 gousses d'ail (1er jour, 1 gousse ; 2e jour, 2 gousses ; ainsi de suite jusqu'au 5e jour et 5 gousses les 2 derniers jours)
1 à 5 cuillères à soupe d'huile d'olive vierge extra, 1re pression à froid (1er jour, 1 cuillère ; 2e jour,

2 cuillères, et ainsi de suite jusqu'au 5e jour. Pour un nettoyage complet de la vésicule, mettez, les 6e et 7e jours 5 gousses d'ail et 5 cuillères à soupe d'huile d'olive).

1 cuillère à soupe d'huile de noix de coco vierge (facultatif)

2 à 4 glaçons d'eau distillée ou filtrée (facultatif).

- Mettez tous les ingrédients dans le mixeur et mélangez à grande puissance pendant 1 minute. Versez dans un grand verre et buvez le tout. Cela va stimuler le foie et éliminer les toxines.

PETIT DÉJEUNER

8 h - 9 h :

- un cocktail détox de betteraves et de concombre (p. 256) ; si vous le souhaitez, vous pouvez mixer ce jus avec un avocat pour en faire un smoothie ;
- 1 à 2 cuillères à café de salade de betteraves (p. 162). Les betteraves sont bénéfiques pour une détox du foie, vous pouvez manger de la salade de betteraves toute la journée ;
- en complément alimentaire, 1 à 2 gélules de chardon-Marie ou d'herbes purifiantes.

10 h : cocktail détox pour la vésicule biliaire (p. 164).

10 h 30 : 1 verre d'eau purifiée.

11 h : 1 à 2 cuillères à café de salade de betteraves.

11 h 30 : boire une tisane au gingembre ou à l'échinacée, ou n'importe quelle autre tisane détox du commerce.

DÉJEUNER

Midi :

- n'importe quel smoothie ou soupe des recettes proposées dans ce livre ;
- si vous avez toujours faim, mangez une salade ou des crudités coupées en morceaux ;
- en complément alimentaire, 1 à 2 gélules de chardon-Marie ou d'herbes purifiantes.

13 h 15 : 1 à 2 cuillères à café de salade de betteraves.

14 h : 1 verre d'eau purifiée ou de tisane.

15 h :

- 1 boisson verte (p. 163) : faites un jus avec autant de légumes verts que possible. Prenez pour base un concombre, du cèleri et un citron. Ajoutez du persil, du chou frisé, des épinards, du chou, etc. Si vous ne pouvez pas faire de jus, prenez une poudre de légumes verts déshydratés que vous mélangerez à de l'eau.
- 1 à 2 cuillères à café de salade de betteraves.

16 h 30 :

- 1 verre d'eau purifiée.
- 1 à 2 cuillères à café de salade de betteraves.

DÎNER

17 h :

- 1 verre d'eau purifiée.

18 h :

- une salade de carottes avec du citron et de l'huile d'olive (p. 163) ;
- un bouillon de légumes riche en potassium (p. 164) ;
- 1 salade ou une soupe de légumes. Vous pouvez la remplacer par des artichauts cuits, très bons pour le foie, et comme assaisonnement juste du citron de l'huile d'olive ;
- en complément alimentaire, 1 à 2 gélules de chardon-Marie ou d'herbes purifiantes.

19 h 15 :

- 1 à 2 cuillères à café de salade de betteraves.

20 h 30 :

- une tisane de camomille ou de menthe poivrée.

Buvez 1 à 2 litres d'eau par jour.

MENU (OPTION 2)

7 h : au réveil, un verre d'eau filtrée ou distillée (l'eau distillée étant plus recommandée lors d'une détox).
7 h 15 : cocktail d'agrumes (p. 155).
7 h 30 : 2 tasses de tisane détox pour le foie ou la vésicule ou une formule aux herbes pour le foie ou la vésicule selon les indications inscrites sur la boîte.

PETIT DÉJEUNER

8 h 30 : au choix (on peut ajouter un concentré d'aliments verts en poudre que l'on trouve dans les magasins de produits diététiques).

1. Un cocktail détox de betteraves et de concombre (p. 256). Si vous le souhaitez, vous pouvez mixer ce jus avec un avocat pour en faire un smoothie.
2. Cocktail détox pour la vésicule biliaire (p. 164).

EN MILIEU DE MATINÉE :

- 2 tasses de tisane détox
- préparation aux herbes pour le foie ou la vésicule selon les indications inscrites sur la boîte.

DÉJEUNER

Midi :

- 1er et 5e jour : salade de crudités, crudités en bâtonnets ou brocolis ou artichauts légèrement cuits à la vapeur. Ou alors un jus, un smoothie, une soupe de légumes crus tirés des recettes du livre. Pour la vinaigrette, se contenter d'huile d'olive, de citron, d'avocat, d'ail, d'acides aminés liquides, d'épices ou d'herbes aromatiques (combinez ces ingrédients à votre convenance).
- Du 2e au 4e jour : un jus, un smoothie, une soupe de légumes crus tirés des recettes du livre. Pendant ces trois jours de jeûne à base de jus, ne consommez rien de solide.

EN MILIEU D'APRÈS-MIDI

- 2 tasses de tisane détox ;
- préparation aux herbes pour le foie ou la vésicule selon les indications inscrites sur la boîte.

DÎNER

18 h :

- 1er et 5e jour : salade de crudités, crudités en bâtonnets ou brocolis ou artichauts légèrement cuits à la vapeur ; plats à base d'aliments crus, légumes déshydratés et biscuits déshydratés (crackers). Ou alors un jus, un smoothie, une soupe de légumes crus tirés des recettes du livre. Pour la vinaigrette, se contenter d'huile d'olive, de citron, d'avocat, d'ail, d'acides aminés liquides, d'épices ou d'herbes aromatiques (combinez ces ingrédients à votre convenance).
- Du 2e au 4e jour : un jus, un smoothie, une soupe de légumes crus tirés des recettes du livre ou un bouillon de légumes riche en potassium (p. 164). Ne consommez rien de solide. Vous arrêterez le jeûne le 4e jour avec une soupe de légumes crus et des biscuits déshydratés (crackers) à volonté. Le 5e jour, vous pouvez consommer des aliments solides, des jus et des smoothies.

LE SOIR

- Une tisane de votre choix.

EN RÉSUMÉ

- augmenter les consommations d'eau, de légumes et de tisanes pour éliminer les toxines ;
- suivre les deux options de menus, au choix ;
- un cocktail d'agrumes à boire tous les matins ;
- consommer les bons légumes pour le foie et éliminer les autres (voir encadré pp. 151-152) ;

- pas d'alimentation d'origine animale pendant la détox ;
- prendre une préparation aux herbes pour le foie ou la vésicule selon les indications inscrites sur la boîte et boire des tisanes détox si vos suivez le second régime ;
- faire des exercices aérobies afin d'augmenter le rythme cardiaque et transpirer ;
- aller au sauna ou au hammam pour faciliter la sudation.

Une fois le nettoyage du foie et de la vésicule fait, ne mangez que des aliments entiers et suivez les étapes d'un nettoyage de base avant de passer au nettoyage des reins ou à une autre cure de nettoyage du foie et de la vésicule qui comprend un 6e jour optionnel de détox intensive de la vésicule biliaire (voir ci-dessous).

Pourquoi une détox intensive de la vésicule biliaire ?

Vous faites peut-être partie de ces millions de personnes qui ont un ou plusieurs calculs dans la vésicule biliaire ou le foie. Ces calculs peuvent se présenter sous forme de petites pierres, de cristaux ou sous forme de boue. Si vous pensez que vous avez des calculs biliaires, si vous avez plus de 40 ans et avez toujours mangé plus que de raison, si vous n'avez jamais pensé à nettoyer votre foie ou votre vésicule, il est peut-être temps de prendre les choses en main.

Avant de commencer, il va falloir suivre un programme de détox du foie et de la vésicule biliaire comme indiqué pp. 153-155. Cela va ramollir les calculs et augmenter la solubilité de la bile. Le nettoyage intensif de la vésicule va aller débusquer les calculs les plus tenaces du foie ou de la vésicule biliaire. Choisissez toujours de commencer le week-end pour pouvoir prendre votre temps. Au soir du 6e jour, suivez exactement les recommandations ci-dessous. Le 7e jour, il se peut que vous expulsiez des calculs de tailles et de couleurs différentes.

Remarque : si vous entamez trop tôt une détox intensive de la vésicule biliaire, il peut arriver qu'un gros calcul bloque le canal cholédoque, ce qui nécessiterait une intervention chirurgicale immédiate.
Donc, avant d'entreprendre ce 6e jour intensif, mieux vaut consulter votre médecin traitant.

Si vous avez des problèmes de constipation ou d'intestin paresseux, vous pouvez prendre, lors du programme détox, un mélange de fibres fait maison (voir pp. 134-136) ou des formules toutes prêtes du commerce. Il se peut que vous ayez besoin d'un lavement pour bien vider le côlon avant de commencer ce 6e jour intensif de détox. Surtout, ne consommez pas de produit d'origine animale.

Un sixième jour de détox intensive

Remarque : à faire seulement si vous avez suivi les cinq premiers jours de nettoyage du foie et de la vésicule, car la détox intensive de la vésicule ne se fait qu'au bout du 6e jour du programme. Je ne recommande plus l'utilisation du sel d'Epsom, car il est trop abrasif pour les organes d'élimination.

Commencez un samedi, comme ça vous pourrez vous reposer le reste de la journée.

- Ce jour-là, ne prenez aucun médicament (sauf prescription obligatoire) et aucun complément alimentaire.
- Buvez seulement des jus de légumes au petit déjeuner et au déjeuner.
- Pas de nourriture solide ce jour-là.
- Après 14 h : arrêtez les jus, mais buvez beaucoup d'eau à laquelle vous pouvez ajouter du citron.
- À 21 h 45 : versez 120 ml d'huile d'olive vierge extra dans une casserole et ajoutez 120 ml de jus de pomme ou de jus de pamplemousse. Faites réchauffer doucement. Versez le mélange dans un bocal ou un shakeur et agitez le tout ou versez-le dans un mixeur

pour bien mélanger. Boire le mélange dans les cinq minutes suivant sa préparation. Rincez votre bouche si vous le souhaitez après avoir bu.

- 22 h (ou plus tôt) : mettez-vous au lit et allongez-vous sur le côté droit après avoir bu votre mixture. Essayez de rester immobile pendant 20 minutes au moins. Si tout va bien, vous allez vous endormir.
- le lendemain, au réveil buvez une tasse d'eau chaude et de citron.
- une heure plus tard, buvez un jus de légumes frais.
- pour le déjeuner, vous pouvez manger une salade verte ou un smoothie vert ou une soupe de légumes crus.

◎ À quoi doit-on s'attendre ?

Ce mélange n'a pas un gout très attrayant, mais le moins que l'on puisse dire, c'est qu'il vaut la peine d'être bu, car il fonctionne. Vous devez vous attendre à des diarrhées. Il arrive que 7e jour soit celui où l'on expulse les calculs biliaires. Ils sont habituellement verts et de la grosseur d'un pois, mais peuvent aussi avoir la taille de graines ou d'une pièce de monnaie, et ils flottent. Ils peuvent bien sûr avoir l'aspect de cristaux ou de boue. La couleur varie du brun au noir en passant par le vert clair et le vert foncé et le turquoise. Je dis tout cela pour ne pas que vous vous affoliez. Une fois les calcules évacués, vous allez ressentir les bienfaits d'une meilleure digestion.

◎ Produits et recettes pour une détoxication du foie et de la vésicule biliaire

SALADE DE BETTERAVES

Prenez 1 à 2 cuillères à café de cette salade toutes les 2 ou 3 heures pendant 5 jours. Vous allez peut-être en avoir assez de manger des betteraves toute la journée, mais rappelez-vous que vous vous occupez de votre foie. C'est un prix dérisoire à payer quand on sait les bienfaits que cela procurera à votre foie : il sera nettoyé et régénéré. Pas de panique si vos selles et votre urine sont rouges !

2 cuillères à café d'huile d'olive vierge extra, première pression à froid
Le jus d'½ citron
À peu près 200 g de betteraves râpées finement (ou utilisez la pulpe de betteraves dont vous vous êtes servi pour faire un jus)
1 pincée de cannelle (facultatif)

- Émulsionnez l'huile d'olive et le jus de citron et versez le tout sur les betteraves. Ajoutez une pincée de cannelle si vous le souhaitez.

SALADE DE CAROTTES À L'HUILE D'OLIVE ET AU CITRON

À peu près 200 g de carottes râpées (ou utilisez la pulpe de carottes dont vous vous êtes servi pour faire un jus)
1 cuillère à café d'huile d'olive vierge extra, première pression à froid
1 cuillère à café de jus de citron
1 pincée de cannelle (facultatif)

- Si vous râpez les carottes, la consistance doit être assez pâteuse, donc utilisez un robot mixeur ou une râpe très fine. Le mieux est de se servir de la pulpe de carottes. Mettez les carottes dans un saladier. Pour la vinaigrette, émulsionnez l'huile d'olive et le jus de citron ainsi qu'une pincée de cannelle, si vous le souhaitez. Puis versez sur les carottes et mélangez bien. Vous pouvez, le cas échéant, ajouter de la vinaigrette.

BOISSON VERTE

Buvez, de préférence dans l'après-midi, 300 ml de jus de légumes verts fraîchement préparé : concombre, persil, épinards, chou frisé, bette à carde, chou, cèleri ou autre. Ajoutez le jus d'un citron et/ou du gingembre frais pour en rehausser la saveur. La menthe fraîche se combine très bien au concombre et aux autres légumes à la saveur moins prononcée.

BOUILLON DE LÉGUMES RICHE EN POTASSIUM

POUR 6 PERSONNES
(les restes peuvent facilement se conserver au réfrigérateur)

Ce bouillon de légumes fournit des éléments nutritifs importants, en particulier des minéraux dont le corps a besoin lors du processus de nettoyage. Buvez 1 à 2 bols de bouillon par jour.

500 à 700 g de haricots verts frais (ou congelés)
500 à 700 g de courgettes
2 à 3 branches de cèleri
De l'eau purifiée pour la cuisson
1 à 3 cuillères à soupe de persil
1 cuillère à soupe d'ail haché
Assaisonnement et plantes aromatiques
Huile de noix de coco (facultatif)

- Faites cuire à la vapeur les haricots verts, les courgettes et le cèleri avec l'eau purifiée jusqu'à ce qu'ils ramollissent un peu. Ils doivent être croquants. Mettez-les ensuite dans un mixeur avec le persil et l'ail et mélangez pour obtenir une purée. S'il le faut, ajoutez un peu d'eau de cuisson, mais le bouillon doit être plutôt épais. Vous pouvez assaisonner avec du gingembre émincé, du poivre, un assaisonnement pour légumes ou des herbes aromatiques. Ajoutez un peu d'huile de noix de coco si vous le souhaitez.

COCKTAIL DÉTOX POUR LA VÉSICULE BILIAIRE

1 poignée de persil
4 carottes brossées et sans les fanes
2 branches de cèleri lavées, avec les feuilles
½ citron sans la peau

- Introduisez le persil dans la cheminée de remplissage avec les carottes, le cèleri et le citron. Mélangez et versez dans un verre. Si vous désirez une boisson un peu plus consistante, versez le liquide dans le mixeur et ajoutez un avocat. Mixez et servez dans un verre ou dans un bol. Pour un mélange plus épais, mettez moins de jus et ainsi, vous pourrez le manger avec une cuillère.

Pour lui faire garder toute sa valeur nutritionnelle, ce mélange est à boire le plus vite possible. Vous pouvez aussi le conserver au réfrigérateur ou l'emporter dans un Thermos.

Conseils pour jus de remplacement

- Carottes, betterave et concombre ;
- Carottes, cèleri et endives ou chou frisé ;
- Carottes, betteraves et lait de coco ;
- Carottes et épinards.

Remarque : si vous êtes sensible au sucre (diabétique, hypoglycémique) et donc aux carottes et aux betteraves, prenez plutôt du concombre et d'autres légumes verts pour faire votre jus, et assaisonnez-le avec du citron et du gingembre. Ajoutez de l'avocat pour épaissir le tout, si vous le souhaitez.

LE CHARDON-MARIE (SYLIMARINE)

Prenez une à deux gélules de chardon-Marie à chaque repas. Cette plante contient de puissants composés capables de nettoyer le foie. La silymarine, l'ingrédient le plus actif, améliore la fonction hépatique. Elle a également d'excellentes propriétés antioxydantes aidant à prévenir les lésions au foie. Vous pouvez alterner avec des préparations aux plantes qui contiennent également du chardon-Marie.

LES PLANTES QUI NETTOIENT FOIE ET VÉSICULE BILIAIRE

Il existe plusieurs préparations à base de plantes pour détoxiquer le foie et la vésicule biliaire, améliorer la fonction hépatique, augmenter l'écoulement de la bile, réduire les gonflements et purifier le sang. Elles peuvent être associées à des plantes qui renforcent le fonctionnement glandulaire du foie et des organes. Ces plantes vont aider à éliminer les dépôts de graisses provenant d'une mauvaise alimentation, du sucre et de l'alcool et d'une exposition aux produits chimiques.

LES PLANTES STIMULANTES ET PROTECTRICES POUR LE FOIE ET LA VÉSICULE BILIAIRE

Il n'est pas recommandé de faire ses propres mélanges de plantes, il faut faire attention à respecter les bonnes proportions. Préférez les préparations déjà dosées.

- Absinthe
- Ail
- Baies de genièvre
- Brou de noix noire
- Chardon-Marie
- Clou de girofle
- Curcuma
- Curcumine
- Écorce de cannelle
- Écorce de pau d'Arco
- Écorce de racine d'épinette-vinette
- Feuilles d'artichaut
- Feuilles de busserole
- Graines de cardamome
- Graines de fenouil
- Prêle
- Racine d'hydraste du Canada
- Racine de bardane
- Racine de gentiane
- Racine de gingembre
- Racine de mahonia
- Racine de mandragore
- Racine de parelle
- Racine de persil
- Racine de pissenlit
- Racine de réglisse
- Schisandra

FORMULE LIPOTROPE

Une formule lipotrope (excellente pour la vésicule biliaire) comprend de la choline, de la méthionine, de la taurine, du chlorhydrate de bétaïne, de l'acide folique et de la vitamine B_6. Cette association d'éléments nutritifs aide à éliminer les graisses du foie et augmente la solubilité de la bile. À prendre selon la posologie inscrite sur la boîte. (Minceur Vital, draineur lipotrope en vente sur internet).

LE FOIE ET LES ÉMOTIONS

Le foie est la porte donnant sur notre bibliothèque émotionnelle. Les émotions inexprimées, surexprimées ou déniées ont la capacité d'annihiler les fonctions importantes du foie. Attention aux émotions qui surgissent dès que l'on travaille sur le foie ; la colère est l'émotion typique qui tend à émerger. Plus que tous les autres organes, le foie souffre des pensées et des émotions négatives. La colère, la haine, la peur, la jalousie, le ressentiment, la dépression, l'apitoiement sur son sort, le refus de se pardonner, l'amertume et le désespoir ont des conséquences néfastes sur le foie.

Le nettoyage des reins

Dans tout bon nettoyage, il est important de purifier les reins, car ils font partie des cinq organes principaux d'élimination des toxines. Ils filtrent le sang et renvoient dans la circulation sanguine une grande quantité d'eau et de nombreuses substances dissoutes. Il ne reste que de l'urine qui va passer par les uretères pour atteindre la vessie, où elle va être stockée, et par l'urètre pour être éliminée. Les toxines et les déchets métaboliques sont éliminés par l'urine.

Les reins ont beaucoup d'autres fonctions importantes telles que la régulation du volume sanguin et de la pression sanguine, la régulation des ions dans le sang et la régulation du pH sanguin. Il est donc primordial qu'ils soient le plus efficaces possible.

Lors du nettoyage, les reins doivent traiter les substances toxiques plus que la normale, notamment les protéines, les sels et les produits chimiques. S'ils sont congestionnés, nous pouvons avoir de légers symptômes comme la rétention d'eau ou de plus graves comme l'inflammation du tissu rénal. Une concentration de déchets des protéines peut entraîner une inflammation des tissus filtrant des reins (néphrite) provoquant une surcharge en toxines du circuit sanguin. On sait aussi que la peur et l'insécurité causent des déséquilibres dans les reins. De plus, certains médicaments sur ordonnance peuvent également les endommager.

Certaines plantes sont bénéfiques pour renforcer la tonification des reins. Elles aident à augmenter le flux d'urine, à réduire l'inflammation et à éliminer l'acide urique et autres formations cristallines. La détox des reins sur cinq jours inclut des aliments naturels et des plantes qui aident et nettoient les reins.

Les symptômes indiquant le besoin de nettoyer les reins

- Aspect changeant de l'urine
- Douleur ou gène près des reins
- Douleurs quand on urine
- Hypertension artérielle et gonflement
- Anémie
- Crampes musculaires
- Contraction des muscles du mollet
- Démangeaisons
- Yeux cernés
- Éruptions cutanées
- Perte de l'appétit
- Nausées et vomissements
- Sentiment de confusion

Cinq jours de détox des reins

TOUT AU LONG DE LA JOURNÉE : boire au minimum 2,5 litres d'eau distillée ou purifiée par jour (l'eau distillée est meilleure). Pour se purifier, les reins ont besoin de beaucoup d'eau, alors n'hésitez pas, buvez autant que vous pouvez.

AU LEVER

- Boire une tasse de tisane d'aigremoine, de guimauve, de genévrier ou de buchu (vous les trouverez dans les magasins bios). Ces plantes diurétiques vont aider le corps à se débarrasser de l'excès d'eau et sont bénéfiques pour les voies urinaires.
- Boire des jus frais comme le tonique pour les reins et l'eau de Cranberry (pages suivantes).

PETIT DÉJEUNER

8 h : au choix entre les deux propositions suivantes ainsi qu'un concentré d'aliments verts (en magasins bios).

1. Un smoothie vert fantastique ;
2. Une des recettes de jus de légumes du livre.

EN MILIEU DE MATINÉE

- Boire une tisane d'orties (ajouter, si on le souhaite, des compléments alimentaires à base de plantes) ;
- Boire de l'eau de Cranberry.

DÉJEUNER

Midi :

- **1 et 5e jours :** salade de crudités, crudités en bâtonnets ou brocolis ou artichauts légèrement cuits à la vapeur. Ou alors un jus, un smoothie, une soupe de légumes crus tirés des recettes du livre. Pour la vinaigrette, se contenter d'huile d'olive, de citron, d'avocat, d'ail, d'épices ou d'herbes aromatiques (mélangez ces ingrédients à votre convenance).
- **Du 2 au 4e jour :** un jus, un smoothie, une soupe de légumes crus tirés des recettes du livre. Ne consommez rien de solide.

EN MILIEU D'APRÈS-MIDI

- Boire de l'eau de Cranberry (ajoutez, si vous le souhaitez, des compléments alimentaires à base de plantes).

DÎNER

18 h :

- **1 et 5e jours :** salade de crudités, crudités en bâtonnets ou brocolis ou artichauts légèrement cuits à la vapeur ; plats à base d'aliments crus, légumes déshydratés et biscuits déshydratés (crackers). Pour la vinaigrette, se contenter d'huile d'olive, de citron, d'avocat, d'ail, d'épices ou d'herbes aromatiques (mélangez ces ingrédients à votre convenance).
- **Du 2e au 4e jour :** un jus, un smoothie, une soupe de légumes crus tirés des recettes du livre ou un bouillon de légumes riche en potassium (p. 164). Ne consommez rien de solide. Vous arrêterez le jeûne le 4e jour avec une soupe de légumes crus et des biscuits déshydratés (crackers) à volonté.

LE SOIR

- Boire une tisane (ajoutez, si vous le souhaitez, des compléments alimentaires à base de plantes).

◎ Recettes et produits pour nettoyer les reins

EAU DE CRANBERRY

Mélangez 1 à 2 cuillères à café de concentré de Cranberry dans 225 à 230 ml d'eau. (On trouve du concentré non sucré de Cranberry dans les magasins bios). Vous pouvez ajouter un peu de stévia si vous le souhaitez, mais surtout pas d'édulcorants artificiels.

TISANE D'ORTIES

On utilise traditionnellement les orties pour nettoyer et aider les reins. Elles aident à éliminer l'acide urique. Boire une tasse par jour de cette tisane.

TONIQUE POUR LES REINS

1 concombre lavé, épluché s'il n'est pas bio
1 poignée de persil
1 branche de cèleri
¼ de citron pelé ou une poignée de menthe fraîche
1 petit morceau de gingembre frais

- Coupez le concombre en deux et passez-le dans la centrifugeuse. Ajoutez le persil, puis le cèleri, le citron et le gingembre.

Remarque : le concombre, la pastèque, le melon, les asperges, le citron, le kiwi et le persil sont des aliments considérés comme des diurétiques naturels.

SMOOTHIE VERT FANTASTIQUE

(2 PORTIONS)

1 concombre, petit ou moyen, lavé, ou sans la peau s'il n'est pas bio
200 g d'épinards lavés
1 avocat moyen ou gros, pelé (sans le noyau)
1 cuillère à soupe d'huile de noix de coco vierge (facultatif)
Le jus d'un citron (jaune ou vert)
Plusieurs gouttes de stévia pour sucrer (facultatif)

- Coupez le concombre en dés, mixez-le jusqu'à l'obtention d'un mélange homogène. Ajoutez les épinards. Coupez l'avocat en morceaux et mettez-le dans le mixeur avec l'huile de noix de coco, le jus de citron et les gouttes de stévia. Mixez le tout. Ajoutez un peu d'eau si nécessaire. Servez dans des bols. Vous pouvez, si vous préférez, en mettre de côté au réfrigérateur pour en profiter plus tard dans la journée.

Compléments à base de plantes pour nettoyer les reins

Vous pouvez également prendre des compléments à base de plantes, mais il n'est pas recommandé de faire ses propres mélanges. Veillez à bien respecter les bonnes proportions. Préférez les préparations déjà dosées. Les plantes citées ci-dessous sont spécifiques pour purifier les reins, la vessie et l'ensemble du système urinaire.

- Aigremoine
- Baies de genièvre
- Buchu
- Busserole
- Feuilles de lobélie
- Feuilles de persil
- Orties
- Racine d'eupatoire
- Racine d'hortensia
- Racine de bardane
- Racine de gingembre
- Racine de guimauve

EN RÉSUMÉ

- augmenter la consommation d'eau, de jus de légumes et de tisanes pour évacuer les toxines ;
- suivre le régime détox pour les reins ;
- prendre des compléments et des tisanes à base de plantes (suivre les recommandations inscrites sur les paquets).

CHAPITRE 7

DÉTOXICATIONS SUPPLÉMENTAIRES

Maintenant que vous avez nettoyé le côlon, le foie, la vésicule biliaire les reins, vous pouvez passer à des nettoyages spéciaux pour soigner des problèmes spécifiques. Le nettoyage de la peau, des poumons et de la lymphe peut se faire à tout moment pour faciliter l'élimination des toxines. Les programmes détox pour *Candida albicans*, les parasites et les métaux lourds ont des protocoles bien spécifiques qui doivent être suivis attentivement si l'on veut de bons résultats.

Pour tous les programmes, suivre les étapes 1 à 5 tout au long du processus.

Étape 1 : ne consommer que des aliments entiers, non alcalins, non OGM et manger 50 à 75 % de crudités ;
Étape 2 : éliminer autant de toxines que possible ;
Étape 3 : boire beaucoup d'eau purifiée (2 à 2,5 litres par jour) ;
Étape 4 : ajouter des jus de légumes frais au régime alimentaire une à deux fois par jour ;
Étape 5 : faire un jeûne de un à trois jours (sauf pendant la détox contre les métaux lourds).

Nettoyage des poumons

Les poumons font partie des cinq principaux organes d'élimination. Les poumons aspirent l'air qui contient principalement de l'oxygène, de l'azote, de l'hydrogène et du carbone, puis ils le traitent en extrayant ce dont le corps a besoin pour produire l'énergie à partir des aliments que nous ingérons. Les poumons vont ensuite expulser les gaz de dioxyde de carbone ainsi qu'une partie des déchets toxiques produits par le corps. Il est primordial que les poumons soient le plus efficaces possible lors du processus de nettoyage. Faites les exercices respiratoires suivants pour aider les poumons à mieux éliminer les toxines.

Les bienfaits d'une détox des poumons

- augmentation du capital santé du système respiratoire;
- amélioration de l'assimilation en oxygène;
- élimination du mucus.

Exercices respiratoires pour nettoyer

Respirez profondément à partir du diaphragme en remplissant d'air le ventre et la partie supérieure du thorax (le ventre va se gonfler). Retenez votre respiration en comptant jusqu'à deux, puis expirez. Cet exercice peut se faire tout au long de la journée. Faites-le au moins six fois par jour. Essayez de prendre conscience de votre respiration surtout si vous êtes anxieux ou sous pression, n'hésitez pas à retenir votre respiration.

Exercices aérobies favorisant une respiration profonde

Les exercices aérobies oxygènent le corps. Faites-en tous les jours pour votre bien-être, vos poumons en profiteront comme l'ensemble de votre corps. La marche rapide, les raquettes, le jogging, le vélo, la randonnée, l'aérobic, le step, la natation et le rebounding favorisent la respiration. Voyez ce qui vous convient le mieux et pratiquez. Faites en sorte de faire vos exercices au grand air aussi souvent que possible, l'air est généralement moins pollué à l'extérieur qu'à l'intérieur. C'est très bénéfique pour l'esprit de marcher ou de courir en plein air.

Libérez vos émotions

Les émotions négatives comme la tristesse ou le chagrin inhibent ou font obstacle à la santé des poumons. Rester fixé sur la douleur, la tristesse et la peine conduisent à une réduction des contractions respiratoires et pulmonaires. Ces émotions refoulées deviennent toxiques, car elles interfèrent avec l'apport en éléments nutritifs et avec l'élimination des déchets produits par les poumons (voir le chapitre 8 pour plus d'informations).

◎ Un nettoyage des poumons de trois jours

1. Supprimer tous les produits laitiers deux jours avant de commencer. Ils favorisent la formation de glaires. Le corps doit se débarrasser du mucus, donc inutile d'en rajouter avant de commencer le programme détox;
2. Nettoyer le côlon la veille. Continuer à nettoyer le côlon pendant les trois jours de purification des poumons.

Voici le programme pour les trois jours :

AU LEVER

Le jus d'un citron à boire avec de l'eau chaude et une pincée de poivre de Cayenne avant le petit déjeuner. Cela va aider le foie à commencer à travailler.

PETIT DÉJEUNER

300 ml de jus de pamplemousse fraîchement pressé.

EN MILIEU DE MATINÉE

À peu près 300 ml d'un mélange de jus de carottes, de concombre et de cèleri à boire entre le petit déjeuner et le déjeuner. Ce mélange va alcaliniser le corps pendant les trois jours de détox.

DÉJEUNER

360 ml de jus de légumes verts riches en potassium. Le potassium est un nettoyant tonique. Mélangez des carottes, du cèleri, des épinards, du persil et du chou. Si vous avez besoin de quelque chose de plus substantiel, versez le jus dans le mixeur et ajoutez-y un avocat pour faire un smoothie vert.

EN FIN D'APRÈS MIDI

Une tasse de tisane pour éliminer le mucus avant le dîner. Mélangez des fruits d'églantier, du gingembre et de la menthe poivrée. Cela va déboucher le nez, empêcher l'accumulation du mucus dans les poumons et leur congestion. On trouve, en principe, ce mélange dans les magasins de produits biologiques.

DÎNER

300 à 360 ml de jus de légumes verts, comme pour le déjeuner, ou bien un smoothie vert.

AVANT LE COUCHER

360 ml d'eau de Cranberry non sucrée. Riche en antioxydants, la Cranberry va aider à combattre les bactéries dans les poumons.
Vous pouvez aussi prendre des teintures mères aux plantes plusieurs fois par jour.

LES PLANTES POUR UNE DÉTOX DES POUMONS

- les graines de fenugrec : elles aident à prévenir les inflammations et à soigner des affections comme les bronchites et les maux de gorge ;
- l'hysope : elle empêche les spasmes. Prévient et guérit la toux et la bronchite ;
- le thym : il aide à réduire les glaires. Il réduit l'excès de mucus et agit comme un expectorant ;
- la ballote : elle favorise la relaxation des muscles, augmente la production de mucus bénéfique et agit comme un expectorant ;
- le tussilage : il aide à soigner les bronchites aigües, la coqueluche et ses spasmes et agit comme un expectorant ;
- l'ortie : elle apaise des allergies comme le rhume des foins et l'asthme ;
- la sauge : ses propriétés curatives soignent les rhumes, les maux de gorge et l'amygdalite ;

- le fruit du poivre long : il stimule les poumons ;
- la lobélie : elle détend les poumons en prévenant tout stress inutile et elle favorise une meilleure respiration ;
- la racine de gingembre : elle renforce les poumons ;
- la violette odorante : elle renforce les poumons.

D'autres plantes bénéfiques : feuilles de yerba santa, racine d'osha (racine de l'ours), usnée, racine de lomatium, échinacée, hydraste du Canada, gomme de myrrhe, champignons shiitake, propolis et racine de réglisse.

Purifier la peau

La peau recouvre toute la surface du corps, ce qui fait d'elle le plus grand organe d'élimination. Ses fonctions sont importantes, car elle régule, entre autres, la température du corps et élimine les toxines grâce à la sudation. Elle aide tous les autres centres d'élimination pendant le processus de détoxication, il est donc vital que les pores de la peau ne soient pas obstrués. Il existe plusieurs façons de nettoyer la peau pour optimiser son travail.

La malbouffe, les mauvaises huiles, la friture, le fast-food, les boissons et tous les produits chimiques que nous ingurgitons affaiblissent notre peau. Les boutons, les points noirs, les taches de vieillesse, la peau sèche, la peau grasse, les rides, tous résultent de ce que nous mangeons. Lorsque nous consommons des aliments transformés à forte teneur en sucre, en conservateurs ou de la friture, le corps travaille beaucoup pour se débarrasser des toxines et il n'a plus beaucoup de temps pour renouveler les cellules de la peau. Les organes chargés de l'élimination des toxines – le côlon, les reins et le foie – sont vite dépassés et le corps tente alors d'éliminer les toxines et les déchets excédentaires par les pores de la peau, provoquant des obstructions comme les points noirs, les boutons, des rougeurs, des éruptions cutanées et des irritations.

◎ Les signes indiquant que la peau a besoin d'être purifiée

- acné, boutons et éruptions cutanées fréquentes ;
- problèmes de peau tels les éruptions cutanées, l'eczéma et le psoriasis ;
- teint terreux ;
- teint grisâtre ;
- peau terne, sans vie ;
- pores dilatés.

Les huit étapes pour retrouver un teint de pêche

◎ L'eau

L'eau est essentielle pour éliminer les toxines. Elle fournit non seulement des éléments nutritifs à nos cellules, mais maintient également les reins en parfait état de marche. Sans assez d'eau, le corps a du mal à éliminer les déchets et se remplit de poisons. La santé s'en ressent et la peau aussi. Pour une peau éclatante, il faut boire au moins huit à dix verres d'eau purifiée tous les jours. On parle ici d'eau (ou de jus de légumes), mais surtout pas de boissons gazeuses allégées ou de boissons énergétiques. Pas de thé ou de café non plus ni de bière ou de vin. On parle d'eau plate, tout simplement. Beaucoup de gens croient qu'il suffit de boire un soda ou tout autre liquide pour rester hydraté. C'est totalement faux ! Au contraire, nombre de ces liquides que je viens de citer provoquent une déshydratation, donc si on en boit, on est obligé, pour rester hydraté, de boire de l'eau en plus. L'eau est l'élément fondamental d'un programme de détox de la peau et de tous les programmes de détox, d'ailleurs. Si vous ne buvez pas assez d'eau, tous vos efforts seront vains.

◎ Boire des jus riches en antioxydants

Commencez par des jus riches en antioxydants comme le cocktail nettoyant pour la peau (recette ci-dessous). Les antioxydants aident et protègent la peau contre les pollutions environnementales et préviennent le vieillissement prématuré.

COCKTAIL NETTOYANT POUR LA PEAU

(POUR 1 PERSONNE)

1 concombre lavé, sans la peau s'il n'est pas bio
½ bouquet de persil frais
1 poignée de germes d'alfalfa
1 petite poignée de menthe fraîche

- Introduisez tous les produits dans la cheminée d'alimentation de votre centrifugeuse et mixez. Versez dans un verre et consommez rapidement.

◎ La respiration

Choisissez des exercices qui favorisent une respiration profonde pendant au moins trente minutes par jour. Tout ce qui vous permet de respirer profondément fera l'affaire : la marche, le jogging, le step, la danse, le jardinage, le vélo et bien d'autres activités à partir du moment où vous y prenez plaisir. Le plus important, c'est d'augmenter votre circulation sanguine et de vous débarrasser des toxines par le biais des poumons et par la transpiration, donc de la peau.

◎ Les tisanes et les plantes

Buvez deux tasses par jour de Yogi Tea, une tisane détox pour la peau que l'on trouve dans les magasins biologiques. Vous pouvez aussi faire votre propre tisane. Voici une recette spéciale pour la peau. Il faut ½ mesure d'orties séchées, 1 mesure de fleur de calendula séchée, 1 mesure de trèfle rouge séché, ½ mesure de feuilles de consoude officinale séchée et ½ mesure de bourgeons de lavande séchés. Cette recette vient de Shatoiya De La Tour. Elle la recommande pour les problèmes d'acné, de rosacée, d'eczéma et de psoriasis. Elle est aussi recommandée pour les grands brûlés. Vous pouvez trouver tous les ingrédients chez un herboriste.

Pour faire la tisane, faites chauffer de l'eau. Une fois chaude, ajoutez-y 4 à 5 cuillères à café de votre mélange. Laissez infuser à peu près une demi-heure, puis filtrez.

◎ Des plantes pour nettoyer la peau

Je recommande la teinture pour le rajeunissement du sang et de la peau. Les résultats sont impressionnants. Voici les ingrédients qu'elle contient :

- racine de Mahonia
- racine de salsepareille (Jamaïque)
- feuille d'ortie
- racine de bardane
- racine de parelle
- baie d'aubépine
- chlorelle
- racine de petit houx (ruscus aculeatus)
- thalle d'algue brune
- pollen
- écorce de cendre épineuse

◎ Brossage corporel à sec

L'épiderme, la couche externe de la peau, se bouche à cause des cellules mortes, ce qui empêche l'élimination naturelle des déchets toxiques par les pores.

Il faut à tout prix éviter que les pores de la peau ne se bouchent et donc désincruster les cellules de peau sèche qui s'accumulent sur les couches superficielles de la peau. Il faut savoir que les crèmes et les lotions à base d'huiles minérales peuvent obstruer les pores de la peau, comme le font les vêtements trop près du corps. Et quand les pores sont obstrués, la peau devient terne et rugueuse. Brosser la peau avec une brosse en fibres végétales ou une brosse de soies naturelles facilite l'élimination des déchets corporels. Le brossage à sec aide à ouvrir les pores, à stimuler la circulation sanguine et le drainage lymphatique et à éliminer les peaux mortes. Un nettoyage régulier de la peau permet de réduire le stress sur le foie et les reins qui auront ainsi moins de charge toxique à supporter si les pores sont ouverts. Ce genre de brosse se trouve facilement dans les magasins biologiques. N'utilisez pas de brosse synthétique, cela va rayer la peau. Faites un brossage à sec tous les jours avant de prendre un bain ou une douche. Il vaut mieux le faire le matin, car ce brossage est trop stimulant pour être fait le soir : il peut interrompre le cycle de sommeil si on le fait avant d'aller se coucher.

- On commence par la plante des pieds puis par les jambes dans un mouvement circulaire et ascendant vers le cœur, doucement, mais fermement.
- Sur le ventre, les mouvements circulaires se font à l'inverse des aiguilles d'une montre.
- On part toujours de l'extérieur pour aller vers le centre ; toujours des doigts aux épaules.
- Brossage très léger autour de la poitrine. Ne jamais brosser les mamelons.
- Pour un meilleur résultat, brosser l'ensemble du corps.
- Mettre du sel de mer sur la brosse afin que les pores s'ouvrent encore plus.
- Laver la brosse toutes les deux semaines et la faire sécher.

Ne frottez pas trop fort, mais suffisamment pour que votre peau soit propre et éclatante. Ensuite, prenez une douche ou un bain. L'eau ne doit pas être trop chaude, car cela a tendance à déshydrater la peau, surtout l'hiver. Si vous voulez vraiment stimuler votre peau, finissez par une douche à l'eau froide, cela stimulera votre système immunitaire.

◎ Transpirez avec le sauna, classique et à infrarouges

La transpiration permet au corps de se maintenir à la bonne température. Le sauna fait transpirer à des fins thérapeutiques, car les toxines sont évacuées grâce à la sueur. La transpiration est principalement composée de liquide lymphatique, et quand il fait chaud, les toxines sortent des cellules et passent dans la lymphe. Ce processus va alléger la charge toxique pesant sur le foie et les reins en fournissant un canal supplémentaire pour l'élimination des déchets libérés lors du nettoyage. Les saunas classiques chauffent l'air à des températures relativement élevées, généralement entre 70 et 100 °C. Ces températures augmentent le rythme cardiaque et mieux vaut faire attention si l'on est sensible de ce côté-là. Si le sauna traditionnel vous semble difficile à affronter, tournez-vous vers le sauna à infrarouges qui est une bonne alternative. La chaleur infrarouge agit par rayonnement. Dans ce type de sauna, seulement 20 % de l'air est chauffé et 80 % du rayonnement thermique pénètrent en profondeur les tissus cutanés. La température ambiante, aux alentours de 40 °C, provoque une sudation 3 à 6 fois plus importante qu'un sauna traditionnel et ainsi, la peau respire mieux et son irrigation sanguine s'en trouve améliorée. Les propriétés pénétrantes des ondes infrarouges permettent l'élimination de toxines comme les BPC, les pesticides et les métaux lourds, très difficiles à évacuer avec un simple programme de nettoyage. Le sauna a un effet stimulant et revigorant. On se sent plus léger puisque le corps s'est débarrassé de nombreuses toxines.

Buvez beaucoup d'eau avant et après le sauna. Pour remplacer les électrolytes et faire le plein de vitamines, vous pouvez aussi prendre un sachet d'Emergen-C Lite (pour la France, en vente uniquement sur internet), une boisson pétillante à base de vitamine C.

◎ Les bains thérapeutiques

S'il n'y a aucun sauna près de chez vous, vous pouvez vous fabriquer un bain thérapeutique à la maison pour aider votre corps à transpirer. Un bain chaud fait remonter les toxines à la surface de la peau et dilate les pores afin que les toxines soient éliminées.

- remplissez la baignoire d'eau aussi chaude que vous pouvez le supporter, de préférence de l'eau filtrée (on trouve facilement des filtres pour baignoires et douches) ;
- pour que cela soit bénéfique, restez dix à vingt minutes dans l'eau ;
- ajoutez à l'eau des ingrédients thérapeutiques. Voici quelques suggestions :
- le sel d'Epsom neutralise les acides des toxines. Il renferme du magnésium qui aide les muscles à se détendre, et du soufre qui aide à la détoxication. Mettez une à deux poignées dans l'eau chaude ;
- en ce qui me concerne, je préfère le gingembre. Faites un jus avec du gingembre frais et versez-en un peu dans l'eau du bain. Le gingembre va aider le corps à transpirer et à éliminer les toxines ;
- le bicarbonate de soude et le sel de mer procurent un bon bain alcalin. Ajoutez 1 tasse de bicarbonate et une tasse de sel de mer à l'eau du bain ;

- ajoutez 5 gouttes d'huile essentielle de lavande (antiseptique), 5 gouttes d'huile essentielle de camomille (antiinflammatoire et antifongique) et 5 gouttes d'huile essentielle de citronnelle (revitalisante pour la peau). Attention, ne l'utilisez pas si votre peau est fragile !

L'exercice

Les exercices aérobies comme la marche, le jogging, la natation, le vélo, les sports de raquette, les raquettes à neige, le step, la danse et le rebounding augmentent la circulation sanguine et font transpirer. Ainsi, les toxines sont plus facilement éliminées par la peau. Vous pouvez associer ces exercices à des exercices de musculation (soulever des poids, par exemple). Augmentez au fur et à mesure l'intensité des séances et le temps que vous y passez pour transpirer le plus possible. Prenez une douche tout de suite après la séance pour éliminer les toxines avant qu'elles ne soient réabsorbées.

Trois jours de jus pour nettoyer la peau

Pour entamer une détox de la peau, mangez beaucoup de fruits et de légumes et buvez au moins deux litres d'eau par jour. Éliminez de votre régime alimentaire les huiles végétales, la caféine, les glucides raffinés, l'alcool et le sucre pour redonner à la peau un aspect plus sain. Quelques jours avant la détox, changez votre régime alimentaire en consommant beaucoup de crudités et de fruits à faible teneur en sucre. Votre corps sera ainsi prêt à commencer le jeûne à base de jus.

- Buvez 1 à 2 litres de jus de légumes frais par jour. Ne mangez aucun aliment solide.
- Évitez les boissons gazeuses ou énergétiques, le thé noir et le café. En revanche, vous pouvez boire de la tisane.
- Comme vous n'allez pas consommer de fibres pendant la détox, il est important d'en prendre pour stimuler le côlon et empêcher les toxines d'être réabsorbées par le corps. Prenez alors une tisane laxative le soir ou un complément alimentaire à base de plantes. Les enveloppes de psyllium et la bentonite sont excellentes pour éliminer les toxines. La

rupture du jeûne est aussi importante que le jeûne lui-même. Il est préférable de commencer par une salade, des crudités ou un smoothie vert, le premier jour. Le second jour, vous pouvez consommer des légumes légèrement cuits à la vapeur avec du riz complet. Ne mangez pas de viande ni d'aliments d'origine animale tout de suite.

Nettoyer le système lymphatique

Le système lymphatique est l'un des circuits prenant en charge l'élimination des toxines. Il comprend un réseau de conduits appelés vaisseaux lymphatiques et transporte la lymphe, un liquide clair et aqueux ressemblant au plasma. Le système lymphatique comprend les ganglions lymphatiques, les vaisseaux lymphatiques, les lymphocytes, les amygdales, les végétations adénoïdes, les saccules (canaux recevant le liquide lymphatique venant de la cavité abdominale), le thymus et la rate. C'est un vaste système de drainage qui renvoie l'eau et les protéines des différents tissus vers le sang.

Comme le système lymphatique n'a pas de pompe, comme le cœur pour le système vasculaire, il est important de bouger et de respirer pour que la lymphe puisse circuler par le biais de ses nombreux vaisseaux. C'est la respiration qui fait office de pompe pour activer la lymphe, mais l'exercice permet de contracter les muscles et de comprimer les vaisseaux lymphatiques et d'activer également la lymphe. Les vaisseaux lymphatiques sont chargés de la « collecte des ordures ». Ils ramassent les sous-produits de la respiration cellulaire excrétés dans le liquide intracellulaire et les transportent dans tout le corps pour les éliminer. Par conséquent, lors du processus de détoxication, il est extrêmement important que la lymphe puisse circuler librement par le biais des vaisseaux.

Beaucoup de personnes ont un système lymphatique congestionné, mais elles ne le savent pas. Des ganglions enflés sont symptomatiques d'une congestion. Aux États-Unis, on a tendance à négliger le système lymphatique. En Europe, la stimulation de la lymphe est un traitement médical couramment prescrit. Les médecins américains ne considèrent pas que la lymphe joue un rôle important dans la prévention des maladies ou dans la guérison de ces maladies.

Les symptômes d'un système lymphatique engorgé

- Allergies
- Sinusite chronique
- Eczéma et autres maladies de peau
- Manque d'énergie
- Maladies fibrokystiques
- Fatigue chronique
- Maladies parasitaires à répétition
- Infections
- Œdème
- Inflammation
- Hypertension artérielle
- Infections virales fréquentes
- Yeux gonflés
- Infection bactérienne
- Lombalgie
- Cancer
- Problèmes d'équilibre
- Arthrite
- Maux de tête
- Cellulite
- Transpiration excessive
- Obésité

Suivez les recommandations diététiques pour nettoyer la peau.

Nettoyer la peau facilite le nettoyage de la lymphe

Le brossage corporel à sec, le sauna, les bains thérapeutiques, et l'absorption de beaucoup d'eau contribuent à nettoyer le système lymphatique. Prenez aussi 2 tasses de Yogi Tea détox pour la peau et suivez également les étapes suivantes.

Respirer profondément

Une respiration profonde va modifier la pression différentielle de l'abdomen à la poitrine. C'est l'une des deux façons permettant à la lymphe de se déplacer dans les vaisseaux. Utilisez votre diaphragme pour emplir le ventre et le haut de la poitrine d'air, retenez votre souffle un instant et expirez. N'oubliez pas de faire cet exercice plusieurs fois par jour et assurez-vous de ne pas retenir votre respiration quand vous êtes tendu.

La Chi Machine

Cette machine aide vraiment à la détox lymphatique, car elle active la lymphe et le sang dans tout le corps. C'est le docteur Shizuo Inoue qui l'a inventée après avoir observé les mouvements ondulatoires des poissons, en forme de huit elliptique. La Chi Machine crée ce mouvement ondulatoire régulier, de droite à gauche et de haut en bas de la colonne vertébrale, masse doucement le corps et oxygène les muscles, les tissus et les cellules. La lymphe est ainsi déplacée à travers les vaisseaux lymphatiques et peut donc transporter les déchets toxiques vers les organes d'élimination. C'est très bénéfique pour tous ceux qui ont des problèmes de circulation ou de diabète ou pour ceux qui prennent des stéroïdes. Avec cette machine, il n'y a aucun effort à accomplir. Il suffit de s'allonger sur le sol, de poser des chevilles sur les reposoirs et de se laisser doucement bercer par le mouvement régulier imprimé par la machine. En 10 à 15 minutes, vous connaîtrez les avantages d'une séance d'exercices aérobies d'une demi-heure et ce sera extrêmement bénéfique pour votre système lymphatique.

La Chi Machine n'applique aucune contrainte sur la colonne vertébrale ni sur aucune partie du corps. Au contraire, elle procure un soulagement relaxant de toute la colonne vertébrale ainsi qu'un massage en profondeur des tissus mous. Une utilisation régulière de cette machine permet de réduire le stress et la sensation de bien-être est immédiate.

Bien que cette machine soit bénéfique pour beaucoup de personnes, elle l'est d'autant plus pour les personnes handicapées ou pour quiconque a des problèmes de hanche, de genou ou de cheville ou pour tous ceux qui, pour une raison ou pour une autre, ne peuvent même pas sauter sur un trampoline. Il existe une grande variété de Chi Machine. Certaines sont extrêmement onéreuses (voir pages pratiques).

◎ Drainage lymphatique

Il est très utile dans le cadre d'une détox du système lymphatique. Le thérapeute travaille sur les muscles du corps qui appuient contre les parois des principaux vaisseaux du système lymphatique, facilitant ainsi le mouvement de la lymphe.

Programme de détoxication contre Candida albicans

Candida albicans est une levure, une sorte de champignon microscopique qui siège naturellement dans les plis du tube digestif et le tractus vaginal. En temps normal, il vit en parfaite harmonie avec les micro-organismes présents dans la flore intestinale et que l'on nomme probiotiques. Chez une personne en bonne santé, *Candida albicans* ne pose aucun problème, car il est maîtrisé par les bonnes bactéries du tube digestif.

Ces bonnes bactéries sont cependant facilement détruites par les antibiotiques et autres médicaments, et là, *Candida albicans* peut se développer. D'autres facteurs, liés à notre mode de vie du XXIe siècle, comme les régimes alimentaires riches en sucre, en glucides raffinés et en alcool, la prise de pilules contraceptives et le stress, provoquent l'accroissement de cette levure.

On pense que les infections systémiques dues à *Candida albicans* affectent plus de 40 millions d'Américains et il est aujourd'hui reconnu comme un syndrome médical complexe que l'on appelle « candidose chronique ». Cette levure se fixe sur la paroi intestinale où il rivalise avec les cellules puis avec tout le corps et crée ainsi des carences en éléments nutritifs. Il libère également des sous-produits toxiques (ses déchets) qui contribuent au symptôme de prolifération des levures. Cette prolifération est censée provoquer des symptômes qui s'étendent à tous les systèmes du corps, les plus fragiles étant l'appareil digestif, l'appareil génito-urinaire, le système endocrinien, le système nerveux et le système immunitaire.

◎ Les symptômes de la candidose

- Aphtes
- Démangeaisons intenses
- Dépression
- Dermatomycose
- Dysfonctionnement du système immunitaire
- Eczéma marginé
- Envies de sucreries, de pain et/ou d'alcool
- Fatigue
- Irritation des oreilles et des sinus

- Muguet buccal et génital
- Mycose de l'ongle
- Peau sèche et craquelée sur les pieds, les mains ou les coudes
- Pied d'athlète
- Prise de poids
- Problèmes de peau dont éruptions cutanées permanentes
- Problèmes digestifs
- Problèmes respiratoires
- Sensation d'avoir mal partout
- Sensibilité aux produits chimiques
- Vaginite

Si vous pensez souffrir d'une prolifération des levures, répondez au questionnaire du Dr Crook qui se trouve dans ce chapitre.

◎ Les facteurs de risque

De nombreux facteurs prédisposent à la candidose chronique, comme une flore intestinale altérée ; une diminution des sécrétions digestives ; une surconsommation de sucre, d'alcool et d'aliments riches en glucides (tels que le pain, les pâtes, les pizzas), de médicaments (les antibiotiques en particulier) ; un dysfonctionnement du système immunitaire ; une insuffisance hépatique ; des carences en éléments nutritifs et un état maladif sous-jacent. En ciblant simplement les levures pour les détruire à l'aide d'antifongiques synthétiques ou naturels, on ne touche pas à la racine du mal et on ne sait pas pourquoi on a développé une candidose. Ça n'est pas comme si on arrachait une mauvaise herbe. Il est primordial de connaître en amont tous les facteurs qui prédisposent à cette prolifération de levures afin que cela ne se reproduise plus.

◎ Résoudre le problème

En plus des antifongiques, il est important de prendre le mal à la racine. Voici ce que je vous recommande.

SUIVRE LE PROGRAMME DE CONTRÔLE

Pendant le programme détox ciblé sur le *Candida albicans*, mangez sainement et des aliments pauvres en glucides, comme pour le régime à base de noix de coco, *The Coconut Diet*, qui renferme plus de 70 recettes. Je vous recommande l'huile de coco vierge, car elle contient des acides gras qui aident à détruire les levures. Il faut savoir que les sucres sont l'aliment principal des levures. Les premières phases du programme auront pour but d'éliminer les céréales, les fruits, l'alcool, les sucres et autres glucides comme la farine raffinée et l'amidon dont raffole *Candida albicans*. Pour un bon nettoyage, tous les sucres naturels doivent également être éliminés. Évitez aussi les produits laitiers, car le lactose favorise la prolifération des levures. En fait, il faut éviter les allergènes alimentaires et tout ce qui contient de l'alcool, le fromage, les fruits secs, le pain et les arachides. Les personnes souffrant de candidose devraient peut-être éviter ces aliments pendant quelques mois, car les infections provoquées par *Candida albicans* sont connues pour être opportunistes et très difficiles à surmonter si l'état est systémique (si la levure s'est propagée à l'extérieur du tube digestif). Il est préférable de s'en tenir à ce régime alimentaire jusqu'au rétablissement qui ne pourra être validé que par des analyses de selles (voir l'encadré pp. 200-201 : « Les aliments à éviter pendant l'élimination des parasites »).

INCLURE DE L'HUILE DE NOIX DE COCO VIERGE DANS VOTRE ALIMENTATION

Les recherches ont montré que les acides gras à chaîne moyenne de l'huile de noix de coco détruisent *Candida albicans*. L'acide caprylique est l'un de ces acides gras. Dans son livre, *The Yeast Connection* (Knopf Doubleday Publishing Group, 1986, ouvrage non traduit en français, n.d.t.), William Crook rapporte que de nombreux médecins se sont servis, avec succès, de l'acide caprylique contre la prolifération des levures et que cela avait particulièrement bien fonctionné sur les patients qui faisaient une réaction aux antifongiques. Il a été démontré que deux autres acides gras contenus dans l'huile de noix de coco, l'acide laurique et l'acide caprique, détruisaient également *Candida albicans*. Une étude réalisée à l'université d'Islande a montré que « l'acide caprique, acide gras saturé à 10 atomes de carbone, était le plus rapide et le plus efficace pour éliminer les trois souches de *Candida albicans* testées, laissant le cytoplasme désorganisé et racorni puisque la membrane plasmique a été perturbée ou plutôt désintégrée.

L'acide laurique, un acide gras saturé à 12 atomes de carbone, à faible concentration, a été le plus actif, mais après un temps d'incubation plus long ». Cette étude fait valoir le fait que tous les acides gras à chaîne moyenne contenus dans l'huile de noix de coco se regroupent pour débarrasser le corps de ce champignon.

VENIR EN AIDE AUX SÉCRÉTIONS DIGESTIVES

Améliorer la digestion est une étape majeure du traitement. L'acide chlorhydrique, les enzymes pancréatiques et biliaires empêchent tous la prolifération des levures et leur pénétration dans l'intestin grêle. La diminution de la sécrétion d'un de ces composants conduit à une prolifération de *Candida albicans*. De plus, de nombreux facteurs dans notre société de consommation sont source de diminution de l'acide chlorhydrique : le stress, les excès alimentaires, la surconsommation de graisses et de protéines, l'utilisation de produits chimiques ainsi que le vieillissement (après 50 ans). Les émotions néfastes comme la peur, l'inquiétude et l'anxiété diminuent également les sécrétions gastriques. D'autres maladies surviennent avec un faible taux d'acidité gastrique. C'est le cas du syndrome de malabsorption, de l'anémie pernicieuse, de la rosacée, de l'eczéma, de l'anémie, des allergies alimentaires, du dysfonctionnement thyroïdien, du vitiligo, de la gastrite atrophique, de l'infection à *Helicobacter pylori* (responsable des ulcères) et du cancer de l'estomac. Vous pouvez faire des tests pour vérifier le taux d'acidité dans l'estomac. La plupart des médecins sont équipés pour ces tests. Un supplément en acide chlorhydrique (chlorhydrate de bétaïne), pepsine, enzymes pancréatiques et nutriment améliorant le flux de bile est utile dans le traitement de la candidose chronique. Les protéases (enzymes pancréatiques) détruisent les protéines et sont principalement chargées d'éliminer les parasites de l'intestin grêle (les levures, les bactéries, les protozoaires et les vers). Une carence en enzymes pancréatiques peut provoquer chez certaines personnes des cheveux cassants, une pousse lente ou une perte de cheveux, mais aussi une mauvaise croissance des ongles. Doivent être aussi compris dans les suppléments, le chlorhydrate de bétaïne, les enzymes digestives et une formule lipotrope pour favoriser l'écoulement de la bile (la formule doit comprendre de la choline, de la méthionine et de la cystéine).

AIDER LE SYSTÈME IMMUNITAIRE

Un système immunitaire défaillant va conduire à une prolifération des levures et l'infection à *Candida albicans* va endommager le système immunitaire. C'est un cercle vicieux. Les tests peuvent révéler un dysfonctionnement du système immunitaire, mais ils sont assez chers. Une évaluation pratique (et gratuite) consiste à jeter un œil à votre historique médical. Les infections virales, dont les rhumes et la grippe, les infections des sinus, les poussées de fièvre, l'herpès génital, les problèmes de prostate chez l'homme et les infections vaginales chez la femme sont révélateurs d'un dysfonctionnement du système immunitaire.

Un supplément en antioxydants, notamment en vitamines C et E, en bêtacarotène, en sélénium et en glutathion (que l'on trouve en grande quantité dans les légumes et plus précisément dans leur jus) ainsi que l'huile de noix de coco vierge (pour contrôler *Candida albicans*), va améliorer la fonction immunitaire.

DÉTOXICATION DU FOIE

Les docteurs Michael Murray et Joseph Pizzorno, auteurs de *The Encyclopedia of Natural Medicine* (Atria Books, 3e édition, 2012, ouvrage non traduit en français, n.d.t.) nous disent qu'en améliorant la santé du foie et en favorisant la détoxication, on a de fortes chances de traiter la candidose. Ils notent qu'un foie défaillant est souvent un facteur de candidose chronique aussi bien que de fatigue chronique. Des tests faits sur des souris ont démontré que *Candida albicans* pouvait sévir même sur un foie légèrement défaillant.

Le chapitre 6 explique le programme de détoxication du foie. Il est préférable de terminer une détoxication du foie et de la vésicule biliaire avant d'entreprendre le programme de détox pour *Candida*.

PRENDRE DES PROBIOTIQUES

Les souches probiotiques de la flore intestinale telles que *lactobacillus bifidum* facilitent un bon environnement intestinal. Il est très important, quand on détruit une levure, de remplacer les bonnes bactéries. Choisissez un complément alimentaire avec des probiotiques et tout rentrera dans l'ordre.

PRENDRE UN COMPOSÉ ANTIFONGIQUE

En plus de l'huile de noix de coco, vous pouvez prendre un agent qui va tuer les levures : un complément aux plantes comprenant du thym, de l'ail, du fenouil, du noyer noir, du pau d'arco, de la bardane et de l'épine-vinette.

BOIRE BEAUCOUP D'EAU PURIFIÉE

Il est très important de boire beaucoup d'eau purifiée pour nettoyer tout le système et éradiquer les levures. Cela va contribuer à réduire les symptômes de dépérissement (inconfort qui se produit quand les levures meurent) et favoriser la perte de poids et une bonne hydratation.

◎ La réaction de Herxheimer et la candidose

Il faut savoir que lorsque les levures meurent, les symptômes peuvent s'aggraver pendant une courte période et que l'on risque d'avoir quelques réactions comme des maux de tête ou des diarrhées. C'est le résultat de la destruction rapide des micro-organismes et de l'absorption d'une grande quantité de toxines de levure, de particules cellulaires et d'antigènes. Tenez bon ! Votre santé va s'améliorer en continuant le programme, car vous allez vous débarrasser de cet horrible parasite et vous sentir très vite mieux.

◎ Questionnaire au sujet de C*andida albicans*

Pour ceux qui pensent souffrir de candidose, William Crook a imaginé un questionnaire que vous pouvez remplir pour déterminer si vous êtes bien atteint par ce mal. Vous trouverez le compte rendu de l'évaluation à la fin du questionnaire.

PARTIE 1 : L'HISTOIRE DU PATIENT

Les points diffèrent selon les questions. Notez vos points et additionnez-les.

	QUESTIONS	POINTS
1.	Avez-vous pris des antibiotiques tétracyclines durant un mois ou plus ?	25
2.	Avez-vous, au cours de votre vie, pris d'autres types d'antibiotiques pour des problèmes respiratoires, urinaires ou autres pendant deux mois ou plus, ou sur de plus petites périodes, mais au moins quatre fois sur une année ?	20
3.	Avez-vous pris un antibiotique à large spectre au moins une fois ?	6
4.	Avez-vous souffert à un quelconque moment de votre vie d'une prostatite ou d'une vaginite persistante ou d'un autre problème infectieux ou mycosique touchant les organes génitaux ?	25
5.	Avez-vous eu plus de deux grossesses ? Ou une seule ?	5 3
6.	Avez-vous pris une pilule contraceptive entre six mois et deux ans ? Pendant plus de deux ans ?	8 15
7.	Avez-vous pris de la prednisone ou d'autres corticoïdes pendant moins de deux semaines ? Pendant plus de deux semaines ?	6 15
8.	Les parfums, les insecticides ou d'autres produits chimiques vous provoquent-ils certains désordres modérés ou sévères ? Ou légers ?	20 5
9.	Est-ce que vos symptômes sont aggravés par les lieux humides, le climat humide ou les endroits où il y a de la moisissure ?	20
10.	Avez-vous souffert du pied d'athlète ou d'autre mycose sur la peau, les ongles ou le cuir chevelu avec des manifestations persistantes ou sévères ? Modérées ou légères ?	20 10
11.	Êtes-vous attiré par la consommation de sucre ?	10

12.	Êtes-vous attiré par la consommation de pain ?	10
13.	Êtes-vous attiré par la consommation de boissons alcoolisées ?	10
14.	Est-ce que la fumée de tabac vous incommode ?	10
	Total :	

PARTIE 2 : LES SYMPTÔMES PRINCIPAUX

Compter les points selon la règle suivante :

Si les symptômes sont occasionnels ou légers : 3 points
Si les symptômes sont fréquents ou modérés : 6 points
Si les symptômes sont sévères ou handicapants : 9 points

	SYMPTÔMES	POINTS
1.	Fatigue ou léthargie	___
2.	Sensation d'épuisement total	___
3.	Mauvaise mémoire	___
4.	Sensation d'irréel ou de flotter	___
5.	Dépression	___
6.	Sensation de brûlure, d'engourdissement ou de fourmillement	___
7.	Douleur musculaire	___
8.	Faiblesse musculaire ou paralysie	___
9.	Douleur ou inflammation des articulations	___
10.	Douleur abdominale	___
11.	Constipation	___
12.	Diarrhée	___
13.	Ballonnements	___
14.	Démangeaisons vaginales persistantes	___
15.	Brûlures vaginales persistantes	___

16.	Prostatite	___
17.	Impuissance	___
18.	Manque de désir sexuel	___
19.	Endométriose	___
20.	règles irrégulières, dysménorrhées	___
21.	Syndromes prémenstruels	___
22.	Taches devant les yeux	___
23.	Vision erratique	___
	Total :	

PARTIE 3 : LES AUTRES SYMPTÔMES

Compter les points selon la règle suivante :

Si les symptômes sont occasionnels ou légers : 1 point
Si les symptômes sont fréquents ou modérés : 2 points
Si les symptômes sont sévères ou handicapants : 3 points

	SYMPTÔMES	POINTS
1.	Somnolence	___
2.	Irritabilité	___
3.	Manque de coordination dans les mouvements	___
4.	Difficulté à se concentrer	___
5.	Cyclothymie	___
6.	Maux de tête	___
7.	Vertiges ou pertes de l'équilibre	___
8.	Sensation de pression au-dessus des oreilles ou sensation de tête enveloppée	___
9.	Tendance à faire facilement des bleus	___
10.	Démangeaisons	___
11.	Brûlures d'estomac	___

12.	Indigestion	___
13.	Éructations, gaz	___
14.	Mucosités dans les selles	___
15.	Hémorroïdes	___
16.	Bouche sèche	___
17.	Petites lésions ou croûtes dans/ou autour de la bouche	___
18.	Mauvaise haleine	___
19.	Articulations enflées, arthrite	___
20.	Congestion nasale	___
21.	Rhinorrhée postérieure	___
22.	Démangeaisons nasales	___
23.	Gorge sèche ou douloureuse	___
24.	Toux	___
25.	Douleur ou pression dans la poitrine	___
26.	Oppression thoracique, difficulté à respirer	___
27.	Mictions fréquentes	___
28.	Sensation de brûlure à la miction	___
29.	Acuité visuelle variable	___
30.	Sensation de brûlure dans les yeux, larmoiements	___
31.	Infections ou suppuration fréquentes des oreilles	___
32.	Douleur dans les oreilles ou surdité	___
	Total s	
	Total de la partie 1 :	
	Total de la partie 2 :	
	Total de la partie 3 :	
	Total des 3 parties :	

RÉSULTATS	FEMME	HOMME
Problèmes de santé liés à une candidose avec une très forte probabilité	> 180	> 140
Problèmes de santé liés à une candidose certainement présents	De 120 à 180	de 90 à 140
Problèmes de santé pouvant être liés à une candidose	De 60 à 119	de 40 à 89
Problèmes de santé ayant peu de risque d'être liés à une candidose	< 60	< 40

Éliminer les parasites

L'infestation ne se limite pas aux pays du tiers-monde, mais s'accélère à un rythme alarmant dans les pays industrialisés. Certains professionnels de la santé pensent que les parasites sont la cause de nombreuses maladies comme le cancer, les problèmes intestinaux et la fatigue chronique.

Un parasite est un organisme qui se nourrit aux dépens d'un organisme hôte. Dans le corps humain, les parasites se nourrissent d'aliments non digérés et putréfiés qui s'accumulent dans le tube digestif, le mucus des poumons et les déchets du système lymphatique. On les trouve dans tous les endroits du corps qui sont malades ou affaiblis, souvent à cause de la surcharge toxique. Ces intrus sont capables de proliférer quand le système immunitaire est défaillant. Bien que certains parasites, comme les vers, soient assez grands pour être visibles dans les selles – surtout quand ils sont tués et expulsés au cours d'un programme de détox – la plupart d'entre eux sont des pathogènes microscopiques pouvant être détectés uniquement par une analyse de selles.

Les sources de parasites sont les légumes et les fruits mal lavés, l'eau contaminée et les viandes insuffisamment cuites. Les parasites sont aussi souvent transmis par les animaux de compagnie et peuvent se passer d'une personne à l'autre, d'où l'utilité de bien se laver les mains. L'utilisation excessive d'antibiotiques nuit à la flore intestinale et contribue à la prolifération des parasites.

Comme les parasites sont difficiles à détecter et se cachent dans les muqueuses du tube digestif ou dans d'autres organes ou endroits du corps, leur présence et les problèmes qu'ils causent, ne sont souvent pas diagnostiqués ou mal. Les parasites créent des dommages dans le corps et leurs excrétions de déchets acides ajoutent à la toxicité du corps. Les pathogènes microscopiques comme les levures, les champignons, les protozoaires, les vers et les bactéries perturbent le processus de digestion, ce qui va avoir une influence néfaste sur le système immunitaire et sur l'alimentation.

Certains parasites trompent le corps en se comportant comme s'ils faisaient partie des tissus ou des organes, ainsi le système immunitaire n'essaie pas de les éliminer. Une fois bien installés, ils font des trous en perforant les tissus du corps, un peu comme dans du gruyère. Les vers se terrent dans les intestins, les poumons, le foie, le cerveau, bref, un peu partout dans le corps. Ils vont endommager ou bloquer certains organes ou certaines parties du corps en s'agglutinant. On les retrouve même sous forme de tumeurs cancéreuses dans le cerveau, le cœur ou les poumons. Les parasites transportent des déchets métaboliques toxiques. De nombreuses personnes ont du mal à éliminer ces toxines qui vont donc être réabsorbées dans le système par l'intermédiaire de l'intestin. Les parasites annihilent également le système immunitaire provoquant une aggravation des symptômes, de la fatigue et bien sûr, la maladie.

Certains états favorisent les infections parasitaires : l'excès de mucus, un déséquilibre de la flore intestinale, une constipation chronique et un environnement interne toxique.

Les parasites s'alimentent grâce aux éléments nutritifs qui sont censés nous nourrir. En d'autres termes, les cellules sont affamées en raison de carences nutritionnelles dues à l'infection parasitaire. Il arrive souvent que les personnes infectées mangent trop, mais c'est parce qu'elles ont faim en permanence. Leur corps essaie de combler le déficit nutritionnel provoqué par les parasites.

Les déchets toxiques métaboliques surchargent et surmènent les organes d'élimination et touchent le système nerveux, causant une multitude de symptômes : fatigue chronique, sautes d'humeur, dépression et anxiété. Les parasites peuvent également pénétrer dans la peau et provoquer des démangeaisons. Quand le tissu est enflammé, les globules blancs intensifient leur défense et cela peut être cause d'éruptions cutanées ou d'allergies alimentaires. Les parasites s'accumulent aussi dans les sinus et les cavités nasales provoquant des sinusites, des maux de tête et des douleurs concentrées au-dessus des yeux. Ils ne sont pas non plus étrangers aux troubles du sommeil comme l'insomnie, le grincement de dents, le fait de baver et les cauchemars. Comme ils volent au corps les meilleurs éléments nutritifs, il ne reste que les matières grasses, les sucres et les produits chimiques comme les conservateurs. On pense que beaucoup de personnes en surpoids ont des parasites et que c'est pour cela qu'elles ont faim en permanence. Les parasites sont aussi capables de provoquer des douleurs musculaires et articulaires.

LES SYMPTÔMES D'UNE INFESTATION

Il existe une grande variété de parasites et donc autant de symptômes qui y sont associés. Beaucoup de ces symptômes sont aussi très communs pour d'autres affections. Consultez votre médecin pour faire une analyse de selles et confirmer s'il y a présence de parasites ou pas.

- Crampes abdominales, douleur, ballonnements ;
- Constipation ;
- Diarrhée ;
- Selles brûlantes ;
- Pertes de fluide corporel ;
- Mauvaise absorption de nutriments ;
- Syndrome du côlon irritable ;
- Fluctuation de la glycémie ;
- Fringales ;
- Fatigue et faiblesse ;
- Allergies ;
- Anémie ;
- Confusion mentale ;
- Maux de tête ;
- Selles liquides nauséabondes ;
- Perte d'appétit ;
- Toux ;
- Fièvre ;
- Vomissements ;
- Gaz et ballonnements ;
- Problèmes digestifs ;
- Selles explosives après les repas ;
- Glaires dans les selles
- Syndrome de l'intestin perméable ;
- Nausées ;
- Hémorroïdes ;
- Sang dans les selles ;
- Fatigue et syndrome de fatigue chronique ;
- Baisse d'énergie ;
- Léthargie ;
- Faiblesse excessive ;

- Sècheresse des cheveux et de la peau ;
- Cheveux cassants ;
- Perte de cheveux ;
- Démangeaisons dans le nez ;
- Démangeaisons dans l'anus ;
- Démangeaisons sur la peau ;
- Urticaire ;
- Réactions allergiques aux aliments ;
- Sensation que quelque chose rampe sous la peau ou dans le nez ;
- Éruptions cutanées ;
- Eczéma suintant ;
- Ulcère cutané ;
- Lésions papuleuses ;
- Gonflement ;
- Plaies ;
- Sautes d'humeur ;
- Nervosité ;
- Dépression ;
- Oubli ;
- Agitation ;
- Anxiété ;
- Réflexes lents ;
- Insomnie :
- Grincement des dents pendant le sommeil ;
- Énurésie nocturne ;
- Baver pendant le sommeil ;
- Réveils fréquents en cours de nuit ;
- Prise de poids ;
- Obésité ;
- Perte de l'appétit ou compulsions alimentaires incontrôlables ;
- Incapacité à prendre ou à perdre du poids ;

Si vous pensez souffrir d'infestation, allez consulter votre médecin ou un naturopathe pour faire des analyses de selles. Toutefois, si les parasites sont localisés dans des régions extérieures au côlon, comme le cerveau, les voies nasales ou les poumons, ces analyses seront, bien sûr, peu concluantes.

◎ Mon expérience personnelle

Il y a quelque temps de cela, j'ai nettoyé l'ensemble de mon corps, ce qui m'a pris près d'un mois. L'étape 2 requerrait un nettoyage du foie et de la vésicule biliaire ainsi que l'élimination des parasites. Les instructions disaient que si j'apercevais tout signe de parasites, je devais recommencer le programme pour éliminer ces intrus. J'ai remarqué quelques visiteurs indésirables et j'ai recommencé le nettoyage. Là, j'ai encore vu quelques parasites. J'ai alors fait un troisième nettoyage. Encore une fois, il y avait quelques parasites. J'ai pensé qu'il était préférable d'en faire un quatrième pour m'assurer que je les avais tous fait disparaître. Et c'est là que tout s'est déchaîné. À mon insu, une colonie de parasites s'était installée dans mes cavités nasales et trois dans mon œil droit. Ils commençaient tous à mourir et sortaient de mes fosses nasales. Cela a continué pendant plusieurs semaines. Quand ça s'est terminé, je respirais comme je ne l'avais fait depuis bien longtemps. Je pouvais aussi sentir des odeurs que je ne sentais pas avant. Quelle expérience ! Je ne savais absolument pas que l'on pouvait avoir autant de parasites dans les fosses nasales. Des années avant j'avais déjà éradiqué un grand nombre de parasites intestinaux qui ressemblait à des grains de riz blancs.

Je vous encourage à regarder la liste des symptômes et si vous en ressentez ne serait-ce qu'un, faites ce qu'il y a à faire.

Le programme qui suit est très efficace pour se débarrasser tout seul de ces pathogènes destructeurs.

◎ Manger des aliments entiers

Tout ce qui et malbouffe et aliments transformés et riches en glucides contribue aux infections parasitaires et provoque une accumulation des déchets toxiques. Les parasites aiment le sucre et les aliments qui se transforment rapidement en sucre, comme les pâtes, les pizzas et le pain. Beaucoup de personnes ont un régime alimentaire truffé de ce genre d'aliments. Une détox des organes principaux est déjà une étape importante avant d'entamer l'élimination des parasites. Il se peut que l'éradication des parasites dure plusieurs semaines ou plusieurs mois, car ils sont durs à éliminer et se reproduisent facilement. Pour cela, évitez les aliments cités dans l'encadré ci-dessous.

ALIMENTS À ÉVITER PENDANT L'ÉLIMINATION DES PARASITES

- toute forme de sucres, même naturels comme dans les fruits ; les parasites se nourrissent de sucre ;
- pains, pâtes, produits à base de farine ; ils se transforment vite en sucre ;

- tous les produits à base de levure ;
- lait et produits laitiers ; ils contiennent du sucre lactique ;
- bière, vin et toutes les boissons alcoolisées ; elles se transforment en sucre et contiennent des levures ;
- fromages ; ils contiennent des levures et des moisissures ;
- fruits secs ; ils contiennent du sucre et des moisissures ;
- cacahouètes et beurre de cacahouète ; ils ont une teneur élevée en moisissures ;
- champignons ; ce sont des espèces de moisissures ;
- café, thé et tabac ; peuvent se doter de moisissures lors du processus de séchage (une exception : le pau d'Arco aide à tuer les levures).

Votre alimentation doit comprendre beaucoup de produits riches en bêtacarotène qui se convertit en vitamine A selon les besoins du corps. Grâce à la vitamine A, les tissus résistent beaucoup plus efficacement à la pénétration parasitaire. Voici les aliments riches en bêtacarotène : les carottes, les patates douces, les ignames, les courges, les brocolis, le persil, le chou frisé, les épinards, les pissenlits et les autres légumes de couleur vert foncé. Ces aliments se transforment facilement en jus, mais peuvent aussi être consommés crus ou légèrement cuits à la vapeur ou au four.

Évitez les aliments qui irritent le tube digestif ou qui provoquent des gaz et des ballonnements interférant avec l'absorption de nutriments. Évitez aussi de trop manger, car cela provoque une pression sur l'ensemble du système digestif, sur le côlon et sur le foie en particulier. De nombreux aliments riches en protéines, comme la viande et le poisson ou même certains aliments végétaliens comme les haricots, les lentilles, les pois cassés, les noix et les graines, peuvent provoquer des irritations ou des flatulences. Même si les noix germées, les graines et les haricots sont faciles à digérer, ils fournissent des protéines. Vous devrez compléter votre régime avec des protéines en poudre naturelles sans acides aminés pendant le nettoyage (évitez les protéines de soja, certaines propriétés du soja étant néfastes pour la santé). Les céréales contenant du gluten (blé, seigle, avoine et orge) peuvent irriter les intestins si vous êtes sensible au gluten, donc à éviter.

L'AIL

L'ail est très utile pour éliminer les parasites les plus courants comme les ascarides, les oxyures et les ankylostomes. Consommez deux gousses d'ail cru finement hachées par jour. Vous pouvez mettre l'ail dans une cuillère à café et l'avaler avec de l'eau, s'il vous est difficile de manger de l'ail. On trouve également des gélules d'ail et l'on peut en prendre 500 mg deux à trois fois par jour. Voici d'autres antiparasitaires : l'oignon, l'échalote, le poireau, le radis, le varech, le chou cru, les amandes en poudre, les mûres, la citrouille, la choucroute et l'extrait de figue.

LES PLANTES

Beaucoup de plantes aident à détruire et expulser les parasites et les vers. La teinture mère de noyer noir ou de noyer vert est utilisée contre les parasites que ce soit dans le sang ou dans d'autres parties du corps. Pour les ascarides, le mélange suivant est très efficace : des enveloppes vertes ou noires de fruits de noyer, de l'absinthe, du clou de girofle moulu, de la racine de gentiane, du gingembre et de la racine de mandragore. La spigélie du Maryland était utilisée par les Amérindiens pour détruire les vers intestinaux, en particulier les ascarides. Voici un mélange efficace pour traiter les vers plats : fougère mâle, graines de citrouille, spigélie du Maryland, bétoine, camomille et *Senna*. Sont aussi efficaces l'huile d'origan, les fruits de *Quiscalis indica*, l'armoise, les racines de réglisse, les noix de *Torreya grandis*, les racines d'astragale, les racines d'aunée, l'écorce de noyer cendré, les racines d'igname sauvage, l'oleuropéine (présent dans les feuilles d'olivier), l'écorce de pau d'Arco, l'écorce de griffe de chat, les racines d'épine-vinette, l'extrait de shiitake, l'écorce de frêne épineux et les clous de girofle. Les pépins de pamplemousse et les enzymes comme la bromélaïne, la papaïne et la protéase sont très utiles : les enzymes s'introduisent dans la barrière muqueuse qui recouvre et protège les kystes parasitaires. L'extrait de pépin de pamplemousse élimine les protozoaires et les champignons par contact.

ÉVITER TOUS LES SUCRES

Les sucres en tout genre ainsi que les édulcorants et succédanés du sucre doivent être évités. Comme je l'ai dit plus tôt, les parasites aiment le sucre et s'y épanouissent. Lors de la détox contre les parasites, il est impératif de ne pas en consommer. On peut boire un verre d'eau avec du citron et un ou deux gouttes de stévia pour faire passer l'envie de sucre.

NETTOYER LE TUBE DIGESTIF

Les parasites s'accrochent à la couche de mucus du tube digestif, faite d'accumulation de déchets, et s'y nourrissent. Ainsi, la détox n'est efficace que lorsque le côlon est soigneusement débarrassé de cette couche, sinon les parasites vont s'y incruster et s'y cacher. Suivez le programme de nettoyage du côlon pendant deux semaines, au moins, avant de commencer à éliminer les parasites. Il est également utile de le faire avant une détox du foie et de la vésicule biliaire afin que les organes d'élimination fonctionnent à plein régime.

LES ENZYMES DIGESTIVES ET SYSTÉMIQUES

Les enzymes digestives sont nécessaires pour bien digérer les aliments. À moins que votre régime alimentaire ne soit principalement basé sur des aliments crus, votre taux d'enzymes naturelles peut être insuffisant pour une bonne digestion. Un supplément enzymatique va vous aider et prendre le relais du corps pour produire des enzymes.

Les enzymes digestives se prennent au cours des repas pour mieux digérer les protéines, les glucides et les lipides. La protéase, la lipase, l'amylase, la bromélaïne et la papaïne sont des exemples de compléments d'enzymes digestives. Les enzymes systémiques, quant à elles, se prennent en général deux heures après les repas pour nettoyer les protéines non digérées et aider à maintenir une tension artérielle saine.

Trente jours pour une détoxification des métaux lourds

Au XXIe siècle, on s'expose à une contamination par les métaux lourds. Ces substances toxiques déversées par milliers dans notre environnement polluent l'air, l'eau, la nourriture, les infrastructures et les jardins. Le plomb est un métal lourd présent dans notre environnement depuis des décennies. On le retrouve dans les soudures des boîtes de conserve, dans les cultures poussant sur des sols contaminés, dans l'atmosphère à cause de l'industrie du verre, des imprimeries, des fonderies et autres sources de pollution au plomb, et on utilise également de la poudre de plomb pour les glaçures céramiques. Bien que le gaz et les peintures ne contiennent plus de plomb, beaucoup d'entre nous ayant grandi dans les années 1950, 1960 et 1970 ont toujours du plomb dans les tissus corporels.

Les concentrations en mercure sont devenues si élevées dans les mers, les océans et les lacs qu'une grande partie des poissons et des crustacés de ce monde est contaminée. Le mercure est plus concentré dès que l'on atteint le haut de la chaîne alimentaire. Ainsi, les grands poissons comme le thon germon, l'espadon et le requin sont très souvent fortement contaminés. On se sert de la farine de poisson pour nourrir la volaille, sauf si elle est élevée en plein air, et ainsi cette volaille est contaminée également par du mercure. Les plombages dentaires sont également montrés du doigt. C'est en général un amalgame de mercure et d'argent. Les vaccins, eux aussi, contiennent du thimésoral, un composé de mercure utilisé comme agent de conservation. Nous sommes exposés au cadmium contenu dans les engrais phosphatés, aux gaz créés quand les combustibles fossiles sont brûlés et aux gaz libérés par les fonderies de zinc, de plomb et de cuivre. La fumée de tabac est également une source d'exposition au cadmium. D'autres types de métaux lourds provenant de la pollution environnementale s'accumulent dans notre corps ; c'est le cas de l'arsenic, de l'étain, du cuivre et de l'aluminium. Les métaux lourds ont tendance à s'accumuler dans les tissus du cerveau, des reins, du foie, des cellules adipeuses et du système immunitaire. L'élimination par voie naturelle étant difficile, ils ont tendance à rester dans le corps pendant des décennies, à perturber gravement les fonctions métaboliques et à causer des dommages irréversibles. Les impacts produits sur le corps s'échelonnent entre de légers symptômes et des maladies graves, car cela prend des années pour que les métaux lourds ne s'accumulent et les symptômes qui leur sont associés sont souvent mal diagnostiqués.

L'élimination des métaux lourds est un processus qui s'avère parfois long et difficile, et au cours d'un programme de détoxication, il y a habituellement une redistribution des métaux lourds dans le corps. Pour vous en débarrasser, respectez soigneusement les instructions concernant le programme de détoxication de ce chapitre.

SYMPTÔMES D'UNE CONTAMINATION AUX MÉTAUX LOURDS

- douleur chronique dans les muscles et les tendons ou dans les tissus mous ;
- fatigue chronique ;
- malaise : sentiment de fatigue générale, mécontentement, fae tigue, maladie, léthargie ;
- esprit embrouillé : oubli et confusion ;
- infection chronique comme *Candida albicans* ;
- troubles gastro-intestinaux : diarrhée, constipation, ballonnements, gaz, brûlures d'estomac ou indigestion ;
- intolérances et allergies alimentaires ;
- vertiges ;
- migraines ou maux de tête ;
- problèmes de vue ;
- sautes d'humeur, dépression, anxiété ;
- dysfonctionnements du système nerveux : extrémités chaudes et brûlantes, engourdissements, picotements, paralysie ou sensation électrisante dans tout le corps.

Comme la toxicité des métaux lourds provoque des symptômes que l'on peut confondre avec d'autres maladies chroniques telles que le syndrome de fatigue chronique, la dépression ou la sclérose en plaques, il est prudent d'en référer à un professionnel spécialisé dans les problèmes liés aux métaux lourds.

FAIRE UN RÉGIME ALCALIN

La première étape du programme de nettoyage des métaux lourds présente les principes d'une alimentation alcaline. Pendant la détox, il est extrêmement important de consommer entre 70 et 85 % de produits alcalins (se reporter à l'encadré du chapitre 1 : Aliments acides contre aliments alcalins). On peut donc consommer des crucifères comme le brocoli, le chou frisé, le chou, le chou-fleur et des choux de Bruxelles ainsi que beaucoup de légumes aux feuilles vert foncé pour fournir un complément en sels minéraux et en calcium. Les métaux lourds se substituent aux vitamines et aux sels minéraux, donc continuez les cures de jus quotidiennement.

À la différence de la plupart des autres programmes de détoxication, vous allez avoir besoin de prendre une quantité suffisante de protéines. Consommez 2 à 4 g de viande, de volaille ou de poisson une ou deux fois par jour. Optez pour du bœuf de pâturage, des poulets fermiers, des œufs bios et du poisson sauvage. Prenez aussi des protéines végétaliennes comme les haricots, les lentilles, les pois cassés, les céréales complètes (sauf le blé), les fruits à coque et les graines crues ou germées. Vous pouvez également compléter votre régime alimentaire avec des protéines en poudre.

Quand on fait une détoxication des métaux lourds, il n'est pas recommandé de jeuner, car on a besoin de beaucoup d'acides aminés. Il faut en effet produire du glutathion, un antioxydant et un tripedpide (une molécule constituée de trois résidus d'acide aminé liés) important pour détoxifier le foie et faciliter l'élimination des métaux lourds. Il est également nécessaire de consommer les bonnes protéines, car les acides aminés sont liés aux métaux lourds, et un jeûne peut donc détruire les couches de protéines protectrices, révéler les métaux lourds et causer de nombreux dégâts en l'absence de protéines adéquates.

BOIRE BEAUCOUP DE JUS DE CAROTTE

Le jus de carotte renferme des vitamines, des sels minéraux et des phytonutriments qui font office d'antioxydants au cours de la détoxication. Buvez deux verres de jus de carotte par jour, en ajoutant des légumes comme le cèleri, le concombre, le persil, le chou, le jicama (ou pois patate) ainsi que des légumes verts comme le chou frisé, les épinards et les betteraves. Parfumez avec du gingembre ou des herbes aromatiques comme la coriandre.

CORIANDRE, AIL, CHLORELLE ET CHLOROPHYLLE

La coriandre a la capacité de favoriser l'élimination des métaux lourds. Mettez-en dans les salades, les soupes, les jus et les sauces. Les aliments qui contiennent du soufre, comme l'ail et les oignons, aident également à combattre les métaux lourds. Chlorophylle et chlorelle sont également connues pour faciliter cette détoxication. N'hésitez pas à faire le plein de vert en consommant de la chlorelle, en poudre ou en comprimés, ou de la chlorophylle liquide.

L'EAU

Buvez 2 à 2,5 litres d'eau purifiée par jour. L'eau alcaline est très bénéfique.

UN MÉLANGE DE FIBRES EN COMPLÉMENT

Buvez un mélange de fibres une à deux fois par jour. Vous pouvez le faire vous-même en suivant la recette « mélange de fibres fait maison » dans le chapitre 5. On en trouve aussi dans le commerce. Il est aussi conseillé de prendre une préparation à base de plantes une à deux fois par jour pour réguler le côlon. Les fibres vont absorber les métaux lourds et empêcher que ces derniers ne soient réabsorbés dans le système.

NE PAS PRENDRE D'ENZYMES PENDANT LA DÉTOX

Les enzymes font disparaître la protéine qui transporte les métaux lourds en dehors du corps, et ces derniers vont alors provoquer des dégâts.

LES COMPLÉMENTS ALIMENTAIRES

Il va falloir prendre un complément conçu pour débarrasser le corps des métaux lourds. J'ai utilisé une formule qui contient de l'andrographis, du curcuma, du houblon et du zinc.

FAITES ENLEVER VOS AMALGAMES DENTAIRES AU MERCURE

Ces substances qui obstruent nos dents sont fabriquées à partir d'un amalgame de mercure et d'argent. Quand les amalgames se défont (sous forme de vapeur), quand on mange ou quand on se lave les dents, le mercure se libère et va se déposer dans les tissus du corps et contribue en grande partie à l'intoxication. Des études sur des individus possédant de tels amalgames ont établi un lien entre le nombre de plombages et leur taille et la quantité de mercure trouvée dans leur urine.

LA VACCINATION

Le thiomersal est un agent de conservation utilisé dans un certain nombre de vaccins. Il contient 49 % d'éthylmercure en poids, soit 25 microgrammes d'éthylmercure par dose. Cela fait des décennies que ce genre de vaccins est administré régulièrement à des nourrissons. Cependant, en raison de sa dangerosité pour la santé, la Food and

Drug Administration, aux États-Unis, a demandé que le thiomersal soit retiré des vaccins destinés à un usage pédiatrique, comme c'est aujourd'hui le cas dans plusieurs pays, dont la France. Néanmoins, les vaccins contre l'hépatite B et la grippe en contiennent. Avant de vous faire vacciner ou de faire vacciner vos enfants, assurez-vous que le vaccin que l'on vous propose ne contient pas de thiomersal ou tout autre composé du mercure. Le thiomersal mis à part, la vaccination pose toujours de nombreux problèmes. Des dizaines d'études ont confirmé les conclusions très controversées du Dr Wakefield faisant état, en 1998, d'une relation de cause à effet entre le ROR (Rougeole-Oreillons-Rubéole) et une inflammation chronique de l'intestin ainsi que l'autisme. Les travaux du Dr Natasha Campbell-McBride ont démontré que l'inflammation chronique de l'intestin résultant d'une flore intestinale anormale pouvait conduire aux symptômes de l'autisme ainsi qu'à d'autres problèmes neurologiques et comportementaux. L'effet secondaire constaté après une injection de vaccins contre la variole, la coqueluche, mais aussi après l'injection du ROR, est l'encéphalite (inflammation du cerveau) qui peut provoquer des lésions cérébrales permanentes et se traduire par des comportements régressifs. À cette étude, ont bien sûr été opposées des études sponsorisées par l'industrie pharmaceutique et qui ont totalement réfuté ce lien de cause à effet.

En 2012, le ministère italien de la Santé a admis qu'il existait un lien causal entre l'injection du ROR et l'autisme dont était atteint un petit garçon âgé de 9 ans. L'enfant reçoit un dédommagement bimestriel de 1 683 euros ainsi qu'un paiement ponctuel. Le juge a statué que le garçon avait subi des dommages irréversibles suite à la vaccination.

RÉACTIONS SUITE À LA DÉTOXICATION

Ce programme de trente jours peut provoquer des rhumes, la grippe ou d'autres réactions comme les maux de tête. En général, ces réactions ne durent qu'un ou deux jours. Ces symptômes signifient simplement que le processus fonctionne, il ne faut donc pas s'alarmer ni se décourager. Les symptômes partiront, les toxines seront éliminées et la santé sera rétablie.

DÉTOXICATION PAR LE SAUNA

Ce programme est conçu pour aider le corps à se débarrasser des substances toxiques qu'il ne peut pas évacuer tout seul. Certains professionnels de la santé pensent que c'est la seule façon de se débarrasser des toxines de plastique. La clé, c'est d'éliminer par la transpiration. Quand le corps se réchauffe dans le sauna, la circulation sanguine augmente partout, même dans le moindre vaisseau. Quand on commence à transpirer, le corps se vide de toxines et elles viennent de partout : du sang, du foie, des reins, des cellules adipeuses, des articulations et des tissus.

De nombreuses publications ont montré que la détox par le sauna, selon les études faites sur différentes populations, améliorait la mémoire, les fonctions cognitives, la résistance du système immunitaire et la condition physique en général.

DIFFÉRENCE ENTRE SAUNA TRADITIONNEL ET SAUNA À INFRAROUGES

Les saunas classiques chauffent l'air à des températures relativement élevées, généralement entre 70 et 100 °C. Ces températures augmentent le rythme cardiaque et mieux vaut faire attention si l'on est sensible de ce côté-là. Si le sauna traditionnel vous semble difficile à affronter, tournez-vous vers le sauna à infrarouges qui est une bonne alternative. La chaleur infrarouge agit par rayonnement. Dans ce type de sauna, seulement 20 % de l'air est chauffé et 80 % du rayonnement thermique pénètrent en profondeur les tissus cutanés. La température ambiante, aux alentours de 40 °C, provoque une sudation 3 à 6 fois plus importante qu'un sauna traditionnel et ainsi, la peau respire mieux et son irrigation sanguine s'en trouve améliorée.

Selon les recherches effectuées par des chercheurs américains, la sueur des utilisateurs de sauna traditionnel se compose d'eau à 95 ou 97 %, alors que la sueur d'utilisateurs de sauna à infrarouges se compose entre 80 et 85 % d'eau, mais comprend aussi du cholestérol, des toxines liposolubles, des métaux lourds toxiques (mercure et aluminium), de l'acide sulfurique, du sodium, de l'ammoniac et de l'acide urique. On ne trouve pas tous ces « ingrédients » dans la sueur au cours d'un exercice ordinaire. Les propriétés pénétrantes des ondes infrarouges permettent l'élimination de toxines comme les BPC, les résidus de pesticides, les toxines de plastique et les métaux lourds, très difficiles à évacuer avec un simple programme de nettoyage.

PROTOCOLE DE DÉTOX PAR LE SAUNA

Faites le point avec votre médecin. Assurez-vous de son autorisation avant de commencer ce programme et surtout, n'hésitez pas à le contacter au moindre doute ou effet inhabituel.

Commencez la journée par un verre de jus de légumes frais ou un smoothie vert. Vous pouvez également prendre des protéines : un œuf à la coque, par exemple.

Prenez un comprimé de vitamines contenant de l'acide folique chaque jour du programme et juste avant d'aller au sauna. Ajoutez 100 à 300 mg de citrate de potassium et de citrate de magnésium pour de meilleurs résultats.

Prenez de la niacine (vitamine B_3) en augmentant les doses petit à petit. La niacine dilate les vaisseaux sanguins, même les plus petits, et augmente la circulation sanguine pour faciliter le processus de nettoyage. Commencez avec 100 mg avant d'aller au sauna et prenez la même dose immédiatement après. Augmentez progressivement la dose quand vous saurez comment votre corps réagit avec la niacine. Ne prenez pas de niacinamide ou de niacine à libération lente et ne dépassez pas les doses recommandées par votre médecin. Les National Institutes of Health ont reconnu que la niacine détruisait les graisses et libérait les toxines, mais ils mettent aussi en garde contre sa toxicité à forte dose. Elle ne convient pas à tout le monde.

Prenez des enzymes digestives, elles vous aideront pour la détox, mais aussi à digérer.

Faites de l'exercice pendant 15 à 30 minutes avant d'aller au sauna. Le sang circulera mieux surtout dans les régions du corps difficiles à atteindre, là où il pourra ramasser des toxines et les éliminer par la transpiration. Choisissez un exercice aérobie : la marche rapide, le mini-trampoline, le jogging, le step, la natation ou le vélo pour augmenter votre métabolisme, brûler les graisses et faire circuler le sang. Ne restez pas sans rien faire après vos exercices. Allez directement au sauna tant que votre corps est sous l'influence de la niacine, des exercices et des éléments nutritifs.

Passez trois à quatre heures par jour à entrer et sortir du sauna et cela pendant au moins deux semaines. Commencez par un quart d'heure. Si possible, mettez-vous nu dans le sauna. Puis, faites une pause de vingt à trente minutes. Reposez-vous pendant les pauses. Retournez dans le sauna pendant quinze minutes et arrêtez à nouveau pendant vingt à trente minutes. Prenez une douche chaude (et non brûlante) et alternez avec une douche froide, là servez-vous d'une brosse en soie végétale pour éliminer les toxines et les déchets de votre peau. N'utilisez pas de savon. Refaites tout le processus pendant deux ou trois heures de plus.

Faites une pause déjeuner de trente minutes. Mangez sainement, par exemple une grosse salade. Vous pouvez ajouter des protéines animales, mais il faut qu'elles soient biologiques.

Buvez de l'eau purifiée. Oui, buvez beaucoup avant et après le sauna. Vous pouvez aussi prendre un sachet d'Emergen-C Lite (pour la France, en vente uniquement sur internet), une boisson pétillante à base de vitamine C.

Faites une pause et buvez un jus. Pendant une de vos pauses de trente minutes, buvez un jus de légumes frais.

Le soir, mangez sainement, des aliments entiers et beaucoup de légumes, surtout des crucifères comme le brocoli, le chou-fleur, les choux de Bruxelles et le chou frisé. Ne donnez pas de toxines à votre corps alors qu'il essaie de les éliminer !

Chapitre 8

NETTOYAGE MENTAL ET ÉMOTIONNEL

La dernière phase de votre programme est le nettoyage mental et émotionnel. Un jeûne à base de jus ou un nettoyage du côlon va détoxiquer et remettre votre corps à neuf, mais ces nettoyages internes sont grandement renforcés quand l'esprit est également détoxiqué. Combien de personnes de votre entourage sont inquiètes, anxieuses, pessimistes ou irritées ? Peut-être l'êtes-vous également ? Le monde dans lequel nous vivons est stressant et il est vrai que les pensées négatives sont difficiles à éviter. Mais le prix à payer est relativement lourd. Il faut donc apprendre à penser positivement et sainement pour notre bien-être.

Une toxicité mentale et émotionnelle apporte au corps de la toxicité chimique pouvant se révéler dévastatrice. Par exemple, des problèmes non résolus, des pensées nuisibles, voire défaitistes, mais aussi tout notre bagage émotionnel contribue à l'arrivée de symptômes physiques comme les migraines, la fatigue, la fibromyalgie, les insomnies, une sensibilité aux produits chimiques, une mauvaise réponse immunitaire et des problèmes intestinaux. Les chercheurs relient aussi les pensées toxiques aux maladies graves, comme le cancer, et aux maladies cardiaques, à l'anxiété, aux crises de panique et à la dépression.

Éliminer du corps et du cerveau ces pensées et ces émotions est aussi important pour la santé que d'éliminer des tissus corporels les pesticides et les produits chimiques. « Si on n'en trouve pas la racine, elles vont s'ancrer dans l'âme », nous dit le Dr Christiane Northrup. « Une pensée ancrée depuis longtemps dans l'esprit, et que l'on ressasse en permanence, se transforme souvent en conviction. » Par exemple, le stress engendre la production d'hormones corticostéroïdes qui affaiblissent le système immunitaire, la fonction glandulaire et les autres systèmes. La colère refoulée est une des réponses émotionnelles les plus toxiques engendrant des maladies chroniques et de mauvais choix comportementaux. Les émotions et les pensées toxiques sont acides et créent un environnement interne favorable aux affections, à la douleur et aux maladies graves, comme le cancer.

Quand on se débarrasse de cette négativité, on se sent mieux et on commence enfin à vivre la vie que l'on voulait avoir. Pour nous purifier de ces émotions et de ces pensées toxiques, il nous faut de l'action, autant sur le plan physique que sur le plan psychologique, afin de pouvoir évacuer les effets neurochimiques malsains accumulés dans l'organisme.

La dure réalité d'une pensée toxique et ses effets physiologiques

Ce sur quoi nous nous focalisons mentalement et émotionnellement devient ce que nous vivons. Si, depuis des années, nous entretenons des pensées négatives comme le sont l'irritabilité, le ressentiment, la critique et le fait de juger les autres et nous-mêmes, elles sont devenues tellement habituelles qu'elles font partie de nous. Elles peuvent même nous paraître tout à fait normales, alors qu'elles ne le sont pas du tout : elles nous détruisent physiquement. La colère, la haine, l'inquiétude, la peur, la jalousie, l'irritabilité et l'amertume rendent malades et favorisent les maladies mortelles. Ces émotions sont transmises à l'ensemble du corps par les neurones et les neuropeptides qui envoient des messages en bien ou en mal.

Candace Pert, l'une des plus brillantes neurobiologistes de notre temps et ancienne directrice du département spécialisé dans la biochimie du cerveau d'un National Institute of Mental Health, a beaucoup écrit sur les liens qu'il y avait entre les émotions et les peptides. Son mari et elle ont découvert que les peptides, des substances chimiques qui affectent l'humeur et le comportement, relient le cerveau, les glandes et le système immunitaire en un réseau de communication pouvant affecter le plan cellulaire.

Voici comment cela fonctionne : les globules blancs possèdent des sites récepteurs de peptides et, lorsque nos pensées sont négatives, l'information donnée par les messagers (les peptides) peut perturber la santé de nos cellules immunitaires. On a découvert que les pensées négatives diminuaient l'activité et la production de lymphocytes T et libéraient les hormones du stress. Certains peptides peuvent même transformer des cellules cancéreuses en métastases. À l'inverse, certains autres vont aider le corps à rester en bonne santé.

Les substances chimiques produites par des émotions toxiques se logent dans les muscles et provoquent des douleurs dans le dos et les cervicales ou dans d'autres parties du corps. On se sent faible ou on est embêté par des problèmes intestinaux : on digère mal, on est constipé ou on a la diarrhée. Les effets négatifs peuvent également affecter le foie et les reins, les perturber et bloquer la fonction pancréatique. Les émotions malsaines peuvent déclencher une inhibition cognitive affectant la capacité à comprendre, à penser et à prendre des décisions rationnelles. Elles déclenchent aussi parfois des réactions allergiques. On pourrait continuer ainsi un bon moment… Retenez bien une chose : les émotions négatives perturbent le corps, elles sont toxiques et peuvent s'avérer dévastatrices pour notre santé.

La relation corps-esprit

Cette relation entre ce que nous pensons et le bon état de notre corps n'a rien de récent. Pourtant, nous oublions souvent que ce lien est très fort. Il existe des schémas mentaux et émotionnels bien définis et associés à des maladies. La façon dont vous vous servez de votre esprit, de votre volonté et de vos émotions a autant à avoir avec la maladie que votre régime alimentaire, votre mode de vie et l'environnement dans lequel vous vivez. Il se peut même que cela ait plus d'impact.

Le corps est le miroir de l'âme, des émotions et des convictions. Chaque cellule du corps possède son intelligence propre et est tout à fait capable d'écouter ce que vous pensez, ressentez ou exprimez. Vos cellules répondent à chacune de vos pensées, à chacune de vos émotions et à chaque mot que vous prononcez. Si l'on réprime des pensées négatives comme la colère, le ressentiment, la haine ou ne serait-ce même que l'irritabilité, le mécontentement ou la frustration, cela peut déclencher une maladie. C'est une bombe à retardement qui n'attend que les conditions idéales pour exploser. Il a été scientifiquement prouvé que lorsqu'on se trouve en état de détresse mentale, les cellules du corps n'arrivent plus à vivre en harmonie. En état de stress, des substances toxiques se créent et endommagent les cellules. On attrape alors plus facilement des virus, ainsi que des mauvaises bactéries, des parasites, des champignons et des levures telles que *Candida albicans*.

Plus que tout autre facteur, le stress affaiblit le système immunitaire et c'est la porte ouverte à tout ; aux parasites comme aux cellules cancéreuses. De plus, le stress met sous tension, et les processus biologiques sont entravés. Le transport des éléments nutritifs, la respiration cellulaire, la détoxication, la digestion, l'assimilation, la production hormonale, la fonction cérébrale, tout est perturbé, interrompu et le corps va petit à petit dégénérer. À l'inverse, si vous avez trouvé une forme d'équilibre, que ce soit mentalement, émotionnellement, spirituellement et physiquement, la maladie ne peut pas s'installer.

La plupart des gens n'ont pas appris à gérer le stress ou les pensées négatives et ne savent donc pas ce qu'est une vie équilibrée. Les drames, les tensions, le stress, la négativité et la lutte sont légion dans notre société moderne et il est très difficile, voire impossible de se détendre. Pour éviter tous les effets négatifs de ce que nous vivons au quotidien, il faut arrêter de ressasser des pensées négatives et de les emmagasiner. Trouvez votre but divin, apprenez à aimer ce qui se trouve autour de vous, soyez positif, joyeux, soyez la personne que vous êtes vraiment.

Transformer les pensées néfastes

En détoxiquant le corps, on commence également à changer sa façon de voir les choses. La consommation de jus de légumes ou de fruits frais, de smoothies verts va repousser les substances toxiques stockées dans les cellules, les fluides et les tissus. Les émotions liées à ces substances toxiques font surface lors d'un nettoyage, surtout quand il s'agit de celui du foie. Au cours de la détoxication, vous faciliterez le processus si vous laissez remonter consciemment ces pensées ou émotions pénibles et si vous les laissez s'en aller. Il se peut que vous ayez à en « déterrer » certaines ancrées très profondément pour pouvoir enfin vous libérer.

Dans ce processus de lâcher-prise, la première étape consiste à identifier ces pensées ou émotions pénibles. Certaines peuvent vous paraître anodines et normales et pourtant, ce sont elles qui vous rongent. Elles peuvent remonter à votre enfance, à l'éducation que vous avez reçue et qui pour vous semblait tout à fait normale alors même qu'elle était toxique. Il se peut aussi que certaines circonstances rencontrées dans votre vie aient forgé votre pessimisme, la façon que vous avez de tout critiquer. Mais, sachez que la normalité n'est pas là. Ce qui est normal, c'est l'amour et les pensées positives. Un examen quotidien de vos pensées est un processus qui peut aider à extirper ce qui est néfaste et perturbateur en vous et à le remplacer par des mots qui auront un impact positif.

Vous allez trouver ci-dessous des exemples de pensées négatives. Cochez celles qui peuvent s'appliquer à votre cas, et ajoutez vos propres pensées dès qu'elles vous viennent à l'esprit. Une fois votre liste établie, écrivez en face de chaque pensée négative, une pensée positive. Par exemple, si vous cochez « je déteste mon corps », écrivez à côté quelque chose comme « mon corps et unique ». Si vous cochez « je déteste mon nez », vous pouvez noter à côté « mon nez est assez insolite. J'aurais pu être un acteur mémorable ». En face de « j'ai une maladie incurable », vous pouvez noter : « j'ai une chance de retrouver la santé ». Ce qui est primordial, c'est d'écouter ce que votre cœur a à dire.

– Je déteste mon corps
– Je suis trop petit / trop gros / trop maigre
– Je déteste mon nez
– Mes cheveux sont trop frisés / trop raides / trop fins
– Je suis laid
– Je déteste mes cuisses
– Ma vie m'est insupportable
– Mes enfants ne m'aiment pas
– Personne ne m'aime
– Je ne trouverai jamais un travail qui me plaise
– Je ne sais pas si j'arriverai à trouver l'âme sœur
– Je n'irai jamais bien
– J'ai une maladie incurable
– Personne ne s'intéresse à moi

– J'ai eu une enfance difficile
– Mon mariage a été un échec
– Je ne supporte pas mon travail
– Je n'ai jamais assez d'argent pour payer mes traites
– Ma vie n'a aucun sens ni aucun intérêt
– Je suis seul
– Je n'aime pas l'endroit où je vis
– Je n'ai jamais rien fait d'intéressant dans ma vie
– Ma mère / mon père me maltraitait
– Rien n'a jamais marché pour moi
– Mon système immunitaire a toujours été faible
– Ma vie ne changera jamais

En fait, cette liste est sans fin. Il est important de faire une autoévaluation et de déterminer ce qui est bénéfique ou néfaste. Ce dialogue intérieur va influencer votre état de santé. C'est pourquoi il est important de remonter aux racines de vos pensées nocives. Essayez de lâcher prise sur chaque pensée toxique que vous avez cochée (voir les exercices qui suivent dans ce chapitre).

Essayez de repérer les moments où ces pensées affleurent. Voici quelques exemples pouvant aider à contrer ces pensées et à les transformer en quelque chose de positif. Au lieu de penser : « Je déteste ma vie », pensez : « Je fais un travail sur moi-même pour réaliser le but que je me suis fixé ». Si vous pensez : « Je ne trouverai jamais un travail qui me plaise », dites-vous plutôt : « Le travail qu'il me faut m'attend; on a besoin de mes compétences et de mes talents ». Si vous pensez à votre santé précaire et que vous croyez que vous n'aurez plus jamais la forme que vous aviez autrefois, pensez plutôt que la cure de jus et les nettoyages que vous avez entamés vont faire leur effet : « Je vais de mieux en mieux chaque jour. » Rejetez les pensées nuisibles, ne laissez pas votre esprit s'y attarder. Intégrez ce processus dans votre quotidien et la vie sera plus légère.

Transformer les émotions nocives

L'émotion est de l'énergie en mouvement. Ce mot vient du latin *motio* « action de mouvoir ». Une émotion est une réaction affective subite, temporaire et involontaire (amour, peur, chagrin ou colère). Elle est souvent accompagnée de manifestations physiques, de bouleversements physiologiques pouvant altérer le bon fonctionnement cellulaire. Les émotions que nous ressentons sont imprimées dans les cellules cérébrales comme dans toutes les autres cellules du corps et elles vont influencer notre comportement, mais aussi notre physiologie.

L'énergie émotionnelle fonctionne bien plus vite qu'on ne le pense. Il a été scientifiquement prouvé que l'activité cérébrale enregistre les réactions émotionnelles avant que nous ayons le temps d'y penser. Nous évaluons tout sur le plan émotionnel.

Être en contact avec ses émotions et apprendre à les canaliser sainement plutôt que de les enfouir ou de mal les exprimer améliorera l'activité cellulaire.

Les émotions pures comme la peur et la colère ne sont pas mauvaises en soi. Il est normal d'avoir peur de traverser devant une voiture ou de paniquer devant une gazinière dont les brûleurs ne s'allument pas. La colère est bénéfique si elle donne la force de défendre quelqu'un ou quelque chose : un enfant battu, un animal maltraité ou un pays attaqué ou ravagé. Par contre, il faut évacuer les émotions qui ne sont pas constructives comme l'amertume, le ressentiment, le reproche, la critique ou l'irritabilité. Ces émotions-là ne sont jamais pures, mais toujours toxiques.

Les traumatismes refoulés sont un trop-plein d'émotions difficiles à contenir, ils sont donc stockés de nombreuses années dans les cellules, les tissus et les organes, affectent leur fonctionnement et ses émotions intenses sont difficiles à déloger. On a beaucoup écrit au sujet des abus sexuels sur mineur et sur les effets traumatisants que l'individu, une fois adulte, va traîner toute sa vie. Il en va de même pour la maltraitance physique ou verbale, l'abandon, l'isolement, le viol et nombre d'autres traumatismes. Nous savons que toute forme de traumatisme psychologique ou physique est enregistrée et stockée dans le corps. L'enfant traumatisé va grandir avec des souvenirs douloureux et non cicatrisés, des émotions refoulées et des neurotransmetteurs déséquilibrés. Chez l'enfant comme chez l'adulte, si le traumatisme n'a pas été exprimé et éradiqué, il restera une bombe à retardement qui, de toute façon, explosera à un moment ou à un autre. Pour le bien-être de chacun, il faut se libérer de ses traumatismes.

Il est essentiel de libérer la mauvaise énergie émotionnelle pour tout processus de nettoyage. L'amour, le pardon, le lâcher-prise sont les clés pour neutraliser les émotions toxiques. Cela va faciliter le processus de nettoyage, redonner la forme physique et mener au bonheur et à la plénitude.

ÉMOTIONS TOXIQUES CAUSES DE MALADIES

- Amertume
- Angoisse
- Anxiété
- Chagrin
- Colère non productive ou réprimée
- Conflit
- Confusion
- Convoitise
- Courroux
- Critique
- Culpabilité
- Découragement
- Désespoir
- Haine
- Honte
- Humiliation
- Insécurité
- Inutilité
- Irritabilité
- Peine
- Peur (non productive)
- Rage
- Rancune
- Rejet de soi
- Ressentiment
- Soucis
- Souillure

ÉMOTIONS POSITIVES SOURCES DE SANTÉ

- Amour
- Curiosité
- Empathie
- Enthousiasme
- Espoir
- Gentillesse
- Gratitude
- Intérêt (porter de l')
- Joie
- Optimisme
- Paix
- Reconnaissance
- Rire
- Satisfaction

Évacuer les émotions négatives : la méthode du lâcher-prise

La méthode Sedona est un outil simple et utile pour « lâcher-prise », pour se libérer des mauvaises pensées qui nous empoisonnent l'existence.

Cette méthode a été créée par Lester Levenson alors qu'il était frappé d'une crise cardiaque au cours de laquelle il a oscillé entre la vie et la mort. Ses médecins, à l'époque, ne lui donnaient que quelques semaines à vivre. Lester s'est rendu compte que la cause de ses problèmes n'était pas externe, mais interne et que c'étaient les réponses émotionnelles survenues suite aux évènements qu'il avait vécus qui avaient engendré ses problèmes de santé. Lester Levenson a ainsi découvert qu'il était capable de se libérer complètement de ses émotions négatives en lâchant tous les aspects négatifs de sa vie. Sa santé s'est améliorée et tous les maux qui l'avaient fait souffrir se sont résorbés. La méthode Sedona était née.

Cette méthode a fait l'objet de nombreuses études scientifiques. Le Dr Richard Davidson du laboratoire de psychologie cognitive de l'université de l'État de New York et le Dr David McClelland du département de psychologie et des relations sociales à l'université d'Harvard ont étudié cette méthode. Ils ont constaté qu'elle était extrêmement efficace pour diminuer le stress. En trois mois et demi d'études, les personnes participant à cette expérience ont ressenti une baisse spectaculaire de leur stress.

D'après Levenson, nous avons trois façons de faire face à nos sentiments : nous les réprimons, nous les exprimons ou nous les fuyons.

Quand les sentiments sont réprimés, cela crée un environnement de tension : l'anxiété et la dépression sont latentes. C'est très mauvais pour le corps et c'est le pire moyen pour faire face aux émotions. Cela engendre des problèmes physiques et comportementaux souvent incontrôlables.

Quand on exprime ses émotions, qu'on les évacue, il arrive quand même qu'elles ne disparaissent pas tout à fait et qu'il faille toujours se battre contre elles. Par exemple, après une violente dispute, un sentiment de culpabilité apparaît. On s'en veut de ne pas avoir su se contrôler et d'avoir dit tant de méchancetés. Dans l'ensemble, exprimer ses émotions négatives n'est pas extrêmement sain non plus.

Il existe plusieurs façons de fuir ses émotions : regarder la télévision, lire, surfer sur internet, manger, téléphoner à des amis, faire les magasins, boire de l'alcool, jouer à des jeux d'argent, prendre des drogues douces, des médicaments sur ordonnance ou fumer. Mais les émotions sont bien là, enfouies au plus profond et encore une fois, ça ne fonctionne pas, on ne peut pas s'en défaire.

Une manière simple et saine de faire face à ses émotions est de s'en libérer, de les laisser partir, tout simplement. Le rire est une forme de libération. Il arrive souvent qu'en argumentant sur tel ou tel sujet, on se rende compte que ce que l'on dit est stupide et on explose de rire. À ce moment-là, le corps s'allège et se libère. L'émotion que l'on a libérée ne se cache plus dans les tissus et elle n'envenime pas la conversation.

En mettant cette technique en pratique, cela a un effet cumulatif. On a l'esprit plus clair, on est calme et productif. Au fil du temps, on devient imperturbable et plus rien ne peut nous ébranler. On garde son calme, quelle que soit la situation. On devient plus productif au travail, heureux dans ses relations personnelles et en paix avec soi-même.

ÉTAPE 1 : SE CONCENTRER

Choisissez un problème personnel chargé en émotion. Détendez-vous et calmez-vous.

ÉTAPE 2 : RESSENTEZ L'ÉMOTION

Essayez de voir comment vous vous sentez à l'instant même. Il est important de ne pas se mentir au sujet de ses émotions. Ci-dessous, vous allez trouver six émotions nocives, chacune associée à un tas d'autres émotions. Identifiez celles qui vous correspondent.

La colère : les émotions qui lui sont associées sont la rage, la souffrance, l'amertume, la défiance, l'exigence, le dégoût, l'irritabilité, la frustration, la fureur, la haine, l'impatience, la jalousie, la folie, la mesquinerie, l'indignation, le ressentiment, la rancune, l'entêtement, la morosité, la vengeance, la méchanceté et la violence.

L'apathie : les émotions qui lui sont associées sont l'ennui, la négligence, le défaitisme, la dépression, le découragement, la désillusion, la futilité, le désespoir, le sentiment d'accablement, l'impuissance, la démission et l'inutilité.

La peur : ce sentiment regroupe aussi l'anxiété, l'appréhension, la prudence, la lâcheté, le doute, l'effroi, l'appréhension, l'inhibition, l'insécurité, la nervosité, la panique, les tremblements, l'enfermement et l'inquiétude.

Le chagrin : se substituent au chagrin les sentiments d'abandon, d'abus, d'accusation, d'angoisse, de honte, de trahison, de tromperie, d'embarras, d'impuissance, de tristesse, de blessure, de ne pas être pris en compte, d'être mis de côté, mal compris, négligé, rejeté.

La convoitise : cela signifie « je veux ». S'associent à ce sentiment l'anticipation, l'envie irrésistible, l'exigence, le désir, la fourberie, la jalousie, la frustration, la cupidité, la manipulation, l'obsession, la cruauté, l'égoïsme et la méchanceté.

La fierté : peuvent y être associés la distance, l'arrogance, la vantardise, l'habileté, le mépris, la froideur, la critique facile, le fait de juger, la satisfaction de soi, la rigidité, l'autosatisfaction, le snobisme, le fait d'être gâté, le sentiment de supériorité, l'égoïsme, la vanité et l'implacabilité.

ÉTAPE 3 : IDENTIFIEZ VOS SENTIMENTS

Concentrez-vous sur ce que vous ressentez au moment où vous repensez à ce qui vous a fait mal ou peur, ce qui vous a fait vous sentir perdu, rejeté ou tout autre sentiment douloureux face à une offense ou une insulte. Observez votre corps et déterminez ce qu'il est en train de faire. Est-ce que votre cœur bat plus vite ? Est-ce que vous pleurez ? Avez-vous la nausée ? Vos muscles sont-ils tendus ? Quoi qu'il arrive, le corps détermine les émotions qui doivent être libérées.

Maintenant, vous allez sélectionner un mot qui décrit le mieux votre sentiment. Puis retrouvez-le dans les listes de mots des six émotions nocives. Le processus de libération est plus efficace quand on a atteint la racine du mal à son état pur et toutes les formes de sentiment qui y sont associées. Par exemple, il est plus difficile de se libérer de sa colère que de son ennui. C'est un peu comme arracher une mauvaise herbe, on prend tout, même les racines, et sans racines, la mauvaise herbe ne repousse plus.

ÉTAPE 4 : VIVEZ VOS ÉMOTIONS

Si vous êtes en colère, montrez que vous l'êtes. Vous avez de la peine ? Laissez-vous aller, pleurez, sanglotez, c'est ce qui peut vous arriver de mieux. C'est normal de se laisser aller à ses sentiments et que votre corps s'en imprègne. Ce n'est pas le moment d'enfouir ses émotions.

ÉTAPE 5 : POUVEZ-VOUS LÂCHER PRISE ?

Quand le sentiment affleure, demandez-vous si vous êtes capable de vous en libérer. Le fait d'être adulte a un point positif : on peut faire la différence entre ce que l'on ressent et notre vraie nature. Cela signifie que nous ne sommes pas nos émotions. Les émotions sont, tout simplement, de l'énergie qui se déplace dans notre corps. Chacun de nous possède un guetteur interne ou plutôt un vrai soi qui surveille les émotions qui circulent dans le corps. C'est lui qui pose la question : « Est-ce que je peux me libérer de ce sentiment ? » On peut se représenter l'émotion comme étant une image fantôme se superposant à la personne que nous sommes vraiment. Même si elle peut paraître écrasante, elle ne sera jamais nous.

Quand nous avons pris conscience que nous ressentons des émotions, mais qu'en même temps notre vraie nature peut se poser des questions, alors nous sommes en mesure de nous libérer de ce sentiment.

ÉTAPE 6 : ALLEZ-VOUS LÂCHER PRISE ?

Une fois que l'on a réalisé que l'on peut laisser partir le sentiment, il est possible de s'en libérer. On peut se demander : « Vais-je lâcher prise ? » À ce moment-là, on doit être tout à fait honnête. Il peut arriver que l'on soit trop en colère ou trop blessé ou apeuré pour lâcher prise tout de suite. Dans ce cas, il faut continuer à étudier ses sentiments et il ne faut ni les intellectualiser ni les fuir. Le temps viendra où l'on pourra s'en libérer. On finit toujours par en avoir assez de l'effet que les mauvais sentiments ont sur le corps, du dialogue intérieur qu'ils provoquent et du manque d'harmonie qu'ils font peser sur notre existence. Le jour J, on peut alors vraiment dire du fond du cœur : « Oui, je lâche prise, que ce sentiment s'en aille. » Sachez que dire non est aussi constructif ; recommencez jusqu'à ce que le « oui » sorte enfin.

ÉTAPE 7 : QUAND ALLEZ-VOUS LÂCHER PRISE ?

Une fois que l'on sait qu'on peut le faire, la question est aussi de savoir quand. Oui, quand ? Maintenant ? Dans dix minutes ? Demain ?

Au bout d'un certain temps, la réponse doit être : « Maintenant ! Je veux m'en débarrasser tout de suite ! J'en ai assez attendu, je veux me libérer ! »

ÉTAPE 8 : LA LIBÉRATION

Une fois la décision prise, l'étape qui suit est de s'en libérer. Vous pouvez très bien imaginer qu'il s'envole telle une colombe ou qu'il dérive au gré du vent comme un ballon de baudruche. Une vague de soulagement va vous submerger. Vous allez rire, pleurer ou sentir un frisson le long de la colonne vertébrale. Quoi qu'il en soit, vous allez vous sentir plus léger, soulagé, comme si on vous avait retiré une lourde charge.

ÉTAPE 9 : RÉPÉTEZ LE PROCESSUS

Une fois le sentiment évaporé, il est temps d'observer votre corps. Vous allez peut-être vous rendre compte que vous devez vous libérer d'autres émotions. Répétez le procédé autant de fois qu'il le faudra. C'est un peu comme un oignon, il reste toujours une couche sous celle que l'on vient de peler. Soyez patient, cela peut prendre du temps de se débarrasser de ses émotions destructrices. Ce processus fonctionne et permet de faire table rase de ce qui est nocif et de se soigner.

La plupart de ceux qui utilisent cette technique ont senti leur énergie se décupler, les tensions corporelles diminuer et ils sont plus en paix avec eux-mêmes et le monde. Plus on l'utilise et plus cela devient facile. On est plus à même de se libérer des émotions dès qu'elles surgissent et ainsi l'ambiance en famille ou au travail est beaucoup plus agréable et plus paisible.

LA DERNIÈRE ÉTAPE

Plus on pratique et plus on est conscient d'un mauvais sentiment latent, un sentiment qui veut toujours plus ; plus d'approbation et plus de contrôle. Tant que ces désirs sous-jacents ne sont pas libérés, on se retrouve face à un mécontentement intérieur. Le manque de contrôle ou d'approbation va renforcer nos émotions, mais une fois que l'on en est débarrassé, le sentiment de liberté est incomparable !

L'état d'être le plus élevé

L'imperturbabilité est l'état le plus élevé que nous puissions atteindre. Quand on atteint cet état, l'irritation, le ressentiment, l'amertume et l'inquiétude n'ont plus de place dans note esprit. La paix et la sérénité sont notre quotidien et rien ne peut entraver le voyage vers la plénitude. Le corps peut se soigner, guérir de maladie, vaincre toute forme de dépendance, les choix qui s'offrent à nous sont toujours axés vers la vie. Il est important de se rappeler que chaque fois que nous ressentons une émotion différente de l'amour, nous développons une réaction de survie, la réponse combat-fuite activée par notre cerveau reptilien qui empêche le système immunitaire de travailler efficacement. Lâcher prise et se libérer des mauvaises émotions permet au cœur de s'ouvrir, de battre à un bon rythme afin que nous puissions prendre la main sur notre vie, prendre nos responsabilités.

Le pardon

Le pardon guérit l'âme et le corps alors que la rancune et un esprit sans pitié sont préjudiciables à la santé. La rancune mène à la suppression immunitaire et à une foule de maladies capables de bloquer notre flux d'énergie corporel. Quand l'énergie stagne, le corps s'assèche et le système immunitaire en pâtit. Une vie de rancune est une vie de servitude. Même si l'on refuse de pardonner parce que nous pensons que l'auteur du méfait doit payer et qu'il n'y aura aucun pardon sans justice, sachez que c'est le corps qui va en payer le prix, lui qui, encore une fois, sera blessé. C'est un peu comme si l'on buvait du poison et que l'on attendait que celui qui nous l'a donné meure.

On pense parfois mieux contrôler grâce à la rancune. On est tenté de croire qu'elle aide à affronter la souffrance, la déception ou la colère que nous ressentons après ce que l'on nous a fait, mais le fait est qu'essayer de contrôler un individu ou une situation nous démunit, nous retire notre force et, en fin de compte, nous fait mal. Quand un serpent à sonnettes est acculé, sa colère peut devenir tellement violente qu'il en arrive à se mordre lui-même. La rancune, c'est exactement ça, tout comme le sont la haine, le ressentiment et l'amertume :

on s'empoisonne. Ce n'est pas l'autre que l'on fait souffrir, mais nous-même. Combien de fois devons-nous pardonner ? Aussi souvent que nous le pouvons. Dans la Bible, Jésus dit à Pierre qu'il faut pardonner « soixante-dix-sept fois ». C'est le pardon infini.

Pardon et guérison sont liés et le pardon est l'antidote contre le poison émotionnel de l'âme. Tout comme les fibres transportent les déchets hors du côlon, le pardon enlève la toxicité émotionnelle de l'âme. Là où la haine fait obstacle à la santé, le pardon est le pont menant à la vie et à la guérison. Pour que le pardon soit complet et inconditionnel, nous devons être prêts à laisser partir les émotions nuisibles telles que l'amertume, le chagrin, l'animosité, le ressentiment, la colère, l'irritation ou toute autre émotion toxique, et pardonner de tout son cœur.

LE PARDON : LA CLÉ POUR SE LIBÉRER DES ÉMOTIONS NUISIBLES

Quand on pardonne aux autres de tout son cœur et pas seulement avec l'esprit, on se libère. Avec le pardon, on ne pense pas à la vengeance, on ne pense pas à nuire à l'autre. Le pardon signifie santé mentale et bien-être. Ceux qui pardonnent aux autres sont moins sujets à la dépression, à l'hostilité et à la colère. Ils sont plus optimistes et s'estiment davantage. Des études ont montré que le fait de pardonner à l'autre engendre des émotions positives et un plus grand contrôle de sa vie. En 2001, le professeur Charlotte van Oyen Witvliet et son équipe ont testé les réactions physiologiques de leurs étudiants mis en situation. Ils ont constaté que « le fait de développer de l'empathie pour l'humanité de la personne qui a commis une injustice est une réaction qui facilite le pardon. Accorder le pardon forme le cœur de l'empathie et sous-tend des réactions cognitives, émotionnelles et sans doute comportementales. Il est important de noter que le pardon permet quand même de tenir la personne qui a commis l'injustice comme responsable, et qu'il ne dénie, n'ignore, ne minimise, ne tolère, n'admet, n'excuse ni n'oublie l'offense ».

Pour transformer les émotions générées par des situations douloureuses et de la même façon les souvenirs douloureux, il est utile de suivre les étapes menant au pardon. Les questions suivantes vont vous y aider :

1. Que savez-vous du passé de l'individu qui vous a fait du mal ? Quelle a été son enfance ? Savez-vous certaines choses qui pourraient être la cause de sa vulnérabilité ? Rappelez-vous que le pardon n'excuse pas l'acte. Faites en sorte que les difficultés que rencontre cet individu ne deviennent pas les vôtres.
2. Au moment des faits, quelle était la vie de cette personne ? Pensez à ce qu'elle a dû vivre et endurer à cette époque. Était-elle sous pression ? Était-elle vulnérable ?
3. Quelles étaient vos relations avec la personne avant l'infraction ? Depuis combien de temps la connaissez-vous ? Avez-vous partagé de bons moments avec elle ? Citez trois aspects positifs de cette personne.
4. Pensez-vous qu'après ce qui s'est passé, cette personne est pire qu'avant ? Quelle est sa vie depuis l'incident ?
5. Cette personne fait partie de la communauté humaine. Bien qu'il ne soit pas nécessaire que cette personne fasse à nouveau partie de votre vie, fait-elle toujours, pour vous, partie de la famille des hommes ?
6. Avez-vous changé d'avis à son sujet depuis le début du questionnaire ? Que pouvez-vous faire pour vous montrer plus compréhensif envers cette personne ?
7. Pouvez-vous lâcher prise, vous libérer du délit et pardonner à cette personne ?

Chapitre 9

LA TENEUR NUTRITIVE DES ALIMENTS, DE A À Z

Les listes qui vont suivre donnent la teneur nutritive des différents aliments. Vous pouvez vous en servir comme d'un guide afin de choisir les aliments pouvant vous apporter les nutriments qui vous conviennent pour vos menus. Au fur et à mesure que vous découvrez ces listes, notez bien les aliments que vous devez éviter de consommer régulièrement et qui sont très dosés en éléments nutritifs. La meilleure chose à faire pour être sûr d'avoir votre apport journalier en vitamines et en sels minéraux est de consommer une grande variété d'aliments différents. La plupart des légumes sont bons pour les cures de jus, sauf ceux qui sont trop charnus comme l'avocat. Les cures de jus offrent une grande concentration en aliments nutritifs, et il est facile par ce biais de consommer de nombreux légumes que vous n'auriez pas l'occasion de préparer en temps normal comme le chou frisé, les bettes, les feuilles de betteraves et les feuilles de navet. Vous pouvez les associer à d'autres légumes à feuilles, aux carottes, aux betteraves, au concombre ou au cèleri en y ajoutant du citron, du citron vert, de la pomme verte ou du gingembre pour relever.

Les valeurs données dans ces listes sont utiles pour comparer la teneur nutritive des aliments, mais leur valeur absolue dépend quand même de certains facteurs comme l'état du sol, le type de fertilisation, l'endroit où le produit a poussé, comment il a poussé, le taux de raffinage ou de transformation et la façon dont on les prépare (cuits ou crus).

Gardez à l'esprit que des études ont montré que les aliments biologiques possèdent un taux d'éléments nutritifs plus élevé et beaucoup moins de substances chimiques (principalement les pesticides) que les produits de l'agriculture traditionnelle. Évitez les OGM. Attention au soja et au maïs et à tous leurs dérivés, ces cultures sont en général des OGM. Ne prenez que des produits biologiques dans ces deux cas.

Si vous voulez savoir comment augmenter votre dose de vitamine C, de potassium, de calcium ou de zinc, référez-vous à ce petit guide, il vous aidera à faire les bons choix. Les sources les plus importantes en éléments nutritifs sont parfois assez peu connues. Par exemple, beaucoup d'entre nous pensent que l'orange est la meilleure source de vitamine C, mais savent moins que les poivrons rouges contiennent cinq fois plus de vitamines C que les oranges et n'ont pas, comme ces dernières, une forte teneur en sucre. Autre exemple, on vante la banane pour sa teneur en potassium, mais on oublie que les légumes comme les avocats, le persil, les épinards et les bettes sont bien plus riches en sels minéraux et que les amandes et les graines de tournesol contiennent deux fois plus de potassium que la banane. Au lieu de consommer du lait entier pour les besoins en calcium, essayez le chou frisé, le persil, le chou vert et les feuilles de navet qui contiennent deux fois plus de calcium que le lait.

En ce qui concerne les fruits de mer, n'oubliez pas que les mers et les océans sont contaminés par diverses toxines, notamment les métaux lourds et le mercure. Les mollusques et les crustacés comme les crevettes, le crabe, les huîtres, le homard, les moules, les palourdes et les pétoncles sont riches en nutriments divers et en surtout en sels minéraux. Toutefois, beaucoup d'entre eux sont contaminés par les toxines, souvent parce qu'ils vivent au fond des océans et nettoient tous les déchets. Les produits de la mer sont donc à consommer avec modération. Sachez aussi que l'on retrouve souvent le mercure et les métaux lourds dans les gros poissons du haut de la chaîne alimentaire, les métaux lourds s'incrustant dans leurs tissus. Le requin, l'espadon et le thon germon sont aussi à consommer avec modération ; pour alterner, vous pouvez consommer de petits poissons comme la truite, les sardines ou le saumon (sauvage uniquement). À vous de jongler avec tout cela et soyez très vigilant en ce qui concerne les aliments toxiques. Soyez prudent et faites les bons choix.

L'utilisation de ce guide

C'est le ministère de l'Agriculture des États-Unis qui a établi ces listes qui sont standardisées en grammes afin de pouvoir plus facilement comparer les taux de substances nutritives de ces denrées alimentaires et de pouvoir les classer du taux le plus haut au taux le plus bas.

ÉQUIVALENCES ENTRE MESURES ANGLO-SAXONNES ET MESURES EUROPÉENNES

1 cuillère à café de liquide	à peu près 5 g
1 tasse de lait ou de yaourt	245 g
1 tasse de légumes à feuilles	90 g
1 tasse de noix ou de graines	140 g
1 tasse de fruits coupés	150 g
1 tasse de céréales	200 g
1 cuillère à soupe d'huile	14 g
1 cuillère à soupe de miel	20 g

Présentation du guide

VITAMINES

- Vitamine A
- Complexe de vitamines B
  B_1 thiamine
  B_2 riboflavine
  B_3 niacine
  B_5 acide pantothénique
  B_6 pyridoxine
  B_8 biotine
  B_9 acide folique
  B_{10} para-amino-benzoïque
  B_{12} cyanocobalamine
  B_{15} acide pangamique
  B_{17} amygdaline
  Choline
  Inositol
- Vitamine C acide ascorbique
  Flavonoïdes
- Vitamine D
- Vitamine E
- Vitamine K

SELS MINÉRAUX ET OLIGOÉLÉMENTS

- Calcium
- Chrome
- Cuivre
- Iode
- Fer
- Magnésium
- Manganèse
- Molybdène
- Nickel
- Phosphore
- Potassium
- Sélénium
- Sodium
- Vanadium
- Zinc

Les vitamines

LA VITAMINE A

En unité internationale par échantillon de 100 g

21 600 Piment rouge
14 000 Feuilles de pissenlit
11 000 Carotte
10 900 Abricots séchés
9 300 Feuille de chou cavalier
8 900 Chou frisé
8 800 Patate douce
8 500 Persil
8 100 Épinard
7 600 Feuille de navet
7 000 Feuille de moutarde
6 500 Bette à carde
6 100 Feuille de betterave
5 800 Ciboulette
5 700 Courge butternut
4 900 Cresson
4 800 Mangue
4 450 Poivron rouge
4 300 Courge Hubbard
3 400 Melon cantaloup
3 300 Beurre
3 300 Endive
2 700 Abricot
2 500 Tige de brocoli
2 260 Corégone
2 000 Oignon vert (cive)
1 900 laitue romaine
1 750 Papaye
1 650 Nectarines, prunes
1 600 Citrouille
1 330 Pêche
1 200 Courge poivrée
1 180 Œuf
1 080 Poulet
1 000 Cerises acides
970 Laitue
900 Asperge
900 Piment vert
900 Tomate
690 Rognon
640 Petit pois
600 Baie de sureau
600 Haricot vert
590 Melon d'eau
580 Rutabaga
550 Cou de Bruxelles
520 Gombo
510 Semoule de maïs jaune
460 Courge jaune

La forme la plus utile de vitamine, le rétinol, provient d'aliments d'origine animale alors que les végétaux contiennent essentiellement du bêtacarotène (provitamine A) transformé en vitamine A par l'organisme. Cette transformation varie selon l'individu, cependant le bêtacarotène est plus facilement transformé que les autres caroténoïdes. Les légumes verts, orange ou jaunes tout comme les fruits orange ou jaunes ont le taux le plus élevé de bêtacarotène.

Complexe de vitamine B

B_1 THIAMINE • En mg par échantillon de 100 grammes

15,61	Levure de bière
14,01	Levure torula
2,01	Germe de blé
1,96	Graines de tournesol
1,28	Pignon de pin
1,14	Cacahouète (avec peau)
0,98	Cacahouète (sans peau)
0,96	Noix du Brésil
0,86	Noix de pécan
0,74	Pois cassés
0,73	Millet
0,72	Son de blé
0,67	Pistaches
0,65	Haricots blancs
0,64	Haricots (pinto et rouges)
0,63	Cœur de veau
0,60	Sarrasin
0,60	Farine d'avoine
0,55	Farine de blé entier
0,55	Blé entier
0,48	Haricots de Lima (secs)
0,46	Noisettes
0,45	Cœur d'agneau
0,45	Riz sauvage
0,43	Noix de cajou
0,43	Seigle, blé entier
0,40	Homard
0,38	Semoule de maïs complète
0,38	Haricots mungo
0,37	Lentilles
0,35	Petits pois
0,34	Riz brun
0,34	Noix de macadamia
0,33	Noix
0,31	Pois chiche
0,25	Gousse d'ail
0,24	Amandes
0,24	Haricot de Lima frais
0,24	Graines de citrouille et de courge
0,23	Châtaignes fraîches
0,23	Germes de soja
0,22	Piment rouge
0,18	Graines de sésame écalées

B2 RIBOFLAVINE • En mg par échantillon de 100 grammes

5,06 Levure torula
4,28 Levure de bière
0,92 Amandes
0,68 Germe de blé
0,63 Riz sauvage
0,46 Champignon
0,44 Jaune d'œuf
0,38 Millet
0,36 Piment rouge
0,35 Son de blé
0,33 Maquereau
0,31 Feuilles de chou vert
0,31 Œuf
0,29 Pois cassés
0,26 Chou frisé
0,26 Persil
0,25 Noix de cajou
0,25 Son de riz
0,25 Veau
0,24 Agneau (maigre)
0,23 Brocoli
0,23 Poulet (chair et peau)
0,23 Pignons de pin
0,23 Saumon
0,23 Graines de tournesol
0,22 Feuilles de betterave et de moutarde
0,22 Lentilles
0,22 Haricots blancs
0,22 Prunes
0,22 Seigle complet
0,21 Haricots pinto et rouges
0,21 Haricots mungo
0,21 Cornille (haricot à œil noir)
0,21 Gombo
0,13 Graines de sésame écalées

B_3 NIACINE • En mg par échantillon de 100 grammes

44,4 Levure torula
37,9 Levure de bière
29,8 Son de riz
21,0 Son de blé
17,2 Cacahuète (avec peau)
15,8 Cacahuète (sans peau)
11,3 Dinde (volaille maigre)
10,7 Poulet (volaille maigre)
8,4 Truite
8,3 Flétan
8,2 Maquereau
8,0 Chair de poulet
8,0 Chair de dinde
7,2 Saumon
6,4 Veau
6,2 Riz sauvage
5,7 Agneau (maigre)
5,6 Poulet (chair et peau)
5,4 Graines de sésame
5,4 Graines de tournesol
5,1 Bœuf (maigre)
4,7 Riz brun
4,5 Pignons de pin
4,4 Sarrasin complet

4,4	Piment rouge
4,4	Grains de blé complet
4,3	Farine de blé complet
4,2	Champignons
4,2	Germe de blé
3,7	Orge
3,6	Hareng
3,5	Amandes
3,2	Crevettes
3,0	Haddock
3,0	Pois cassés

B_5 ACIDE PANTOTHÉNIQUE

• **En mg par échantillon de 100 grammes**

12,0	Levure de bière
11,0	Levure torula
2,8	Cacahuète
2,2	Champignon
2,0	Farine de soja
2,0	Pois cassés
1,9	Perche
1,8	Roquefort
1,7	Noix de pécan
1,7	Soja
1,6	Œuf
1,5	Homard
1,5	Gruau (sec)
1,4	Farine de sarrasin
1,4	Lentilles
1,4	Graines de tournesol
1,3	Noix de cajou
1,3	Farine de seigle complet
1,3	Saumon (chair)
1,2	Camembert
1,2	Pois chiches
1,2	Germes de blé grillés
1,2	Brocoli
1,1	Riz brun
1,1	Avocat
1,1	Noisette
1,1	Farine de blé complet
1,1	Piment rouge
1,1	Sardines
1,1	Veau (maigre)
1,0	Dinde (viande brune)
1,0	Cornille (haricot à œil noir)
1,0	Chou-fleur
1,0	Poulet (viande brune)
1,0	Cou
1,0	Riz sauvage

B_6 PYRIDOXINE • En mg par échantillon de 100 grammes

3,00	Levure torula
2,50	Levure de bière
1,25	Graines de tournesol
1,15	Germes de blé grillés
0,90	Thon (chair)
0,73	Noix
0,70	Saumon (chair)
0,69	Truite (chair)

0,66	Maquereau (chair)
0,60	Lentilles séchées
0,58	Farine de sarrasin
0,58	Haricots Lima séchés
0,56	Cornilles (haricots à œil noir) séchés
0,56	Haricots blancs séchés
0,55	Riz brun
0,54	Pois chiches séchés
0,54	Haricots Pinto séchés
0,51	Bananes
0,44	Thon germon (chair)
0,43	Bœuf (maigre)
0,43	Flétan (chair)
0,42	Avocat
0,34	Farine de blé complet
0,33	Châtaignes fraîches
0,30	Jaune d'œuf
0,30	Chou
0,30	Farine de seigle
0,26	Feuilles de navet
0,26	Piment doux
0,28	Épinards
0,25	Pommes de terre
0,24	Pruneaux
0,24	Raisins secs
0,24	Sardines
0,23	Choux de Bruxelles
0,23	Baie de sureau
0,23	Perche (chair)
0,22	Orge
0,22	Camembert
0,22	Morue (chair)
0,22	Patates douces
0,21	Chou-fleur
0,20	Poireau
0,20	Mélasse
0,20	Popcorn
0,20	Chou rouge

B_8 BIOTINE • En microgramme par échantillon de 100 grammes

200	Levure de bière
60	Riz brun
58	Germe de riz
57	Riz poli
52	Jaune d'œuf
39	Beurre de cacahouète
37	Noix
34	Cacahouètes grillées
31	Orge
27	Noix de pécan
24	Farine d'avoine
24	Sardines en boîte
22	Œuf
21	Cornilles (haricots à œil noir)
18	Amandes
17	Chou-fleur
16	Champignons
16	Farine de blé complet
15	Saumon en conserve
14	Son
13	Lentilles
12	Riz brun
10	Poulet

B_9 ACIDE FOLIQUE

• En microgramme par échantillon de 100 grammes

2,022	Levure de bière
440	Cornilles (haricots à œil noir)
430	Germe de riz
305	Germe de blé
195	Son
180	Haricots rouges
145	Haricots mungo
130	Haricot de Lima
125	Haricots blancs
125	Pois chiches
110	Asperge
105	Lentilles
77	Noix
75	Épinards frais
70	Chou frisé
65	Noisette
60	Feuilles de betterave et de moutarde
56	Beurre de cacahouètes
56	Cacahouètes grillées
53	Brocoli
50	Orge
50	Pois cassés
49	Choux de Bruxelles
45	Amandes
38	Farine de blé complet
33	Farine d'avoine
32	Chou
32	Figues séchées
30	Avocat
28	Noix de coco fraîche
28	Haricots verts
28	Maïs
27	Noix de pécan
25	Dates
25	Champignons
14	Mûres
7	Bœuf haché
5	Orange

B_{10} PARA-AMINO-BENZOÏQUE

Comme les aliments contenant des quantités appréciables de cette vitamine sont peu nombreux, voici une liste des sources les plus courantes sans les taux correspondants.

Son
Chou
Œufs
Champignons
Avoine
Épinards
Graines de tournesol
Germes de blé
Lait entier

B_{12} CYANOCOBALAMINE

• En microgramme par échantillon de 100 grammes

98,0 Palourdes
18,0 Huîtres
17,0 Sardines
6,0 Jaune d'œuf
5,0 Truite
4,0 Saumon
3,0 Thon (chair)
2,1 Agneau
2,0 Œufs
2,0 Lactosérum en poudre
1,8 Bœuf (maigre)
1,8 Edam
1,8 Emmental
1,6 Brie
1,6 Gruyère
1,4 Roquefort
1,3 Haddock
1,2 Flet (chair)
1,2 Pétoncles
1,0 Cheddar
1,0 Cottage cheese
1,0 Mozzarella
1,0 Flétan
1,0 Perche (filets)

B_{15} ACIDE PANGAMIQUE

Comme les aliments contenant des quantités appréciables de cette vitamine sont peu nombreux, voici une liste des sources les plus courantes sans les taux correspondants.

Céréales complètes
Germe de blé
Graines de citrouille
Graines de tournesol
Grains d'avoine
Grains de maïs
Levure
Noyau d'abricot
Son de blé
Son de riz

B_{17} AMYGDALINE

Taux élevé : plus de 500 mg par échantillon de 100 g

Amandes amères
Baies de sureau
Feuilles d'alfalfa
Fèves
Haricots mungo
Mûres sauvages
Noix de macadamia
Noyau d'abricot

Noyau de cerise
Noyau de nectarine
Noyau de pêche
Noyau de prune
Noyau de pruneau
Pépins de poire
Pépins de pomme
Pousses de bambou

Taux moyen : **plus de 100 mg par échantillon de 100 g**

Coings
Cornille (haricot à œil noir)
Framboises
Germes d'alfalfa
Germes de haricots mungo
Graines de courge
Graines de lin
Groseille à maquereau
Haricots de Lima
Haricots rouges
Lentilles
Millet
Mûre de Boysen
Mûres blanches
Mûres-framboises
Myrtilles
Pois chiches
Raisins de Corinthe
Sarrasin

Taux faible : **moins de 100 mg par échantillon de 100 g**

Cranberries
Cresson
Épinards
Feuilles de betterave
Haricot de Lima
Haricots noirs
Haricots verts
Mûres du commerce
Noix de cajou
Patate douce, igname

CHOLINE • En microgramme par échantillon de 100 grammes

2 200	Lécithine
1 490	Jaune d'œuf
504	Œuf
406	Germe de blé
340	Soja
300	Germe de riz
257	Cornille (haricot à œil noir)
245	Pois chiches
240	Levure de bière
223	Lentilles
201	Pois cassés
170	Son de riz
162	Cacahouètes grillées
156	Farine d'avoine
145	Beurre de cacahouètes
143	Son
139	Orge
112	Riz brun
104	Veau

86	Mélasse
75	Bœuf
75	Petits pois
66	Patates douces
48	Cheddar
42	Haricots verts
29	Pomme de terre
23	Chou
22	Épinards
15	Lait
12	Jus d'orange
5	Beurre

INOSITOL • En milligrammes par échantillon de 100 grammes

2 200	Lécithine
770	Germe de blé
500	Haricots blancs
460	Son de riz
390	Orge cuite
370	Germe de riz
370	Blé complet
270	Farine d'avoine
270	Levure de bière
240	Pois chiches
240	Cornille (haricot à œil noir)
210	Orange
180	Cacahouètes grillées
180	Beurre de cacahouète
170	Haricots de Lima
162	Petits pois
150	Pamplemousse
150	Mélasse
150	Pois cassés
130	Lentilles
120	Melon cantaloup
120	Raisins secs
119	Riz brun
117	Jus d'orange
110	Farine de blé complet
96	Pêche
95	Chou
95	Chou-fleur
88	Oignons
67	Pain complet
66	Patates douces
64	Melon d'eau
60	Fraises
55	Laitue
46	Tomates
33	Œufs
13	Lait
11	Bœuf (rond de gîte)

VITAMINE C ACIDE ASCORBIQUE

En milligrammes par échantillon de 100 grammes

1 300	Acérola
369	Piment rouge
242	Goyave
204	Piment rouge doux
186	Feuilles de chou frisé
172	Persil

152	Feuilles de chou cavalier
139	Feuilles de navet
128	Piment doux (vert)
113	Brocoli
102	Chou de Bruxelles
97	Feuilles de moutarde
79	Cresson
78	Chou-fleur
66	Kakis
61	Chou rouge
59	Fraises
56	Papaye
51	Épinards
50	Orange et jus d'orange
41	Chou
46	Jus de citron
38	Pamplemousse et jus de pamplemousse
36	Baies de sureau
36	Navets
35	Mangue
33	Asperges
33	Melon cantaloup
32	Oignon vert (cive)
32	Bette à carde
31	Gombo
31	Mandarines
30	Huîtres
29	Cornille (haricot à œil noir)
29	Haricots de Lima (nouveaux)
29	Soja
27	Petits pois
26	Radis
25	Chou chinois
25	Framboises
25	Courge jaune
24	Mûres de Logan
23	Melon miel
23	Tomates

BIOFLAVONOÏDES

Comme les aliments contenant des quantités appréciables de ce nutriment sont peu nombreux, voici une liste des sources les plus intéressantes sans les taux correspondants.

Abricot
Brocoli
Cassis
Cerises
Chou
Fruit d'églantier
Jus de citron
Melon cantaloup
Mûres
Oranges
Pamplemousse
Papaye
Persil
Poivrons
Pruneaux
Prunes
Raisin
Tomates

Vitamine D

En unité internationale par échantillon de 100 g

500	Sardines en boîte
350	Saumon
250	Thon
150	Crevettes
90	Beurre
90	Graines de tournesol
50	Œufs
40	Lait enrichi
40	Champignons
30	Fromages fermiers

Vitamine E

En unité internationale par échantillon de 100 g

216,0	Huile de germe de blé
90,0	Graines de tournesol
88,0	Huile de graines de tournesol
72,0	Huile de carthame
48,0	Amandes
45,0	Huile de sésame
34,0	Huile d'arachide
29,0	Huile de maïs
22,0	Germes de blé
16,0	Cacahouètes
18,0	Huile d'olive
13,0	Cacahouètes grillées
11,0	Beurre de cacahouètes
3,6	Beurre
3,2	Épinards
3,0	Farine d'avoine
3,0	Son
2,9	Asperges
2,5	Riz brun
2,2	Seigle complet
1,9	Noix de pécan
1,9	Biscuits au seigle et au blé
1,9	Germes de blé
1,4	Pain complet
1,0	Carottes
0,99	Pois
0,92	Noix
0,88	Bananes
0,83	Œufs
0,72	Tomates
0,29	Agneau

Vitamine K

En microgramme par échantillon de 100 grammes

650	Feuilles de navet
200	Brocoli
129	Laitue
125	Chou

89	Épinards
57	Cresson
57	Asperges
35	Fromage
30	Beurre
20	Avoine
19	Petits pois
17	Blé complet
14	Haricots verts
11	Œufs
8	Pêches
7	Bœuf
6	Raisins secs
5	Tomates
3	Lait
3	Pommes de terre

Les sels minéraux

Le calcium

En milligrammes par échantillon de 100 grammes

1 093	Varech
925	Emmental
750	Cheddar
352	Farine de caroube
296	Dulse
250	Feuilles de cavalier
246	Feuilles de navet
245	Mélasse de la Barbade
234	Amandes
213	Chou frisé
210	Levure de bière
203	Persil
200	Tortilla de maïs (+ citron vert)
187	Feuilles de pissenlit
186	Noix du Brésil
151	Cresson
129	Lait de chèvre
128	Tofu
126	Figues séchées
121	Babeurre
120	Graines de tournesol
120	Yaourt
119	Feuilles de betterave
119	Son de blé
118	Lait entier
114	Sarrasin
110	Graines de sésame décortiquées
106	Olives noires
103	Brocoli
99	Noix
94	Cottage cheese
93	Épinards
73	Noix de pécan
72	Germes de blé
69	Cacahouètes
68	Miso
68	Romaine (laitue)
67	Abricots secs

66	Rutabagas
62	Raisins secs
60	Cassis
59	Jus de carotte
59	Dattes
56	Haricots mange-tout
51	Artichaut
51	Pruneaux
51	Graines de courge et de citrouille
50	Haricots secs cuits
49	Chou
48	Germes de soja
46	Blé dur d'hiver
41	Oranges
39	Cèleri
38	Noix de cajou
38	Grains de seigle
37	Carottes
34	Orge
32	Riz brun
32	Patates douces
29	Ail
28	Courge jaune d'été
27	Oignons
26	Petits pois frais
26	Citron
25	Chou-fleur
25	Lentilles cuites
22	Asperges
22	Cerises douces
22	Courge jaune d'hiver
21	Fraises
20	Millet
19	Germes de haricots mungo
17	Ananas
16	Betteraves
16	Raisins
14	Melon cantaloup
14	Topinambour
13	Tomates
12	Poulet
12	Aubergine
11	Jus d'orange
10	Avocats
10	Bœuf
8	Bananes
7	Pommes
3	Maïs doux

LE CHROME

En microgrammes par échantillon de 100 grammes

112	Levure de bière*
57	Bœuf (rond de gîte)
42	Pain complet*
38	Son de blé
30	Pain de seigle
30	Piments frais
26	Huîtres
24	Pommes de terre
23	Germes de blé
19	Poivrons verts
16	Œufs
15	Poulet
14	Pommes
13	Beurre
13	Panais
12	Semoule de maïs

12	Côtelettes d'agneau	5	Myrtilles
11	Pétoncles	5	Queue de homard
11	Emmental	5	Oranges
10	Bananes	4	Chou
10	Épinards	4	Haricots verts
9	Carottes	4	Champignons
8	Haricots blancs séchés	3	Fraises
7	Laitue	1	Lait
7	Crevettes		

Remarque : les valeurs données indiquent la teneur totale en chrome de ces aliments, elles n'indiquent pas le taux biologiquement actif comme le facteur de tolérance au glucose (FTG). Les aliments avec un astérisque sont riches en FTG.

Le cuivre

En milligrammes par échantillon de 100 grammes

3,7	Huîtres	0,3	Carottes
2,3	Noix du Brésil	0,3	Palourde
2,1	Lécithine de soja	0,3	Noix de coco
1,4	Amandes	0,3	Ail
1,3	Noisettes	0,3	Huile d'olive
1,3	Noix	0,3	Crevettes
1,3	Noix de pécan	0,2	Poulet
1,2	Pois cassés séchés	0,2	Huile de maïs
0,8	Sarrasin	0,2	Œufs
0,8	Cacahouètes	0,2	Gingembre
0,7	Huile de foie de morue	0,2	Millet
0,7	Côtelettes d'agneau	0,2	Mélasse
0,5	Huile de tournesol	0,2	Blé complet
0,4	Orge	0,2	Navet
0,4	Beurre	0,1	Pommes
0,4	Gélatine	0,1	Petits pois
0,4	Grains de seigle	01	Papaye

Le poivre noir, le thym, le paprika, les feuilles de laurier et la levure sèche active sont également riches en cuivre.

L'IODE

En microgrammes par échantillon de 100 grammes

90	Palourdes
65	Crevettes
62	Haddock
50	Huîtres
50	Saumon
46	Flétan
37	Sardines
16	Ananas
16	Thon en boîte
14	Œufs
11	Cheddar
11	Cacahouètes
11	Pain complet
10	Laitue
9	Beurre
9	Poivrons verts
9	Épinards
7	Lait
6	Bœuf
6	Cottage cheese
6	Crème fraîche
3	Agneau
3	Raisins secs

LE FER

En milligrammes par échantillon de 100 grammes

100,0	Varech
17,3	Levure de bière
16,1	Mélasse verte
14,1	Son de blé
11,2	Graines de citrouille et de courge
9,4	Germes de blé
7,1	Graines de tournesol
6,8	Millet
6,2	Persil
6,1	Palourdes
4,7	Amandes
3,9	Pruneaux
3,8	Noix de cajou
3,7	Bœuf (maigre)
3,5	Raisins secs
3,4	Noix du Brésil
3,4	Topinambours
3,3	Feuilles de betterave
3,2	Bette à carde
3,1	Feuilles de pissenlit
3,1	Noix
3,0	Dattes
2,7	Haricots secs cuits
2,4	Graines de sésame mondées
2,4	Noix de pécan
2,3	Œufs
2,1	Lentilles
2,1	Cacahouètes
1,9	Agneau
1,9	Tofu
1,8	Petits pois
1,6	Riz brun

1,6	Olives noires
1,5	Poulet
1,3	Artichauts
1,3	Germes de haricot mungo
1,2	Saumon
1,1	Brocoli
1,1	Chou-fleur
1,1	Groseilles
1,1	Pain complet
1,0	Asperges
1,0	Cheddar
1,0	Fraises
0,9	Mûres
0,8	Chou rouge
0,8	Citrouille
0,8	Champignons
0,7	Bananes
0,7	Betteraves
0,7	Carottes
0,7	Aubergine
0,7	Patates douces
0,6	Avocats
0,6	Maïs
0,6	Figues
0,6	Pommes de terre
0,5	Pamplemousse
0,5	Nectarines
0,5	Melon d'eau
0,5	Courge d'hiver
0,5	Riz brun cuit
0,5	Tomates
0,4	Oranges
0,4	Cerises
0,4	Courge d'été
0,3	Papaye
0,3	Cèleri
0,3	Cottage cheese
0,3	Pommes

Le magnésium

En milligrammes par échantillon de 100 grammes

760	Varech
490	Son de blé cuit
336	Germes de blé
270	Amandes
267	Noix de cajou
258	Molasse verte
231	Levure de bière
229	Sarrasin
225	Noix du Brésil
220	Dulse
184	Noisettes
175	Cacahouètes
162	Millet
160	Grains de blé entier
142	Noix de pécan
131	Noix
115	Seigle
111	Tofu
106	Feuilles de betteraves
90	Chair de noix de coco séchée
88	Riz brun
88	Soja cuit
88	Épinards
71	Œufs séchés
65	Bettes à carde

62	Abricots séchés
58	Dattes
57	Feuilles de chou cavalier
51	Crevettes
48	Maïs doux
45	Avocats
45	Cheddar
14	Persil
40	Pruneaux
38	Graines de tournesol
37	Orge
37	Haricots communs cuits
36	Feuilles de pissenlit
36	Ail
35	Raisins secs
35	Petits pois frais
34	Crabe
34	Pommes de terre avec peau
33	Bananes
31	Patates douces
30	Mûres
25	Betteraves
24	Brocoli
23	Carottes
22	Cèleri
21	Bœuf
20	Asperges
19	Poulet
18	Poivrons verts
17	Courge d'hiver
16	Melon cantaloup
16	Aubergine
14	Tomates
13	Chou
13	Raisin
13	Lait
13	Champignons
13	Pamplemousse
12	Oignons
11	Oranges
11	Laitue iceberg
9	Prunes
8	Pommes

LE MANGANÈSE

En milligrammes par échantillon de 100 grammes

3,5	Noix de pécan
2,8	Noix du Brésil
2,5	Amandes
1,8	Orge
1,3	Sarrasin
1,3	Seigle
1,3	Pois cassés séchés
1,1	Blé complet
0,8	Épinards frais
0,8	Noix
0,6	Avoine
0,5	Raisins secs
0,5	Rhubarbe
0,5	Feuilles de rhubarbe
0,4	Feuilles de navet
0,3	Choux de Bruxelles
0,3	Farine d'avoine
0,2	Farine de maïs
0,2	Millet
0,19	Gorgonzola
0,16	Carottes
0,15	Brocoli

0,14	Riz brun	0,03	Pommes
0,14	Pain complet	0,03	Melon cantaloup
0,13	Maïs	0,03	Côtelettes d'agneau
0,13	Emmental	0,03	Oranges
0,11	Chou	0,03	Poires
0,10	Pêches	0,03	Tomates
0,10	Cacahouètes	0,02	Abricots
0,09	Beurre	0,02	Escalopes de poulet
0,06	Pois	0,02	Haricots verts
0,06	Mandarines	0,02	Lait entier
0,05	Œufs	0,01	Concombre
0,04	Betteraves	0,01	Flétan
0,004	Noix de coco	0,01	Pétoncles

Le trèfle, le gingembre, le thym, les feuilles de laurier et le thé sont également très riches en manganèse.

Le molybdène

En microgrammes par échantillon de 100 grammes

155	Lentilles	30	Bœuf
130	Pois cassés	30	Pommes de terre
120	Chou fleur	25	Noix de coco
110	Petits pois	25	Oignons
109	Levure de bière	25	Cacahouètes
100	Épinards	24	Agneau
100	Germes de blé	21	Haricots verts
75	Riz brun	19	Crabe
70	Ail	19	Mélasse
60	Avoine	16	Melon cantaloup
53	Œufs	14	Abricots
50	Pain de seigle	10	Beurre
45	Maïs	10	Raisins secs
42	Orge	7	Fraises
40	Poisson	5	Chou
36	Grains de blé entier	5	Carottes
32	Poulet	3	Lait entier
32	Pain complet	1	Lait de chèvre
31	Cottage cheese		

LE NICKEL

En microgrammes par échantillon de 100 grammes

700	Soja séché	24	Œufs
500	Haricots séchés	22	Chou
410	Farine de soja	20	Oignons
310	Lentilles	20	Tomates
250	Pois cassés	16	Abricots
175	Petits pois	16	Bœuf
153	Haricots verts	16	Oranges
150	Avoine	16	Pommes de terre
132	Noix	15	Fromage
122	Noisettes	15	Melon d'eau
100	Sarrasin	14	Laitue
90	Orge	13	Pommes
90	Maïs	12	Pain complet
90	Persil	12	Betteraves
90	Blé complet	12	Poires
35	Épinards	8	Raisin
30	Poisson	6	Agneau
27	Concombre	6	Pignons de pin
25	Carottes	6	Radis
25	Pain de seigle	3	Lait

LE PHOSPHORE

En milligrammes par échantillon de 100 grammes

1 753	Levure de bière	504	Amandes
1 276	Son de blé	478	Cheddar
1 144	Graines de courge	457	Haricots Pinto séchés
1 118	Germes de blé	409	Cacahouètes
837	Graines de tournesol	400	Blé
693	Noix du Brésil	380	Noix
592	Graines de sésame mondées	376	Grains de seigle
554	Soja séché	373	Noix de cajou
		338	Pétoncles

311	Millet	53	Pommes de terre avec peau
290	Orge perlé	51	Gombo
289	Noix de pécan	51	Épinards
267	Dulse	44	Haricots verts
240	Varech	44	Citrouille
239	Poulet	42	Avocats
221	Riz brun	40	Feuilles de betteraves
205	Œufs	39	Bettes à carde
202	Ail	38	Courge d'hiver
175	Crabe	36	Carottes
152	Cottage cheese	36	Oignons
150	Bœuf ou agneau	35	Chou rouge
119	Lentilles cuites	33	Betteraves
116	Pois frais	31	Radis
116	Champignons	29	Courge d'été
111	Maïs doux	28	Cèleri
101	Raisins secs	27	Concombre
93	Lait	27	Tomates
88	Artichauts	26	Bananes
87	Yaourts	26	Aubergines
80	Choux de Bruxelles	26	Laitue
79	Pruneaux	26	Kakis
78	Brocoli	24	Nectarines
77	Figues séchées	22	Framboises
69	Ignames	20	Raisin
64	Germes de haricots mungo	20	Oranges
63	Dattes	17	Olives
63	Persil	16	Melon cantaloup
62	Asperges	10	Pommes
59	Pousses de bambou	8	Ananas
56	Chou-fleur		

Le potassium

En milligrammes par échantillon de 100 grammes

8 060	Dulse	920	Graines de tournesol
5 273	Varech	827	Germes de blé

773	Amandes	278	Asperges
763	Raisins secs	268	Chou rouge
727	Persil	264	Laitue
715	Noix du Brésil	251	Melon cantaloup
674	Cacahouètes	249	Lentilles cuites
648	Dattes	244	Tomates
640	Figues séchées	243	Patates douces
604	Avocats	234	Papaye
603	Noix de pécan	214	Aubergine
600	Ignames	213	Poivrons rouges
550	Bettes à carde	208	Betteraves
540	Soja séché	202	Pêches
450	Épinards	202	Courge d'été
430	Millet	200	Oranges
416	Haricots cuits	199	Framboises
414	Champignons	191	Cerises
407	Pommes de terre avec peau	164	Fraises
382	Brocoli	162	Jus de pamplemousse
370	Bananes	158	Raisin
370	Viande	157	Oignons
369	Courge d'hiver	146	Ananas
366	Poulet	144	Lait entier
341	Carottes	141	Jus de citron
341	Cèleris	130	Poires
322	Radis	129	Œufs
295	Chou-fleur	110	Pommes
282	Cresson	100	Melon d'eau
		70	Riz brun cuit

LE SÉLÉNIUM

En microgrammes par échantillon de 100 grammes

146	Beurre	89	Vinaigre de cidre
141	Harengs fumés	77	Pétoncles
123	Éperlan	66	Orge
111	Germes de blé	66	Pain complet
103	Noix du Brésil	65	Homard

63	Son	18	Jaune d'œuf
59	Crevettes	18	Côtelettes d'agneau
57	Bette à carde rouge	12	Poulet
56	Avoine	12	Champignons
55	Palourdes	10	Emmental
51	Crabe royal	5	Cottage cheese
49	Huîtres	4	Jus de raisin
48	Lait	4	Radis
43	Morue	3	Noix de pécan
39	Riz brun	2	Amandes
34	Steak de rond de gîte	2	Chou
30	Agneau	2	Carottes
27	Navets	2	Haricots verts
26	Mélasse	2	Noisettes
25	Ail	2	Haricots rouges
19	Gélatine	2	Oignons
19	Jus d'orange	1	Oranges

Le sodium

En milligrammes par échantillon de 100 grammes

3 007	Varech	110	Morue
2 400	Olives vertes	71	Épinards
2 132	Sel (1 c. à café)	70	Agneau
1 428	Cornichons à l'aneth	64	Poulet
1 319	Sauce soja (1 c. à soupe)	60	Bœuf
828	Olives noires	60	Betteraves
747	Choucroute	60	Graines de sésame
700	Cheddar	52	Cresson
265	Pétoncles	50	Lait
229	Cottage cheese	49	Navets
210	Homard	47	Carottes
147	Bettes à carde	47	Yaourts
130	Feuilles de betteraves	45	Persil
130	Babeurre	43	Artichauts
126	Cèleris	34	Figues séchées
122	Œufs	30	Graines de tournesol

27	Raisins secs
26	Chou rouge
19	Ail
19	Haricots blancs
15	Brocoli
15	Champignons
13	Chou-fleur
10	Oignons
10	Patates douces
9	Riz brun
9	Laitue
6	Concombre
5	Cacahouètes
4	Avocats
3	Tomates
2	Aubergine

Les aliments de la liste ci-dessous contiennent de grandes quantités de chlorure de sodium ajouté au cours de la transformation et sont, en général, à éviter.

Légume en conserve ou surgelés
Viandes fumées, séchées ou en conserve
Mélanges d'épices conditionnées
Bouillons cubes
Poisson en conserve
Beurre de cacahouètes du commerce
Ketchup, sauce barbecue
Chips, chips de maïs, bretzel, etc.
Viandes froides
Fruits à coque salés
Biscuits salés
Soupe en boîte ou en brique
Fromages transformés
Vinaigrette toute prête

LE VANADIUM

En microgrammes par échantillon de 100 grammes

100	Sarrasin
80	Persil
70	Soja
42	Œufs
35	Avoine
30	Huile d'olive
15	Maïs
15	Graines de tournesol
14	Haricots verts
11	Huile d'arachide
10	Carottes
10	Chou
10	Ail
6	Tomates
5	Oignons
5	Radis
5	Blé complet
4	Betteraves
4	Homard
3	Pommes
2	Laitue
2	Millet
2	Prunes

Le zinc

En milligrammes par échantillon de 100 grammes

148,7	Huîtres fraîches	1,6	Petits pois
6,8	Gingembre	1,5	Crevettes
5,6	Steak de rond de gîte	1,2	Navets
5,3	Côtelettes d'agneau	0,9	Persil
4,2	Noix du Brésil	0,9	Pommes de terre
4,2	Pois cassés séchés	0,6	Ail
3,5	Lait écrémé en poudre	0,5	Carottes
3,5	Jaune d'œuf	0,5	Pain complet
3,2	Avoine	0,4	Haricots noirs
3,2	Cacahouètes	0,4	Maïs
3,2	Seigle	0,4	Côtes de porc
3,2	Blé complet	0,4	Lait cru
3,1	Amandes	0,3	Jus de raisin
3,1	Haricots de Lima	0,3	Huile d'olive
3,1	Lécithine de soja	0,3	Chou-fleur
3,0	Noix	0,2	Beurre
2,9	Sardines	0,2	Chou
2,6	Poulet	0,2	Lentilles
2,5	Sarrasin	0,2	Laitue
2,4	Noisettes	0,2	Épinards
1,9	Palourdes	0,1	Concombre
1,7	Anchois	0,1	Haricots verts
1,7	Haddock	0,1	Mandarines
1,7	Thon	0,1	Igname

Le poivre noir, le paprika, la moutarde, le piment en poudre, le thym et la cannelle sont également très riches en zinc.

CHAPITRE 10

RECETTES POUR JEÛNE ET CURE DE DÉTOX

La plupart des recettes qui vont suivre sont à base de légumes, de plantes aromatiques, de fruits à coque et de graines ainsi que de lait de graines ou de fruits à coque pour les smoothies. Pour donner plus de goût, certaines recettes requièrent la moitié d'une poire ou d'une pomme à basse teneur en sucre. Il est sain d'éviter de boire trop de jus de fruits, car le fructose, en grande quantité, peut provoquer la hausse de l'acide urique. Le but d'une cure de détox est de redonner de l'alcalinité au corps. Si vous désirez ajouter du sucre pour que cela soit plus savoureux, faites en sorte de choisir des fruits à faible teneur en sucre de les mélanger avec beaucoup de légumes.

FRUITS À FAIBLE TENEUR EN SUCRE

- Citron
- Baies
- Citron vert
- Pommes vertes
- Pamplemousse
- Poire

Recettes de jus de légumes

Pour toutes ces recettes, il est recommandé de boire le jus dès qu'il est prêt pour en tirer le maximum de bienfaits nutritionnels. Si vous n'en avez pas la possibilité, vous pouvez préparer les jus et les mettre au réfrigérateur ou dans un thermos. Ils tiendront près de 24 heures. Même si de cette façon on perd des éléments nutritifs, il en restera quand même assez pour vous faire de l'effet. On peut également congeler les jus. Vous pouvez aussi faire des jus avec des graines tendres. Pour certains fruits, enlevez les noyaux.

RÉVEIL ÉNERGÉTIQUE

POUR 1 À 2 PORTIONS

3 à 4 carottes nettoyées et coupées aux extrémités
1 concombre lavé, ou pelé s'il n'est pas bio
½ betterave nettoyée (on peut mettre la tige et 1 ou 2 feuilles)
½ citron pelé
1 petit morceau de gingembre nettoyé ou pelé

- Coupez les légumes en morceaux et introduisez-les dans la cheminée de remplissage. Préparez votre jus. Servez dans un verre et buvez dès que possible.

COCKTAIL DÉTOX BETTERAVES CONCOMBRE

POUR 1 À 2 PORTIONS

1 concombre lavé, ou pelé s'il n'est pas bio
3 carottes nettoyées et coupées aux extrémités
1 betterave nettoyée (on peut mettre la tige et 1 ou 2 feuilles)
2 branches de cèleri
1 poignée de persil
1 à 2 morceaux de gingembre nettoyé ou pelé
½ citron pelé

- Coupez les légumes en morceaux et introduisez-les dans la cheminée de remplissage. Préparez votre jus. Servez dans un verre et buvez dès que possible.

COCKTAIL DÉTOX PRINTANIER

POUR 1 À 2 PORTIONS

L'asperge est naturellement diurétique et aide à éliminer les toxines et à nettoyer les reins.

1 tomate mûrie sur pied
1 concombre lavé, ou pelé s'il n'est pas bio
8 asperges
½ citron pelé

- Coupez les aliments en morceaux et introduisez-les dans la cheminée de remplissage. Préparez votre jus. Servez dans un verre et buvez dès que possible.

COCKTAIL DÉTOX POUR LE FOIE

POUR 1 PORTION

Le jus de pissenlit est très réputé pour nettoyer le foie.

1 poignée de feuilles de pissenlit

3 à 4 carottes nettoyées et coupées aux extrémités

1/2 concombre lavé, ou pelé s'il n'est pas bio

½ citron pelé

- Rassemblez les feuilles de pissenlit en bouquet. Coupez les aliments en morceaux et introduisez-les dans la cheminée de remplissage. Poussez les feuilles de pissenlit avec une des carottes, mettez d'ailleurs les carottes en dernier. Préparez votre jus. Servez dans un verre et buvez dès que possible.

RAFRAÎCHISSEMENT AU CONCOMBRE

POUR 1 PORTION

1 concombre lavé, ou pelé s'il n'est pas bio

½ citron pelé

- Coupez les aliments en morceaux et introduisez-les dans la cheminée de remplissage. Préparez votre jus. Servez dans un verre et buvez dès que possible.

DÉLICE AU CHOU

POUR 1 À 2 PORTIONS

1 concombre lavé, ou pelé s'il n'est pas bio

2 ou 3 branches de cèleri, si on le souhaite

3 feuilles de chou palmier

½ citron avec sa peau et ses pépins (seulement si biologique)

1 morceau de gingembre

- Coupez les aliments en morceaux et introduisez-les dans la cheminée de remplissage. Préparez votre jus. Servez dans un verre et buvez dès que possible.

L'ORIENT EXPRESS

POUR 1 PORTION

2 à 3 morceaux de jicama (pois patate) nettoyé ou pelé
2 à 3 carottes nettoyées et coupées aux extrémités
1 radis blanc nettoyé et coupé aux extrémités
1 morceau de gingembre

- Coupez les aliments en morceaux et introduisez-les dans la cheminée de remplissage. Préparez votre jus. Servez dans un verre et buvez dès que possible.

SAUCE À BOIRE

POUR 1 PORTION

1 tomate mûrie sur pied
½ concombre lavé ou pelé
1 petite poignée de coriandre
½ citron pelé
1 soupçon de sauce piquante (facultatif)

- Coupez les aliments en morceaux et introduisez-les dans la cheminée de remplissage. Préparez votre jus. Servez dans un verre et buvez dès que possible.

TOMATE PIQUANTE

POUR 1 PORTION

2 tomates mûries sur pied
2 feuilles de laitues bien vertes
2 radis nettoyés
2 brins de persil
½ citron pelé

- Coupez les aliments en morceaux et introduisez-les dans la cheminée de remplissage. Préparez votre jus. Servez dans un verre et buvez dès que possible.

TOMATE FLORENTINE

POUR 1 PORTION

2 tomates mûries sur pied
4 ou 5 brins de basilic
Une bonne poignée d'épinards
½ citron pelé

- Commencez par faire un jus avec une tomate. Enveloppez le basilic dans les feuilles d'épinard. Arrêtez la centrifugeuse et incorporez-les. Remettez la centrifugeuse en route. En dernier lieu, incorporez le reste de tomates et le citron. Préparez votre jus. Servez dans un verre et buvez dès que possible.

COCKTAIL AU CHOU

POUR 1 PORTION

¼ d'un petit chou vert
3 carottes nettoyées et coupées aux extrémités
4 branches de cèleri, avec les feuilles si vous le souhaitez

- Coupez les aliments en morceaux et introduisez-les dans la cheminée de remplissage. Préparez votre jus. Servez dans un verre et buvez dès que possible.

ÉPINARDS TURBO

POUR 1 PORTION

1 concombre lavé, ou pelé s'il n'est pas bio
1 bonne poignée de germes de tournesol
1 petite poignée de pousses de sarrasin
1 petite poignée de trèfle germé
1 grande poignée d'épinards

- Coupez le concombre afin qu'il passe plus facilement dans la cheminée de remplissage. Passez, en premier, une partie du concombre dans la centrifugeuse. Faites un bouquet de tous les germes et pousses et enveloppez-les dans des feuilles d'épinard. Passez-les dans la centrifugeuse. Puis incorporez doucement le reste de concombre qui va aider à pousser les feuilles d'épinard. Recueillez le jus dans un verre et buvez le plus rapidement possible.

RAFRAÎCHISSEMENT MENTHOLÉ

POUR 1 À 2 PORTIONS

2 tiges de fenouil avec les feuilles
½ concombre lavé, ou pelé s'il n'est pas bio

½ pomme (Granny Smith, pomme de reinette)
1 petite poignée de menthe fraîche
1 petit morceau de gingembre lavé ou pelé

- Coupez les aliments en morceaux et introduisez-les dans la cheminée de remplissage. Préparez votre jus. Servez dans un verre et buvez dès que possible.

LE PLEIN DE MAGNÉSIUM

POUR 1 PORTION

3 à 4 carottes nettoyées et coupées aux extrémités
2 branches de cèleri (on peut mettre les feuilles)
½ betterave, bien nettoyée et avec 1 ou 2 feuilles
2 à 3 fleurs de brocoli
½ citron pelé

- Coupez les aliments en morceaux et introduisez-les dans la cheminée de remplissage. Préparez votre jus. Servez dans un verre et buvez dès que possible.

◎ Recettes pour booster et revitaliser

COCKTAIL TEINT DE PÊCHE

POUR 1 À 2 PORTIONS

Le concombre et le poivron procurent l'oligoélément indispensable pour renforcer la peau : le silicium. On le recommande aussi pour les cheveux, les ongles et les os. On a démontré que le silicium réduisait les signes de vieillissement.

1 concombre lavé, ou pelé s'il n'est pas bio
1 panais pelé
2 à 3 carottes nettoyées et coupées aux extrémités
½ citron pelé
¼ poivron vert avec graines et côtes

- Coupez les aliments en morceaux et introduisez-les dans la cheminée de remplissage. Préparez votre jus. Servez dans un verre et buvez dès que possible.

COCKTAIL DE CALCIUM POUR LES OS

POUR 1 À 2 PORTIONS

Le chou frisé et le persil sont très riches en calcium

1 concombre lavé, ou pelé s'il n'est pas bio
1 à 2 grandes feuilles de chou
1 poignée de persil
1 branche de cèleri
½ citron pelé
1 morceau de gingembre lavé ou pelé

- Coupez les aliments en morceaux et introduisez-les dans la cheminée de remplissage. Préparez votre jus. Servez dans un verre et buvez dès que possible.

DU PEPS DANS LE PERSIL

POUR 1 PORTION

1 bouquet de persil
2 branches de cèleri
1 à 2 carottes nettoyées et coupées aux extrémités
½ concombre lavé, ou pelé s'il n'est pas bio
½ citron pelé

- Coupez les aliments en morceaux et introduisez-les dans la cheminée de remplissage. Préparez votre jus. Servez dans un verre et buvez dès que possible.

BOISSON REVITALISANTE

POUR 1 PORTION

2 tomates
½ concombre lavé, ou pelé s'il n'est pas bio
6 à 8 haricots verts
½ citron pelé
1 soupçon de sauce piquante

- Coupez les aliments en morceaux et introduisez-les dans la cheminée de remplissage. Préparez votre jus, ajoutez la sauce piquante et remuez. Servez dans un verre et buvez dès que possible.

POUR PERDRE DU POIDS

POUR 1 PORTION

Les topinambours contiennent une substance appelée inuline qui prolonge le métabolisme des glucides et aide à contrôler l'appétit. On l'utilise aussi pour améliorer la fonction hépatique pour aider à perdre du poids. C'est un jus qu'il faut siroter quand vous sentez que vous avez une envie de matières grasses ou d'aliments riches en sucre.

1 topinambour lavé et bien nettoyé
3 à 4 carottes nettoyées et coupées aux extrémités
½ betterave, petite et avec 1 ou 2 feuilles, lavée et nettoyée

- Coupez les aliments en morceaux et introduisez-les dans la cheminée de remplissage. Préparez votre jus. Servez dans un verre et buvez dès que possible.

POTION BONNE NUIT

POUR 1 PORTION

1 petite poignée de persil
2 feuilles de romaine (salade)
½ concombre lavé, ou pelé s'il n'est pas bio
3 carottes nettoyées et coupées aux extrémités
1 branche de cèleri

- Rassemblez le persil en bouquet et enveloppez-le dans une feuille de salade. Introduisez d'abord le concombre, puis stoppez la machine. Ajoutez la salade et le persil, remettez en marche et poussez le tout avec une carotte. Insérez les autres légumes, préparez votre jus. Servez dans un verre et buvez dès que possible.

BONNE HUMEUR

POUR 1 À 2 PORTIONS

On utilise le fenouil depuis longtemps comme tonifiant aidant à libérer les endorphines, peptides responsables d'une sensation de

plaisir et libérées par le cerveau. Les endorphines sont des euphorisants permettant de diminuer l'anxiété et la peur.

3 morceaux de fenouil avec tiges feuilles et fleurs
3 carottes nettoyées et coupées aux extrémités
2 branches de cèleri
½ poire
1 petit morceau de gingembre nettoyé ou pelé

- Coupez les aliments en morceaux et introduisez-les dans la cheminée de remplissage. Préparez votre jus. Servez dans un verre et buvez dès que possible.

DES SINUS EN BONNE SANTÉ

POUR 1 PORTION

Le radis est réputé pour ouvrir les sinus et renforcer les muqueuses.

2 tomates mûries sur pied
½ concombre lavé, ou pelé s'il n'est pas bio
6 radis nettoyés
½ citron pelé

- Coupez les aliments en morceaux et introduisez-les dans la cheminée de remplissage. Préparez votre jus. Servez dans un verre et buvez dès que possible.

SYSTÈME IMMUNITAIRE RENFORCÉ

POUR 1 PORTION

Des études ont montré que l'ail contenait un composant faisant office d'antibiotique naturel bénéfique au système immunitaire. L'ail est antibactérien, antiparasitaire et c'est un antiviral qui doit être consommé cru pour en retirer tous les bienfaits.

1 poignée de cresson
1 navet nettoyé et coupé aux extrémités
1 à 2 gousses d'ail
½ pomme (Granny Smith, pomme de reinette)
3 carottes nettoyées et coupées aux extrémités

- Rassemblez le cresson en bouquet. Coupez les aliments en morceaux et introduisez-les dans la cheminée de remplissage. Mettez le cresson dans la cheminée de remplissage et poussez à l'aide du navet. Insérez les autres ingrédients en finissant par les carottes. Préparez votre jus. Servez dans un verre et buvez dès que possible.

COCKTAIL SPÉCIAL PANCRÉAS

POUR 1 PORTION

Le jus de choux de Bruxelles et de haricots verts est un remède traditionnel pour renforcer et tonifier le pancréas. Buvez ce jus avant le repas (s'il est trop fort en goût, ajoutez un peu d'eau). Pour préserver votre pancréas, évitez les produits contenant de la farine blanche, les sucres, les bonbons et tout type de boissons gazeuses.

2 feuilles de romaine (salade)
½ concombre lavé, ou pelé s'il n'est pas bio
1 grosse tomate mûrie sur pied
8 à 10 haricots verts
2 choux de Bruxelles
½ citron pelé

- Rassemblez les feuilles de romaine en bouquet. Coupez les aliments en morceaux et introduisez-les dans la cheminée de remplissage. Mettez les feuilles de romaine dans la cheminée de remplissage et poussez à l'aide du concombre. Insérez les autres ingrédients en finissant par la tomate. Préparez votre jus. Servez dans un verre et buvez dès que possible.

POTION POUR POUMONS SAINS

POUR 1 PORTION

Le jus de navet est connu pour renforcer les tissus pulmonaires

1 poignée de cresson
1 petit navet nettoyé et coupé aux extrémités
2 morceaux épais de jicama (pois patate) nettoyé ou pelé
2 à 3 carottes nettoyées et coupées aux extrémités
1 gousse d'ail non pelée
½ citron pelé

- Rassemblez les feuilles de cresson en bouquet. Coupez les aliments en morceaux et introduisez-les dans la cheminée de remplissage. Mettez le cresson dans la cheminée de remplissage et poussez à l'aide du navet. Insérez les autres ingrédients en finissant par les carottes. Préparez votre jus. Servez dans un verre et buvez dès que possible.

REMÈDE ANTI-ARTHRITE

POUR 1 PORTION

Le gingembre possède des propriétés antiinflammatoires aidant à réduire les douleurs articulaires liées à l'arthrite et à lutter contre le stress oxydant au niveau des articulations. L'épinard est riche en vitamine K et aide à réguler la réponse inflammatoire.

1 poignée d'épinards
3 à 4 carottes nettoyées, coupées aux extrémités
2 branches de cèleri avec feuilles
1 morceau de gingembre
1 citron pelé s'il n'est pas bio

- Coupez les aliments en morceaux et introduisez-les dans la cheminée de remplissage. Préparez votre jus. Servez dans un verre et buvez dès que possible.

TONIQUE VITAL

POUR 1 À 2 PORTIONS

Les feuilles de pissenlit sont riches en fer et sont tonifiantes pour le sang. Elles sont également riches en vitamine C, ce qui facilite l'assimilation du fer. Elles purifient aussi le sang et le foie. En revanche, elles sont très amères, ne vous attendez donc pas à un régal pour le palais !

1 concombre lavé, ou pelé s'il n'est pas bio
1 poignée de feuilles de pissenlit
2 branches de cèleri
½ citron pelé s'il n'est pas bio

- Coupez les aliments en morceaux et introduisez-les dans la cheminée de remplissage. Commencez par la moitié du concombre. Insérez les feuilles de pissenlit, puis le cèleri, le citron et l'autre moitié de concombre. Préparez votre jus. Servez dans un verre et buvez dès que possible.

TONIQUE DIGESTIF

POUR 1 PORTION

La poire est réputée pour son action sur le système digestif. Buvez un verre de ce tonique le matin et le soir.

½ poire lavée
1 concombre lavé, ou pelé s'il n'est pas bio
5 carottes nettoyées et coupées aux extrémités
¼ de petit jicama (pois patate) nettoyé ou pelé s'il n'est pas bio

- Coupez la poire en morceaux. Puis introduisez-la dans la cheminée de remplissage et ajoutez dans l'ordre le concombre, les carottes et le jicama. Préparez votre jus et servez dans un verre. Si votre système digestif est affaibli ou si vous souffrez d'affection pulmonaire, servez ce jus à température ambiante (le froid n'est pas très bon dans ces cas-là). Sinon, vous pouvez le servir frais.

COCKTAIL SPÉCIAL GUEULE DE BOIS

POUR 1 PORTION

Le foie ne supporte pas la surconsommation d'alcool. Le jus de tomate combiné au jus de haricots verts et à un soupçon de sauce piquante l'aidera à se revitaliser. L'alcool a la faculté de déshydrater le corps et cette préparation l'aidera à se réhydrater rapidement.

2 tomates moyennes mûries sur pied
½ concombre lavé, ou pelé si n'est pas bio
4 radis avec feuilles
½ citron pelé s'il n'est pas bio

- Coupez les tomates en morceaux et introduisez-les dans la cheminée de remplissage avec le concombre, les radis et le citron (ou citron vert). Préparez votre jus. Servez dans un verre et buvez à température ambiante ou passez un peu au réfrigérateur si vous le désirez.

POUR GUÉRIR SES SINUS

POUR 1 PORTION

Le jus de radis est réputé pour ouvrir les sinus et renforcer les muqueuses.

2 tomates mûries sur pied
1 concombre lavé, ou pelé s'il n'est pas bio
4 radis nettoyés
½ citron lavé ou pelé s'il n'est pas bio

- Coupez les tomates en morceaux et introduisez-les dans la cheminée de remplissage avec le concombre, les radis et le citron (ou citron vert). Préparez votre jus. Servez dans un verre et buvez à température ambiante ou passez un peu au réfrigérateur si vous le désirez.

REVITALISANT POUR LA THYROÏDE

POUR 1 PORTION

Le radis, encore lui, est aussi réputé pour revitaliser la thyroïde comme le sont les aliments riches en iode tels que les légumes de la mer et les cranberries.

5 carottes nettoyées et coupées aux extrémités
5 à 6 radis avec feuilles
½ citron lavé ou pelé s'il n'est pas bio
1 branche de cèleri avec feuilles
½ concombre lavé, ou pelé s'il n'est pas bio

- Incorporez les carottes, les radis, le citron, le cèleri et le concombre. Préparez votre jus. Servez dans un verre et buvez à température ambiante ou passez un peu au réfrigérateur si vous le désirez.

TONIQUE POUR LES REINS

POUR 1 PORTION

Les asperges favorisent le bon fonctionnement des reins et de la prostate. Le jus d'asperge est un diurétique naturel. Servez-vous

des tiges pour faire le jus et consommer les pointes grillées ou passées légèrement à la vapeur pour compléter un plat.

2 carottes nettoyées et coupées aux extrémités
1 concombre lavé, ou pelé s'il n'est pas bio
8 tiges d'asperges lavées
½ citron lavé, ou pelé s'il n'est pas bio

- Coupez les aliments en morceaux et introduisez-les dans la cheminée de remplissage. Préparez votre jus. Servez dans un verre et consommez à température ambiante ou passez un peu au réfrigérateur si vous le désirez.

Smoothies verts, boissons mixées et cocktails

LE DÉLICE VERT DE CHERIE

POUR 2 PORTIONS

½ concombre lavé, ou pelé s'il n'est pas bio, et coupé en morceaux
1 avocat pelé, dénoyauté et coupé en quartiers
140 g d'épinards crus
120 à 200 ml de lait de coco
Le jus d'un citron vert
1 c. à soupe de poudre de légumes verts (facultatif)
2 à 3 c. à soupe d'amandes en poudre (facultatif)

- Mélangez le concombre, l'avocat, les épinards, le lait de coco, le citron et la poudre de légumes verts dans un mixeur. Une fois le mélange prêt, saupoudrez de poudre d'amandes si vous le désirez.

GRAINES ET FRUITS

POUR 2 PORTIONS

240 ml de jus d'ananas non sucré (si vous le faites : ¼ de petit ananas)
10 amandes entières ou blanchies
1 c. à soupe de graines de tournesol

1 c. à soupe de graines de sésame
1 c. à soupe de graines de lin
1 c. à soupe de graines de chia (facultatif)
140 g de persil haché
120 ml de lait d'amandes, de riz ou de sésame
½ c. à café d'extrait de vanille
1 c. à soupe de protéines en poudre
6 glaçons

- Faites tremper toute la nuit à température ambiante les amandes et les graines dans le jus d'ananas. Le lendemain, mettez ce mélange dans un mixeur et ajoutez le persil, le lait, la vanille, les protéines en poudre et les glaçons. Mixez à grande vitesse pour que le mélange soit onctueux. C'est un smoothie qu'il faut mâcher en raison des amandes et des graines, mais il est excellent pour le petit déjeuner.

Astuce : lors du trempage des amandes et des graines, ajoutez ½ cuillère à café d'acide ascorbique pour éliminer les moisissures.

COCKTAIL DU SINGE VERT

POUR 2 PORTIONS

140 g de mangue surgelée et coupée en morceaux
140 g de chou frisé
70 g de concombre lavé, ou pelé s'il n'est pas bio
Le jus d'un citron ou d'un citron vert
4 à 5 glaçons

- Mélangez tous les ingrédients dans un mixeur afin d'obtenir un mélange crémeux et onctueux. Servez froid.

SMOOTHIE VERT AUX BAIES

POUR 2 PORTIONS

1 concombre lavé, ou pelé s'il n'est pas bio
140 g de baies fraîches ou décongelées
120 ml de jus de pomme frais
3 à 4 feuilles de bettes bien vertes et hachées
70 g de pousses d'épinard
1 morceau de gingembre

Le jus d'½ citron pelé s'il n'est pas bio
1 avocat pelé, dénoyauté et coupé en morceaux

- Coupez le concombre en morceau. Insérez-le ainsi que les baies et le jus de pomme dans un mixeur. Une fois un mélange onctueux obtenu, hachez les feuilles de bettes et le gingembre et ajoutez-les au mélange en même temps que l'avocat et le jus de citron. Mixez et servez.

ÉNERGIE VERTE

POUR 2 PORTIONS

3 feuilles de chou frisé hachées
3 feuilles de bettes hachées
70 g de persil haché
1 poire coupée en morceaux
1 banane pelée et coupée en morceaux
120 ml de l'ait d'amande, de chanvre ou de coco

- Mélangez tous les ingrédients dans un mixeur afin d'obtenir un mélange crémeux et onctueux. Mettez dans des verres et servez immédiatement.

L'INSULAIRE

POUR 1 PORTION

½ mangue mûre pelée, dénoyautée et coupée en morceaux
½ papaye pelée, dénoyautée et coupée en morceaux
120 ml de lait de coco
70 g de pousses d'épinard
6 glaçons

- Mélangez tous les ingrédients dans un mixeur afin d'obtenir un mélange crémeux et onctueux. Mettez dans des verres et servez glacé.

COCKTAIL ANTI-MÉTAUX LOURDS

POUR 2 PORTIONS

La coriandre et très utile contre le mercure et d'autres métaux lourds.

1 poignée de coriandre
140 g de persil frais haché
70 g de concombre haché et lavé, ou pelé s'il n'est pas bio
1 mangue pelée, dénoyautée et coupée en morceaux
120 ml de jus de pomme frais
Le jus d'un citron

- Mélangez tous les ingrédients dans un mixeur afin d'obtenir un mélange crémeux et onctueux. Mettez dans des verres et servez immédiatement.

VERDURE MATINALE

POUR 1 PORTION

1 concombre haché et lavé, ou pelé s'il n'est pas bio
70 g de chou frisé
70 g de papaye surgelée
6 à 8 glaçons

- Mélangez tous les ingrédients dans un mixeur afin d'obtenir un mélange crémeux et onctueux. Mettez dans des verres et servez immédiatement.

AMANDE-NOIX DE COCO

POUR 1 À 2 PORTIONS

140 g de mangue hachée
140 g de pousses d'épinard
180 ml de lait d'amande
100 g de noix de coco râpée
2 c. à café de zeste de citron bio
1 c. à café d'extrait de vanille

- Mélangez tous les ingrédients dans un mixeur afin d'obtenir un mélange crémeux et onctueux. Mettez dans des verres et servez immédiatement.

UN SMOOTHIE TRÈS VÉGÉTARIEN

POUR 2 PORTIONS

180 ml de jus de concombre fraîchement pressé (1 grand concombre ou 2 moyens, pelés s'ils ne sont pas bios)
Le jus de 2 branches de cèleri avec feuilles
1 feuille de chou frisé hachée

1 avocat pelé, dénoyauté et coupé en morceaux
1 gousse d'ail pelée
Le jus d'un citron
70 g de persil à feuilles plates haché grossièrement
2 c. à café d'oignon doux haché
1 c. à café d'aneth séché

- Mettez le concombre et le jus de cèleri dans un mixeur et ajoutez le chou, l'avocat, l'ail, le jus de citron, le persil, l'oignon et l'aneth. Mixez à grande vitesse afin d'obtenir un mélange crémeux et onctueux. Servez immédiatement : ce smoothie n'a pas bon goût si on attend trop longtemps.

COCKTAIL SANTÉ MYRTILLE-NOIX DE COCO

POUR 1 À 2 PORTIONS

240 ml de lait de coco
140 g de myrtilles
140 g de pousses d'épinard
1 c. à soupe huile de noix de coco vierge
1 c. à soupe de graines de lin moulues
1 c. à café d'extrait de vanille
¼ de c. à café d'extrait d'amande
2 à 3 gouttes de stévia
6 à 8 glaçons

- Mélangez tous les ingrédients dans un mixeur, sauf les glaçons, afin d'obtenir un mélange crémeux et onctueux. Ajoutez les glaçons une fois que l'huile a été mélangée pour que ça ne forme pas un bloc. Ajoutez des glaçons à volonté.

SMOOTHIE DÉTOX DU FOIE

POUR 2 PORTIONS

1 poire Bartlett ou asiatique (nashi)
1 bonne poignée de feuilles de pissenlit
240 ml de lait d'amande
Le jus d'½ citron pelé s'il n'est pas bio
35 g de graines de lin
6 glaçons (facultatif)

- Mélangez tous les ingrédients dans un mixeur afin d'obtenir un mélange crémeux et onctueux.

COCKTAIL VELOUTÉ AU CHOU FRISÉ

POUR 2 PORTIONS

1 concombre lavé, ou pelé s'il n'est pas bio
140 g de chou frisé haché
1 pomme
1 avocat pelé, dénoyauté et coupé en morceaux
6 glaçons

- Émincez le concombre, le chou et la pomme et mixez-les afin d'obtenir un mélange crémeux et onctueux. Ajoutez l'avocat et les glaçons. Mixez et dégustez.

COCKTAIL DE CAROTTES PIQUANTES

POUR 2 PORTIONS

8 carottes
1 pomme coupée en morceaux
140 g de pousses d'épinard
1 morceau de gingembre
6 glaçons

- Mélangez tous les ingrédients dans un mixeur afin d'obtenir un mélange crémeux et onctueux. Versez dans un verre et servez glacé.

COCKTAIL À LA POMME ET AUX BAIES

POUR 1 PORTION

120 ml de jus de pomme frais
140 g de baies fraîches ou congelées
70 g de noix de cajou
70 g de bette ou de chou frisé hachés
6 glaçons

- Versez le jus de pomme dans un mixeur et ajoutez les baies, les noix de cajou, les bettes et les glaçons. Mixez à grande vitesse afin d'obtenir un mélange crémeux et onctueux. Servez immédiatement.

COCKTAIL RAFRAÎCHISSANT

POUR 1 PORTION

½ concombre pelé et coupé en morceaux
1 branche de cèleri (en jus ou coupée en morceau)
Le jus d'½ citron
½ c. à café de zeste de citron bio
½ c. à café d'acide ascorbique (vitamine C en poudre)
Levure alimentaire (facultatif)

- Mettez les morceaux de concombre dans un sac congélation et placez-les au congélateur jusqu'à ce qu'ils se solidifient. Une fois congelés, mettez-les dans un mixeur avec le cèleri, le jus de citron, le zeste de citron et l'acide ascorbique. Mixez à grande vitesse afin d'obtenir un mélange crémeux et onctueux et saupoudrez de levure alimentaire si vous le désirez. Servez immédiatement.

COCKTAIL VERT À LA NOIX DE COCO

POUR 1 À 2 PORTIONS

240 ml de lait de coco
140 g de pousses d'épinard
1 c. à soupe d'huile de coco vierge
1 c. à soupe de graines de lin moulues
1 c. à café d'extrait de vanille
¼ c. à café d'extrait d'amande
¼ c. à café de stévia
8 à 10 glaçons

- Mettez tous les ingrédients, sauf les glaçons, dans un mixeur et mixez à grande vitesse. Ajoutez les glaçons après l'huile de noix de coco afin que le mélange ne soit pas trop compact. Ajoutez des glaçons à votre convenance.

DÉLICE À LA TOMATE

POUR 1 PORTION

2 tomates coupées en morceaux
240 ml de jus de tomate (2 à 3 tomates moyennes)
Le jus d'½ citron
1 c. à soupe de zeste de citron bio
6 feuilles de basilic frais lavées

- Mettez les morceaux de tomate dans un sac congélation et placez-les au congélateur jusqu'à ce qu'ils se solidifient. Versez le jus de tomate dans un mixeur et ajoutez les morceaux de tomate congelés, le jus de citron, le zeste de citron et le basilic. Mixez à grande vitesse et servez immédiatement.

TOMATES PIQUANTES GLACÉES

POUR 1 PORTION

2 tomates coupées en morceaux
240 ml de jus de carotte (5 à 7 carottes)
Le jus d'½ citron
2 c. à soupe de coriandre lavée et hachée
¼ c. à café de sel de mer
¼ c. à café de cumin moulu
¼ petit jalapeño haché
3 radis lavés et hachés

- Mettez les morceaux de tomate dans un sac congélation et placez-les au congélateur jusqu'à ce qu'ils se solidifient. Versez les jus de carotte et de citron dans un mixeur et ajoutez les morceaux de tomate congelés, la coriandre, le sel, le cumin le jalapeño et les radis. Mixez à grande vitesse et servez immédiatement.

COCKTAIL DE SAUCE PIQUANTE

POUR 1 À 2 PORTIONS

140 g de tomates hachées
1 jus de concombre (½ concombre pelé s'il n'est pas bio) ou ½ concombre coupé en morceaux et mis au congélateur
1 jus de citron
½ c. à café de zeste de citron bio
2 radis lavés (facultatif)
1 soupçon de poivre de Cayenne

- Mettez les morceaux de tomate dans un sac congélation et placez-les au congélateur jusqu'à ce qu'ils se solidifient. Faites-en de même avec le concombre si vous choisissez cette option. Dans un mixeur, mettez le jus de concombre ou le concombre congelé avec le jus de citron et ajoutez les morceaux de tomates congelés, le zeste de citron, les radis et le poivre. Mixez à grande vitesse et servez immédiatement.

Soupes crues

SOUPE ÉNERGÉTIQUE

POUR 2 PORTIONS

2 à 3 carottes nettoyées et coupées aux extrémités
2 à 3 branches de cèleri
½ concombre lavé, ou pelé s'il n'est pas bio
½ citron pelé et épépiné
1 poignée de persil
1 morceau de gingembre pelé
1 avocat pelé, dénoyauté et coupé en quartiers
Courgettes râpées, maïs frais ou pousses croquantes de pois, de lentilles ou de haricots pour la garniture.

- Avec la centrifugeuse, faites un jus avec les carottes, le cèleri, le concombre, le citron, le persil et le gingembre. Versez-le dans un mixeur et ajoutez l'avocat. Mixez à grande vitesse afin d'obtenir un mélange crémeux et onctueux. Versez dans des bols et servez immédiatement. Choisissez la garniture que vous voulez pour un dessus croquant.

DÉLICE AUX BROCOLIS

POUR 2 PORTIONS

240 ml de bouillon de légumes
140 à 280 g de brocoli haché
½ oignon haché
1 poivron rouge ou vert haché
1 à 2 branches de cèleri hachées
1 avocat pelé, dénoyauté et coupé en quartiers
Acides aminés liquides ou sel de mer
Cumin ou gingembre râpé
Citron (facultatif)

- Faites chauffer le bouillon de légumes à 47 °C maximum. Ajoutez le brocoli et l'oignon et faites chauffer 5 minutes. Arrêtez le gaz et ajoutez le poivron et le cèleri, puis laissez reposer 5 minutes.
- Réduisez le mélange en purée au mixeur. Ajoutez l'avocat et mixez afin d'obtenir un mélange crémeux et onctueux.
- Ajoutez les acides aminés liquides ou le sel. Ajoutez le cumin et mélangez à nouveau.
- Si vous mettez du gingembre râpé, ajoutez-le à la soupe et mélangez. C'est très bon avec un filet de citron.

BISQUE PIQUANTE À L'IGNAME

POUR 2 PORTIONS

240 ml de jus d'igname
240 ml de lait de sésame, d'amande ou de riz
35 g d'oignon rouge haché
1 avocat pelé, dénoyauté et coupé en morceaux
1 c. à café de noix de muscade
¼ c. à café de cannelle
¼ c. à café de piment de la Jamaïque moulu
¼ c. à café de macis moulu
¼ c. à café de cardamome

- Préparez votre jus d'igname et faites-le reposer jusqu'à ce que l'amidon se dépose au fond du récipient. Cela prend en général 1 heure. Versez le jus filtré dans un mixeur. N'utilisez pas l'amidon, la soupe serait granuleuse. Ajoutez le lait de votre choix dans un mixeur, puis l'oignon et l'avocat, et mixez afin d'obtenir un mélange crémeux et onctueux. Ajoutez les épices et mélangez à nouveau.

SOUPE ÉPINARD AVOCAT

POUR 2 PORTIONS

1 avocat pelé, dénoyauté et coupé en morceaux
1 concombre pelé et coupé en morceaux
140 g d'épinards
1 petit jalapeño épépiné
Le jus d'½ ou d'1 citron
120 ml d'eau
1 à 2 gousses d'ail
1 c. à soupe de coriandre
1 c. à soupe de persil frais
¼ d'oignon violet finement haché pour la garniture

- Mettez l'avocat, le concombre, les épinards, le jalapeño, le jus de citron, l'eau, l'ail, la coriandre et le persil dans un mixeur pour en faire une purée. Versez dans un bol et ajoutez l'oignon haché ou des herbes aromatiques pour la garniture.

SOUPE CRÉMEUSE À LA TOMATE

POUR 2 PORTIONS

1 avocat pelé, dénoyauté et coupé en morceaux
2 tomates mûries sur pied

2 c. à soupe de poivron rouge haché
¼ de carotte haché menu
180 ml de lait de sésame ou d'amande

- Mélangez tous les ingrédients dans un mixeur et servez dans des bols.

SOUPE ESTIVALE AU MAÏS

POUR 2 PORTIONS

280 g de maïs doux frais ou surgelé
240 ml de lait d'amande
1 avocat pelé, dénoyauté et coupé en morceaux
¼ poivron rouge coupé en morceau
2 c. à café d'oignon haché
½ c. à café de cumin en poudre
½ c. à café de sel de mer
1 c. à soupe de persil haché et 1 c. à soupe de poivron rouge haché pour la garniture (facultatif)

- Mettez dans un mixeur le maïs, le lait d'amande, l'avocat, le poivron, l'oignon, le cumin et le sel. Mixez bien. Versez dans des bols et ajoutez le persil et le poivron en garniture.

SOUPE DE CONCOMBRE MENTHOLÉE

POUR 1 PORTION

1 concombre pelé et coupé en morceaux
1 avocat pelé, dénoyauté et coupé en morceaux
35 g de menthe fraîche hachée

- Mixez tous les ingrédients et versez dans un bol.

SOUPE DU JARDIN À LA TOMATE

POUR 2 PORTIONS

3 petites tomates ou 2 moyennes
2 oignons verts hachés
½ poivron vert haché
240 ml de bouillon de légumes
1 avocat pelé, dénoyauté et coupé en morceaux
1 c. à café de sel de mer

- Mixez tous les ingrédients et versez dans des bols.

SOUPE TOMATE BASILIC

POUR 2 PORTIONS

6 tomates moyennes coupées en morceaux
½ citron pelé, épépiné et coupé en morceaux
2 c. à soupe de basilic frais haché
1 c. à soupe d'oignon haché
1 petite gousse d'ail
Feuilles de basilic pour la garniture

- Mixez les tomates. Ajoutez le citron, l'avocat, le basilic haché, l'oignon et l'ail. Mixez. Versez dans des bols et garnissez de feuilles de basilic.

SOUPE DE CHOU FRISÉ

POUR 2 PORTIONS

3 grandes feuilles de chou frisé
3 branches de cèleri
½ citron pelé
1 avocat pelé, dénoyauté et coupé en morceaux
140 g de feuilles d'épinards

- Faites un jus avec le chou, le cèleri et le citron. Versez dans un mixeur et ajoutez l'avocat et les épinards. Mixez bien. Versez dans des bols et servez.

SOUPE DE LÉGUMES

POUR 2 PORTIONS

480 ml d'eau ou de bouillon de légumes
140 g de haricots verts hachés
140 g d'asperges hachées
2 carottes hachées
½ oignon haché
1 pincée de macis
1 c. à café de sel de mer
1 c. à café de persil haché pour la garniture

- Versez l'eau ou le bouillon de légumes dans une marmite. Ajoutez les légumes et faites chauffer à feu moyen pendant 10 minutes, le temps que les légumes se ramollissent un peu. Versez la soupe dans un mixeur et ajoutez le macis et le sel de mer. Mixez. Versez dans des bols et garnissez avec le persil.

SOUPE ÉNERGÉTIQUE AUX ÉPINARDS

POUR 2 PORTIONS

1 avocat pelé, dénoyauté et coupé en morceaux
120 ml d'eau
1 concombre pelé et coupé en morceaux
1 oignon vert haché
¼ poivron rouge haché
1 gousse d'ail hachée
140 g d'épinards
Graines de courge pour la garniture

- Mélangez l'avocat et l'eau dans un mixeur. Ajoutez le concombre, l'oignon vert, le poivron, l'ail et le sel. Mixez bien. Ajoutez les épinards et mixez à nouveau. Versez dans des bols et garnissez de grains de citrouille.

SOUPE AUX ASPERGES

POUR 2 PORTIONS

10 tiges asperges hachées
4 tomates coupées en morceaux
35 g de persil frais haché
35 g d'oignon haché
½ poivron rouge haché
3 ou 4 tomates séchées
2 gousses d'ail
½ c. à café de sel de mer
1 avocat pelé, dénoyauté et coupé en morceaux
½ citron coupé en quartiers

- Mélangez les asperges, les tomates, l'eau, le persil, l'oignon, le poivron, les tomates séchées, l'ail et le sel dans un mixeur. Ajoutez l'avocat et mixez à nouveau. Versez dans des bols avec un filet de citron.

SOUPE RAFRAÎCHISSANTE TOMATILLE CONCOMBRE

POUR 2 PORTIONS

1 concombre pelé et coupé en morceaux
2 tomatilles
1 citron vert pelé, épépiné et coupé en morceaux
280 g de pousse d'épinards
120 ml de lait d'amande
1 avocat pelé, dénoyauté et coupé en morceaux
4 à 6 glaçons

- Mélangez le concombre, les tomatilles, le citron vert, les épinards et le lait d'amande dans un mixeur. Ajoutez l'avocat et les glaçons et mixez à nouveau. Versez dans des bols.

SOUPE DE CHOU-FLEUR CRÉMEUSE

POUR 2 PORTIONS

½ oignon haché
3 branches de cèleri hachées
1 fleuron de chou-fleur haché
1 c. à soupe d'huile de noix de coco vierge
240 ml de lait d'amande
½ c. à café de sel de mer
Poivre (facultatif)

- Cuisez légèrement à la vapeur l'oignon, le cèleri et le chou-fleur pendant 5 minutes. Mélangez le tout dans un mixeur avec l'huile de noix de coco, le lait l'amande, le sel et le poivre. Versez dans des bols

TOURIN À LA TOMATE

POUR 2 PORTIONS

2 radis nettoyés
2 branches de cèleri
½ citron pelé
2 tomates hachées
1 gousse d'ail pelée
1 à 2 prunes au vinaigre dénoyautées
½ c. à café de zeste de citron bio
1 soupçon de poivre de Cayenne
4 à 6 glaçons

- Faites un jus avec les radis, le cèleri et le citron. Versez le jus dans un mixeur et ajoutez les tomates, l'ail, les prunes, le zeste de citron, le poivre et les glaçons. Mixez et versez dans des bols. Servez immédiatement.

DÉLICE RAFRAÎCHISSANT À LA TOMATE

POUR 1 À 2 PORTIONS

280 g de tomates lavées et hachées
1 avocat haché

120 ml de lait d'amande ou de sésame
½ c. à café de zeste de citron bio
½ c. à café de vinaigre balsamique
Le jus d'½ citron
1 soupçon de poivre de Cayenne (facultatif)

- Mettez les tomates hachées dans un sac congélation et placez-les au congélateur jusqu'à ce qu'elles se solidifient. Dans un mixeur, mettez les tomates, l'avocat, le lait, le zeste de citron, le vinaigre balsamique, le jus de citron et le poivre. Mixez à grande vitesse et servez immédiatement.

DÉLICE RAFRAÎCHISSANT CAROTTE-TOMATE

POUR 2 PORTIONS

3 tomates moyennes coupées en morceaux
Le jus de 6 grosses carottes
1 c. à soupe de vinaigre balsamique ou de jus de citron frais
2 c. à café de sauce tamari
1 gousse d'ail
Coriandre ou persil finement haché pour la garniture

- Mettez les morceaux de tomates dans un sac congélation et placez-les au congélateur jusqu'à ce qu'elles se solidifient. Dans un mixeur, mettez le jus de carotte, le vinaigre balsamique ou le jus de citron et le tamari, puis ajoutez les tomates et l'ail. Mixez à grande vitesse. Garnissez à vote convenance et servez immédiatement.

SOUPE CONCOMBRE-AVOCAT

POUR 2 PORTIONS

Le jus d'1 gros concombre, ou de 2 moyens, pelés s'ils ne sont pas bios
Le jus de 2 branches de cèleri
1 avocat pelé, dénoyauté et coupé en quartiers
1 gousse d'ail pelée
120 ml de lait d'amande
140 g de persil grossièrement haché
2 c. à café d'oignon haché
1 c. à café d'aneth séché

- Versez les jus de concombre et de cèleri dans un mixeur et ajoutez l'avocat, l'ail, le lait, le persil, l'oignon et l'aneth. Mixez à grande vitesse et servez immédiatement. Cette soupe ne garde sa saveur que très peu de temps.

SOUPE CRÉMEUSE AU POIVRON ROUGE

POUR 1 À 2 PORTIONS

3 gros poivrons rouges
6 gousses d'ail pelées
240 ml de lait d'amande
1 c. à soupe de vinaigre balsamique
2 c. à café de tamari
6 feuilles de basilic frais lavées et hachées pour la garniture (facultatif)

- Faites cuire doucement à la vapeur les poivrons et l'ail pendant 5 minutes. Coupez les poivrons en morceaux. Versez le lait dans un mixeur et ajoutez les poivrons, l'ail, le vinaigre balsamique, le tamari et les feuilles de basilic. Mixez à grande vitesse. Servez dans des bols et garnissez de basilic frais. Servez immédiatement.

SOUPE CONCOMBRE-MENTHE

POUR 2 PORTIONS

240 ml de lait d'amande
280 g de concombre pelé et coupé en dés
35 g d'oignon vert haché
½ c. à café de sel de mer
6 feuilles de menthe fraîche
1 gousse d'ail pelée et hachée

- Mélangez à grande vitesse le lait, le concombre, l'oignon, le sel, la menthe et l'ail dans un mixeur. Versez dans des bols et servez immédiatement.

Pages pratiques

LE SITE DE CHERIE CALBOM

www.juiceladycherie.com

Site en anglais dans lequel vous retrouverez toutes les recettes de Cherie Calbom, des conseils pour bien choisir une bonne centrifugeuse ainsi que beaucoup de compléments alimentaires, les livres qu'elle a écrits sur le juicing, des conseils nutritionnels et des vidéos.

LES ASSOCIATIONS DE CONSOMMATEURS

Quinze associations de consommateurs, nationales et agréées, sont à votre service pour vous représenter et vous défendre. Le site « Conso.net » vous donne toutes les adresses.

www.conso.net/page/bases.3_associations.1_presentation./

LA CHI MACHINE

Détente et relaxation assurées par mouvements ondulatoires.

www.chi-machine.fr

LES SÉJOURS EN CURE DE DÉTOX

Nous ne donnons ici que quelques adresses, mais de nombreux établissements, en France et un peu partout en Europe, vous accueillent tout au long de l'année. Faites votre recherche sur internet et choisissez le centre qui vous convient le mieux.

La pensée sauvage

L'art de la détox et du bien-être : un cadre d'exception dans les contreforts du Vercors.

www.lapenseesauvage.com

La Maison du Jeûne

On vous y accueille pour des séjours diététiques de jeûne et de randonnée au cœur des Alpilles.

www.lamaisondujeune.com

Centre Re-Naissance / Séjours jeûne et remise en forme

Remise en forme, détox et bien-être à deux pas de la Réserve Naturelle Nationale de la Plaine des Maures, sous le soleil de la Côte d'Azur.
www.jeune-remiseenforme.com

Jeûner sans frontières

Une semaine de jeûne et de randonnée en Brocéliande, haut lieu énergétique de Bretagne.
Site franco-allemand : www.jeuner-sans-frontieres.com

CULTURES CONVENTIONNELLES, CULTURES BIOLOGIQUES ET OGM

Chaque année, le groupe de recherche américain sur l'environnement Environmental Working Group (EWG), publie un rapport sur les risques sanitaires dus aux pesticides dans l'alimentation.
Vous pouvez retrouver toutes ces informations, en anglais, sur le site www.ewg.org

Pour apprendre à lire les étiquettes des fruits et des légumes, vous pouvez également aller sur le blog Les Vitamineuses :
www.lesvitamineuses.com/etiquettes-fruits-legumes-code-plu-ogm/

Bibliographie

Anderson, Rich : *The Liver: Cleansing and Rejuvenating the Vital Organ*. Medford ou Christobe Publishing, 1999.

Bolt, Martin : *Pursuing Human Strengths*. Worth Publishers, 2004.

Calbom, Cherie, John Calbom : *The Coconut Diet*. Warner, 2005.

Calbom, Cherie, John Calbom et Michael Mahaffey : *The Complete Cancer Cleanse*. Thomas Nelson, 2003.

Calbom, Cherie : The Ju*ice Lady's Guide to Juicing for Health*. Avery, 1999 ; *The Juice Lady's Juicing for High-Level Wellness and Vibrant Good Looks*. Three River Press, 1999.

Colbert, Don : *Toxic Relief : Restore Health and Energy through Fasting and Detoxification*. Siloam, 2003

Crook, William G. : *The Yeast Connection*. Professional Books, 1983.

FIoyd, Ronnie : *The Power of Prayer and Fasting: 10 Secrets of Spiritual Strength*. Broadman & Holman, 1997.

Gittleman, Ann Louise : *Natural Healing for Parasites*. Healing Wisdom Publications, 1995.

Hutchison, Michael : *Mega Brain Power: Transform Your Life with Mind Machines and Brain Nutrients*. Hyperion, 1994.

Jensen, B. : *Tissue Cleansing Through Bowel Management*. Bernard Jensen Press, 1981. Disponible en français sous le titre *Intestin libre, se soigner et se purifier par l'hygiène intestinale*, Macro Éditions, 2014.

Keyes, Ken, Jr. : Handbook to Higher Consciousness. 5e édition. Cornucopia Institute, 1975.

Lagerquist, Ron : *Fasting to Freedom : A Revolution of Body and Spirit*. Nouvelle édition. Renewed Health, 2003.

Levine, Barbara Hoberman : *Your Body Believes Every Word You Say*. Aslan Publishing, 1991.

Morse, Robert : *The Detox Miracle Sourcebook*. Holm Press, 2004.

Murray, Michael et Joseph Pizzorno : *Encyclapedia of Natural Medicine*. Prima Publishing, 1998.

Northrup, Christiane : *Women's Bodies, Women's Wisdom*. Bantam, 1994.

Pert, Candace : *Molecules of Emotion.* Simon & Schuster, 1999.

Sanford, Agnes : *The Healing Light*. Ballantine Books, 1947·

Sanford, John et Paula : *The Transformation of the Inner Man*. Bridge Publishing, 1982.

Schultz, Richard : *Healing Colon Disease Naturally*. Natural Healing Publications, 2003.

Seewald, Peter : *Wisdom of the Monastery*. Konecky & Konecky, 2003.

Shelton, H. M. : *Fasting Can Save Your Life*. American Natural Hygiene Society, 1991.

Tortora, G., and S. Grabowski : *Introduction to the Human Body: The Essentials of Anatomy and Physiology*. John Wiley & Sons, 2004.

Townsley, Cheryl : *Discovering Wholeness : The Spirit, Soul and Body Connection*. LFH Publishing, 2000.

Vainio Harri et Bianchini Franca : *IARC Handbooks of Cancer Prevention ; Fruit and vegetables*. vol. 8, IARC (International Agency for Research on Cancer), 2003.

Watson, Brenda : *Essential Cleansing for Perfect Health*. Renew Life Press, 2006 et *Renew Your Life*. Renew Life Press, 2002.

Wright, Henry : *A More Excellent Way*. Pleasant Valley Publications, 1999.

Remerciements

Nous remercions de tout notre cœur tous ceux qui nous ont aidés à écrire ce livre.

Merci à Michele Libin, amie très chère et auteure de talent, pour ses recherches et son aide à l'écriture.

Merci à Diana Baroni et Leila Porteous, nos éditrices créatives et déterminées, sans qui ce projet n'aurait jamais vu le jour.

Merci à Pamela Harty, notre agent littéraire qui, une fois de plus, nous a trouvé une maison d'édition pour publier notre projet.

Enfin, nous tenons à exprimer notre profonde reconnaissance à la Sainte Trinité et aux anges qui ont veillé sur nous pendant la réalisation de ce livre. Merci à Jésus-Christ et à l'Esprit saint pour nous avoir guidés. Vous nous avez montré le chemin de la sagesse et de la vérité, vous nous avez montré comment prendre soin de notre corps. Grâce aux cures de jus et la détoxication, c'est un peu comme si nous avions trouvé la fontaine de jouvence. Merci de nous maintenir en bonne santé et de nous permettre d'aider tous ceux dont le corps et l'esprit ne sont pas en paix. Pour la guérison que vous nous avez offerte, nous vous sommes extrêmement reconnaissants.

Notice bibliographique

Jus Détox Jeûne. Pour se purifier et se débarrasser des toxines /
Cesena - Italie : *Macro Éditions*, 2015.
288 p. ; 21 cm (Nouvelles Pistes Thérapeutiques)
Titre original : *Juicing, Fasting and Detoxing for life*
Traduction de Catherine Destephen
ISBN 978-88-6229-735-6